ズボラ筋を目覚めさせて腰痛を治す！

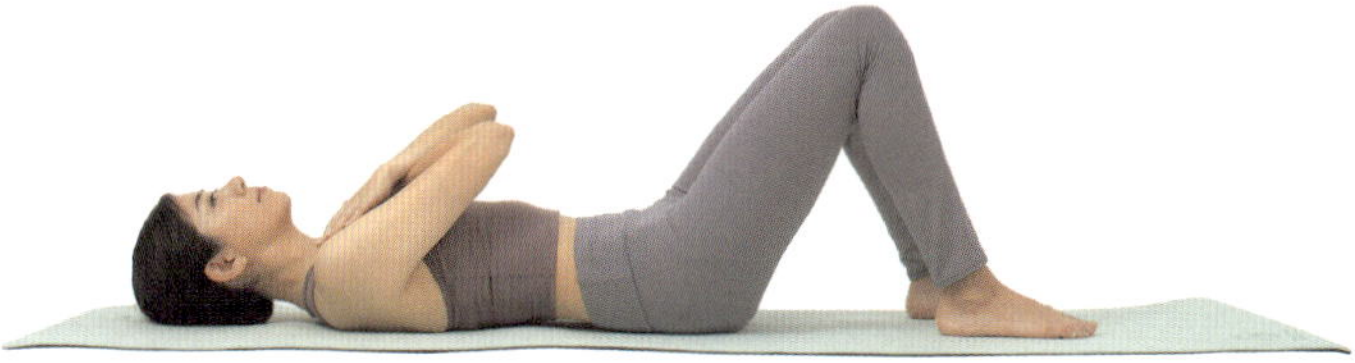

早稲田大学スポーツ科学学術院教授
整形外科専門医
金岡恒治 監修

ナツメ社

プロローグ

「もう歳だから仕方ない」ではない！

80代で腰痛が劇的改善

【A子さんのケース】

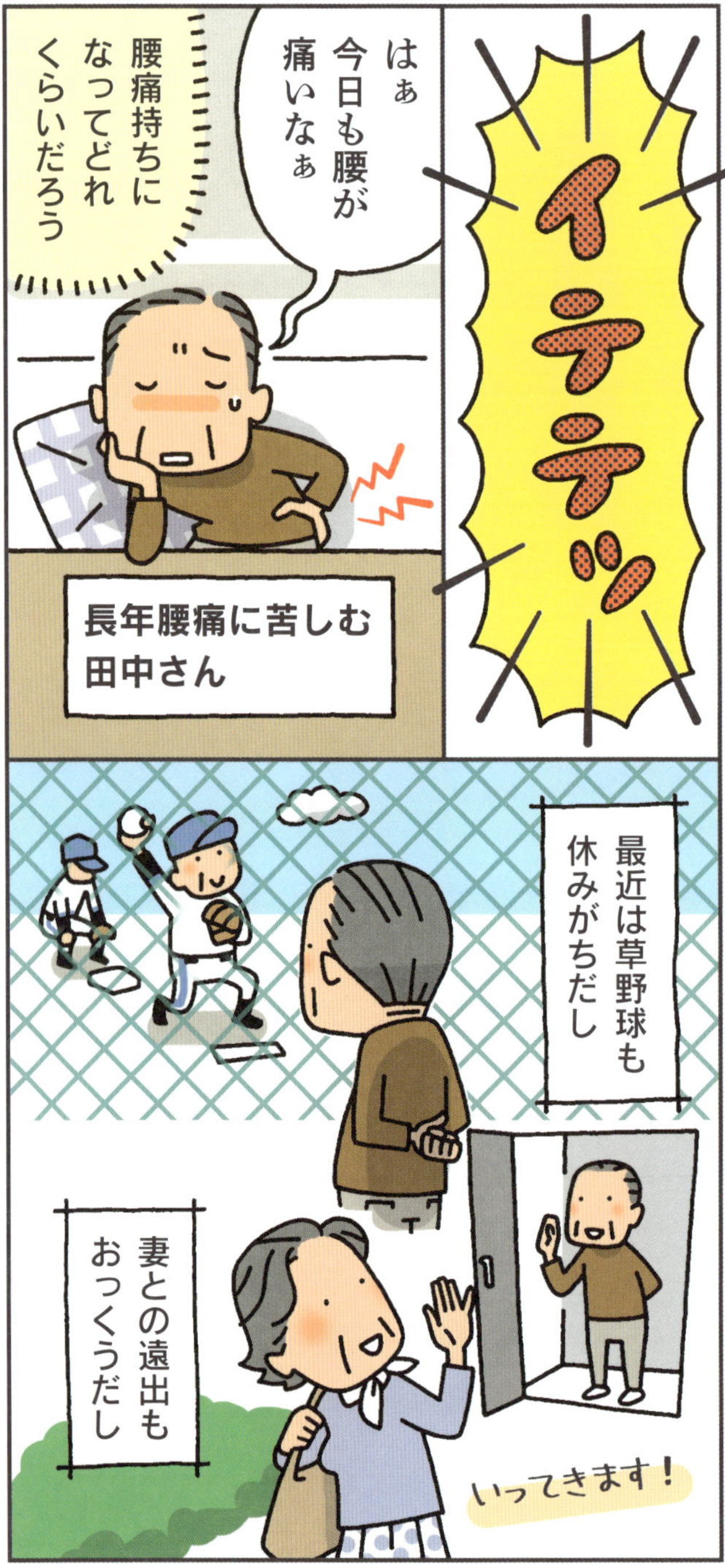

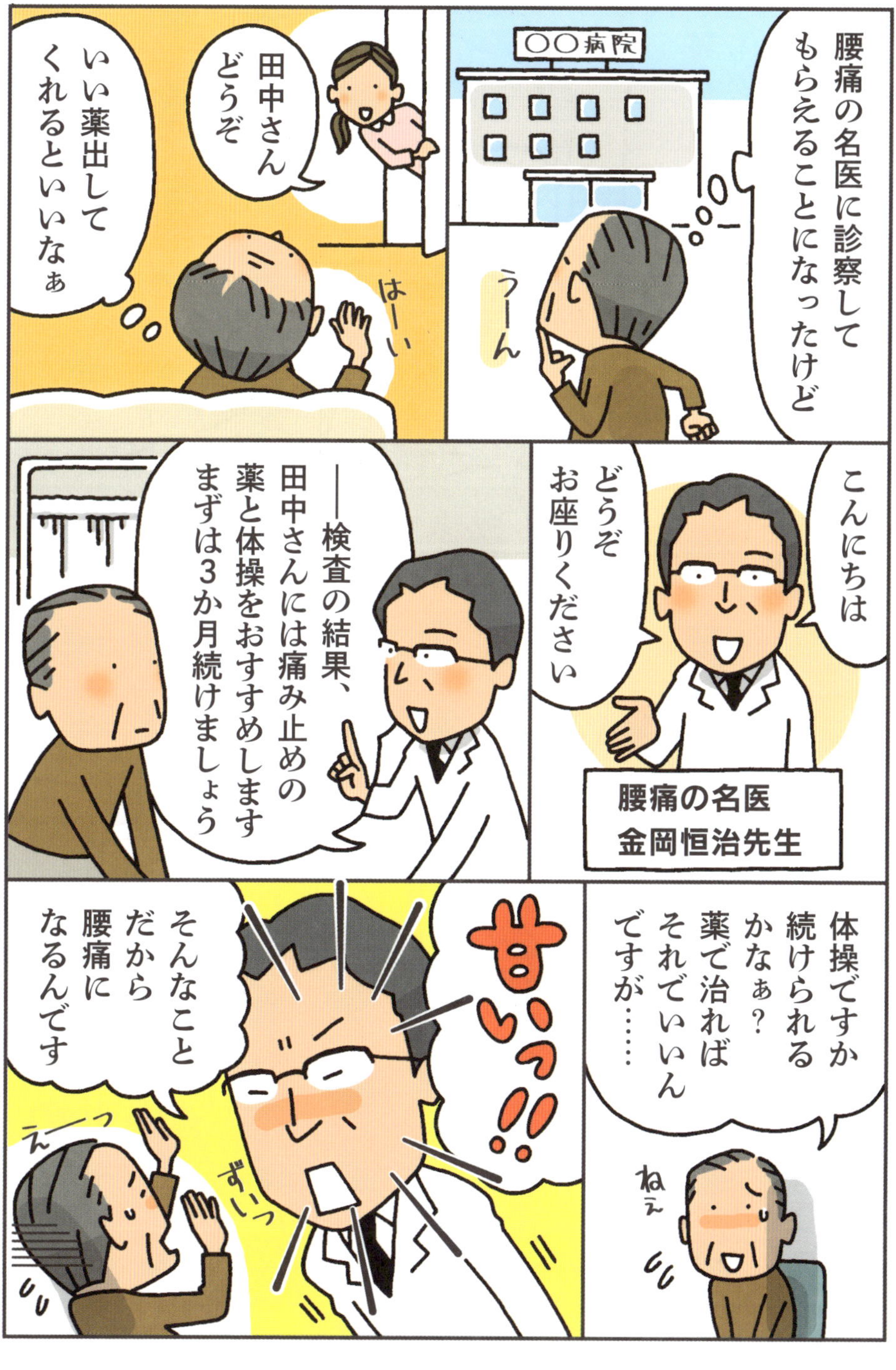
腰痛の名医に診察して
もらえることになったけど
○○病院
うーん
いい薬出して
くれるといいなぁ
田中さん
どうぞ
はーい
こんにちは
どうぞ
お座りください
腰痛の名医
金岡恒治先生
――検査の結果、
田中さんには痛み止めの
薬と体操をおすすめします
まずは3か月続けましょう
体操ですか
続けられる
かなぁ？
薬で治れば
それでいいん
ですが……
ねえ
甘いっ!!
そんなこと
だから
腰痛に
なるんです
ずいっ
えーっ

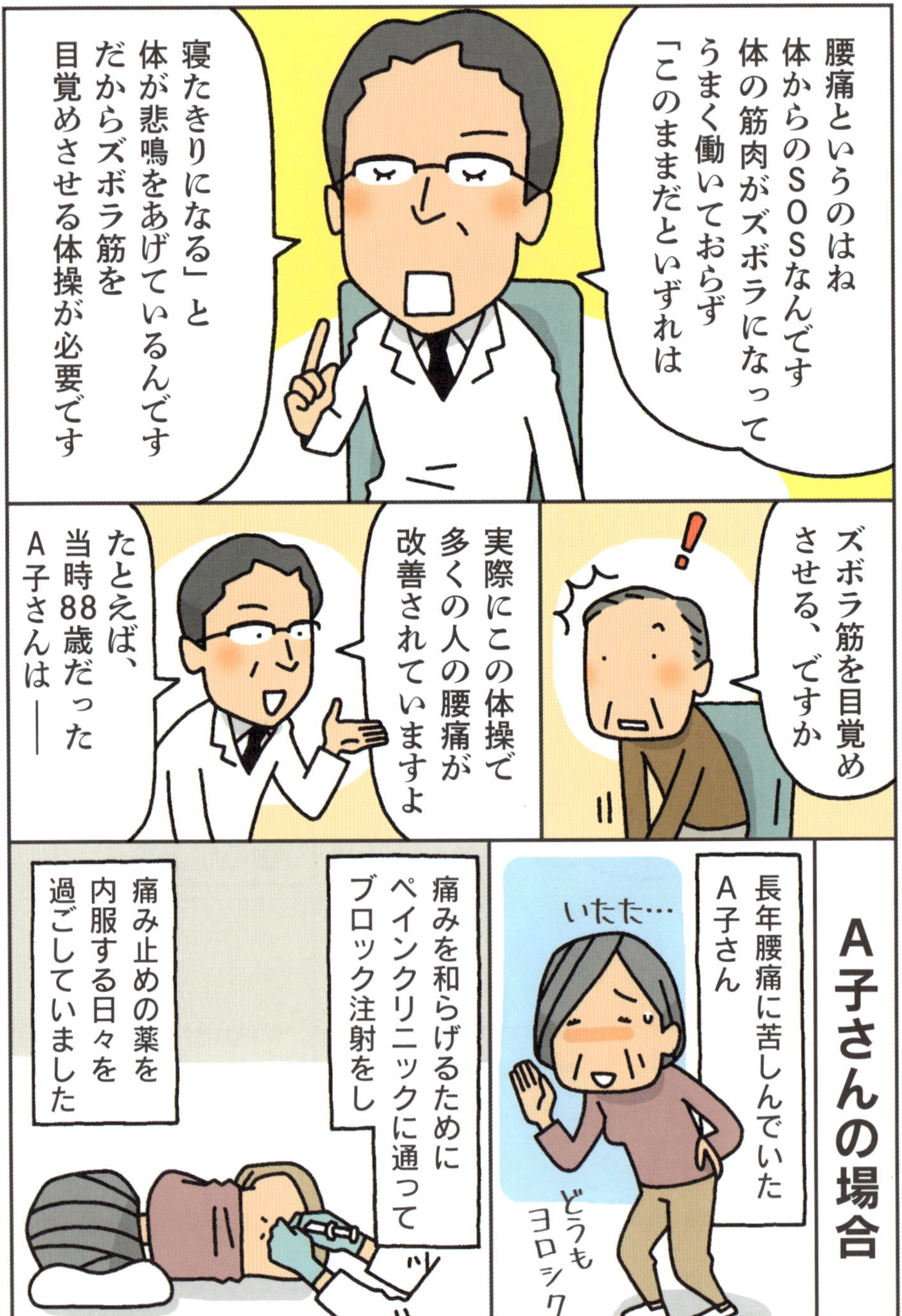
腰痛というのはね
体からのSOSなんです
体の筋肉がズボラになって
うまく働いておらず
「このままだといずれは
寝たきりになる」と
体が悲鳴をあげているんです
だからズボラ筋を
目覚めさせる体操が必要です
ズボラ筋を目覚めさせる、ですか
実際にこの体操で
多くの人の腰痛が
改善されていますよ
たとえば、
当時88歳だった
A子さんは――
A子さんの場合
長年腰痛に苦しんでいた
A子さん
いたた…
どうも
ヨロシク
痛みを和らげるために
ペインクリニックに通って
ブロック注射をし
痛み止めの薬を
内服する日々を
過ごしていました

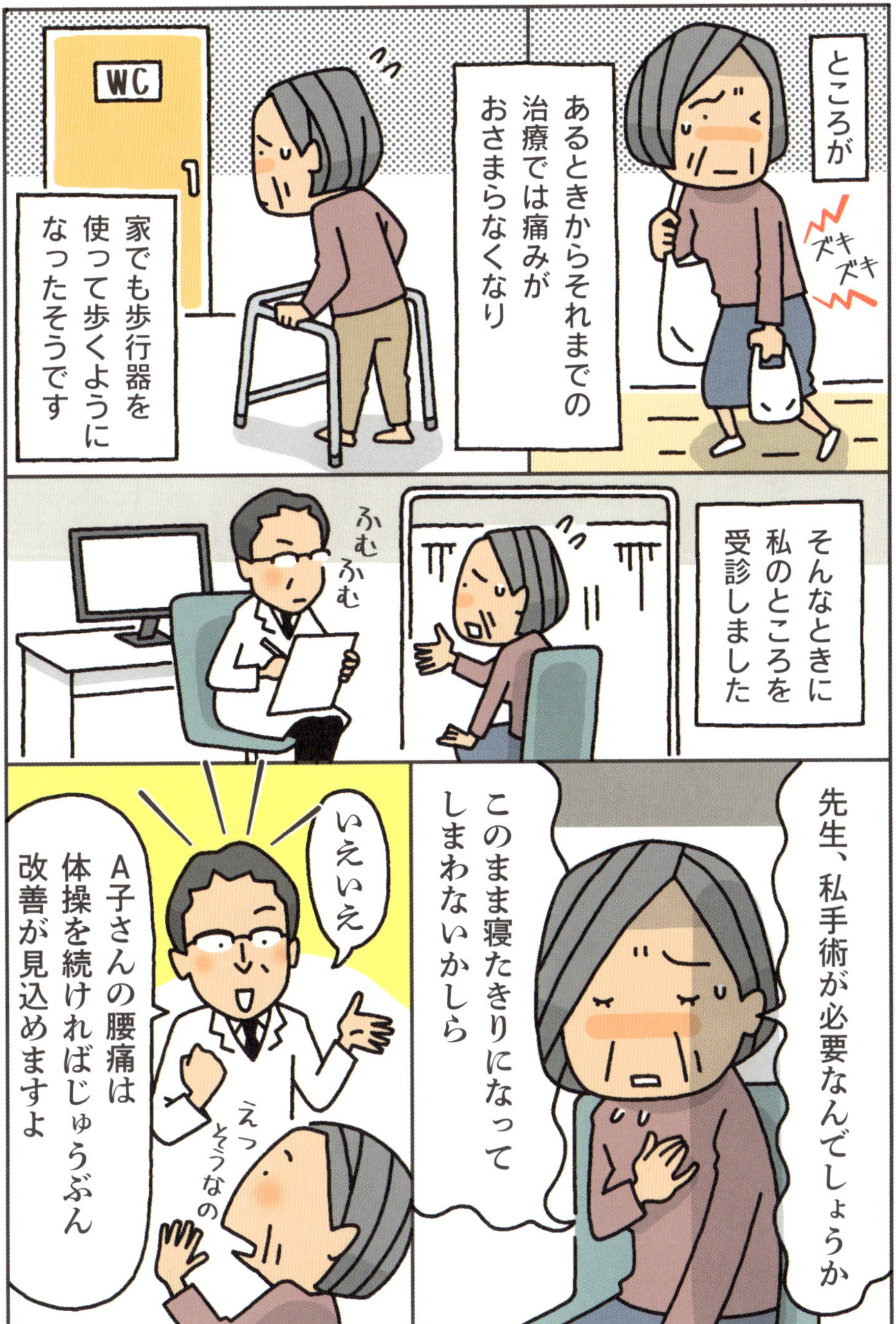
ところが
ズキズキ
あるときからそれまでの治療では痛みがおさまらなくなり
WC
家でも歩行器を使って歩くようになったそうです
そんなときに私のところを受診しました
ふむふむ
先生、私手術が必要なんでしょうか
このまま寝たきりになってしまわないかしら
いえいえ
A子さんの腰痛は体操を続ければじゅうぶん改善が見込めますよ
えっそうなの

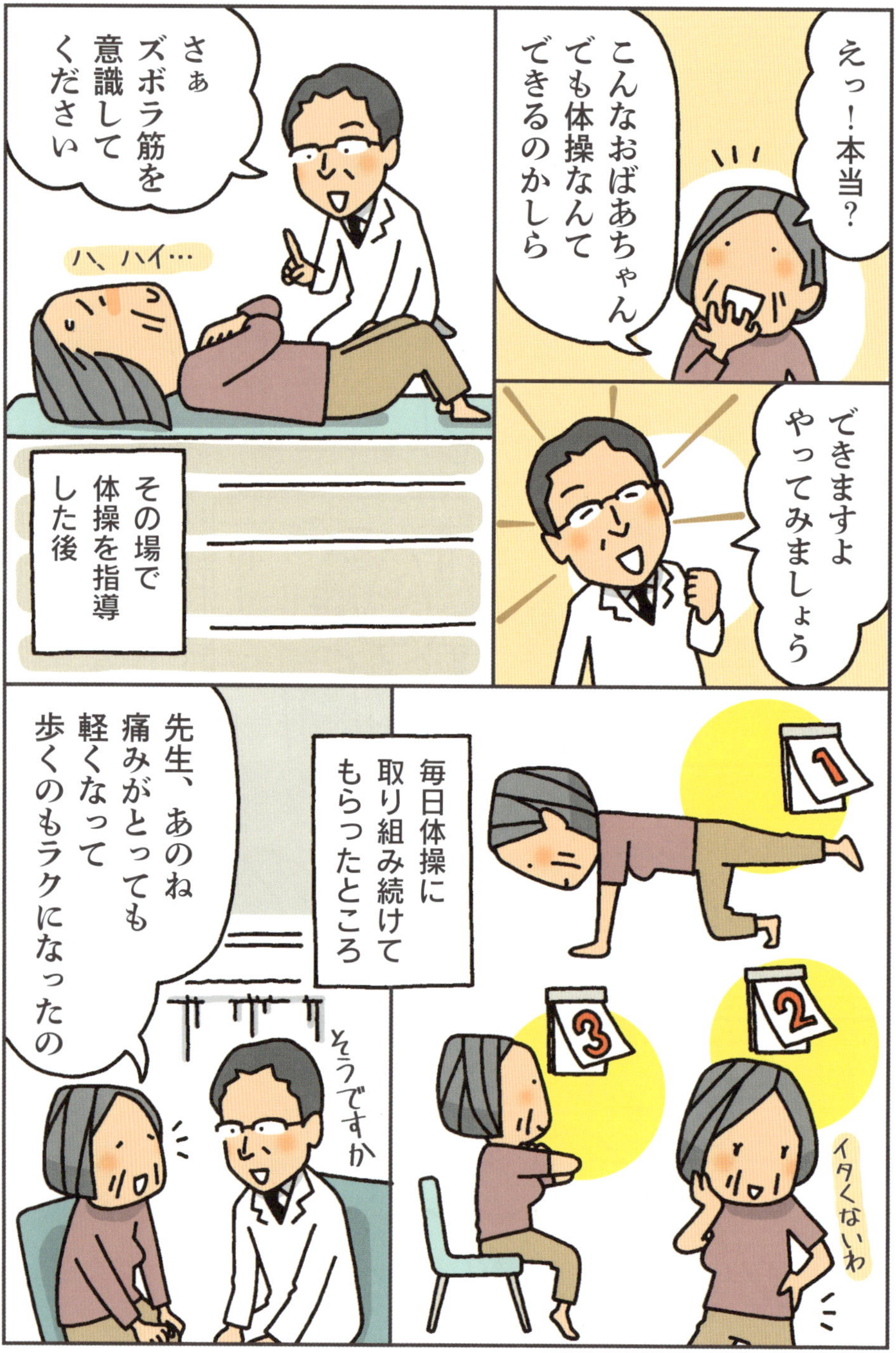
えっ！本当？
こんなおばあちゃんでも体操なんてできるのかしら
できますよ やってみましょう
さぁズボラ筋を意識してください
ハ、ハイ…
その場で体操を指導した後
毎日体操に取り組み続けてもらったところ
イタくないわ
先生、あのね痛みがとっても軽くなって歩くのもラクになったの
そうですか

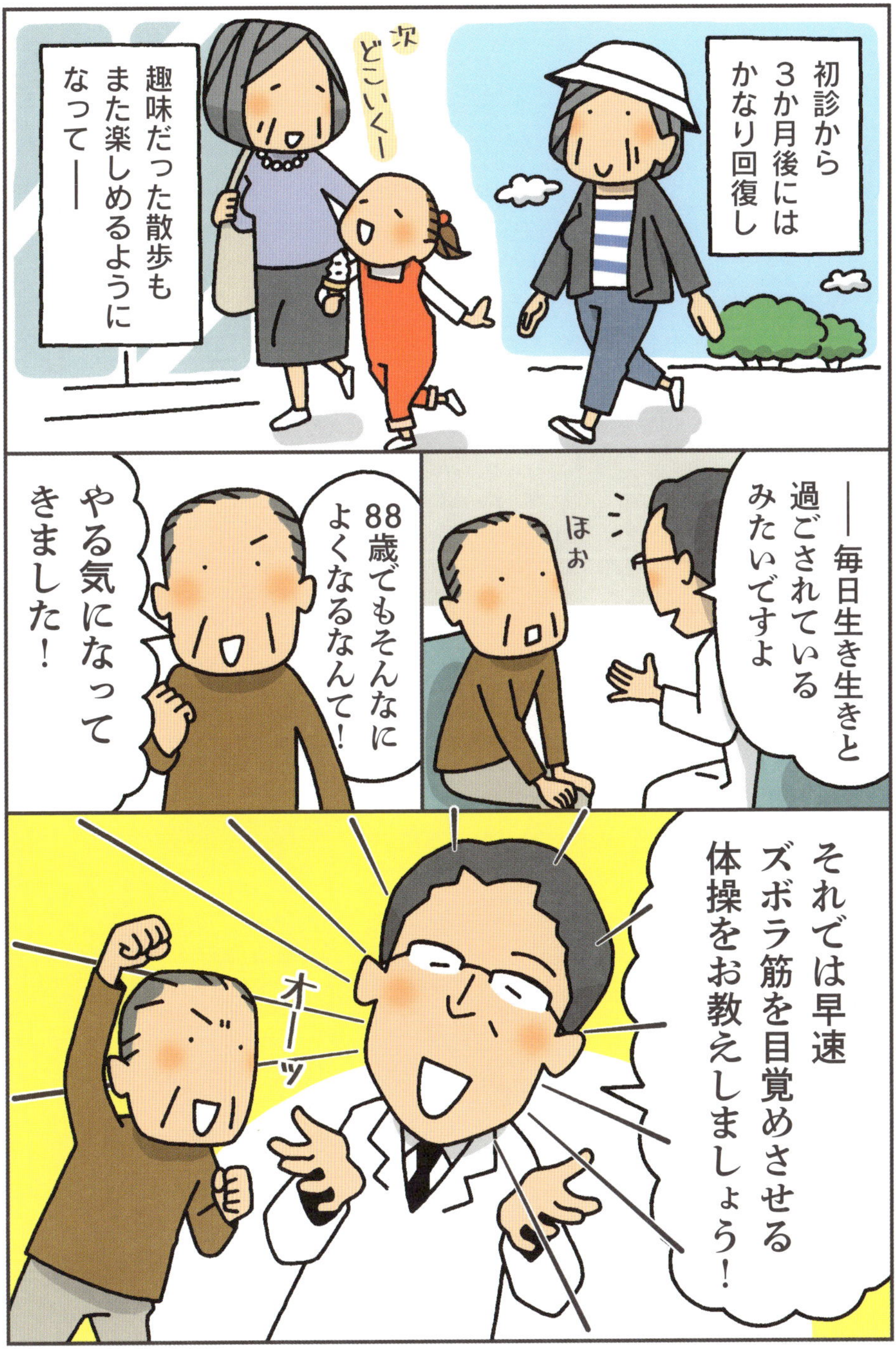

初診から3か月後にはかなり回復し
次どこいくー
趣味だった散歩もまた楽しめるようになって――
――毎日生き生きと過ごされているみたいですよ
ほぉ
88歳でもそんなによくなるなんて！
やる気になってきました！
それでは早速ズボラ筋を目覚めさせる体操をお教えしましょう！
オーッ

動画付き の記載のある体操は、解説動画を視聴できます。
QRコードをスマートフォンなどのカメラで読み取り、動画を再生してください。

第3章 自分に合ったものを選んで ＋αの体操で、腰痛と永遠にオサラバ！

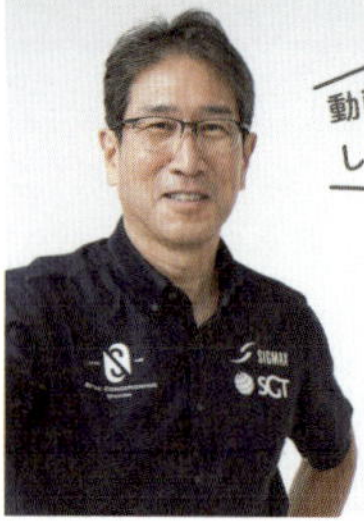

動画もぜひチェックしてみてください

監修
金岡恒治先生
早稲田大学スポーツ科学学術院教授・整形外科専門医

第4章

薬やマッサージの効果は？ 腰に負担のない暮らし方は？

知っておきたい腰痛のあれこれ

第1章

だから体操が必要なんです！

「医者まかせ」では腰痛が治らないワケ

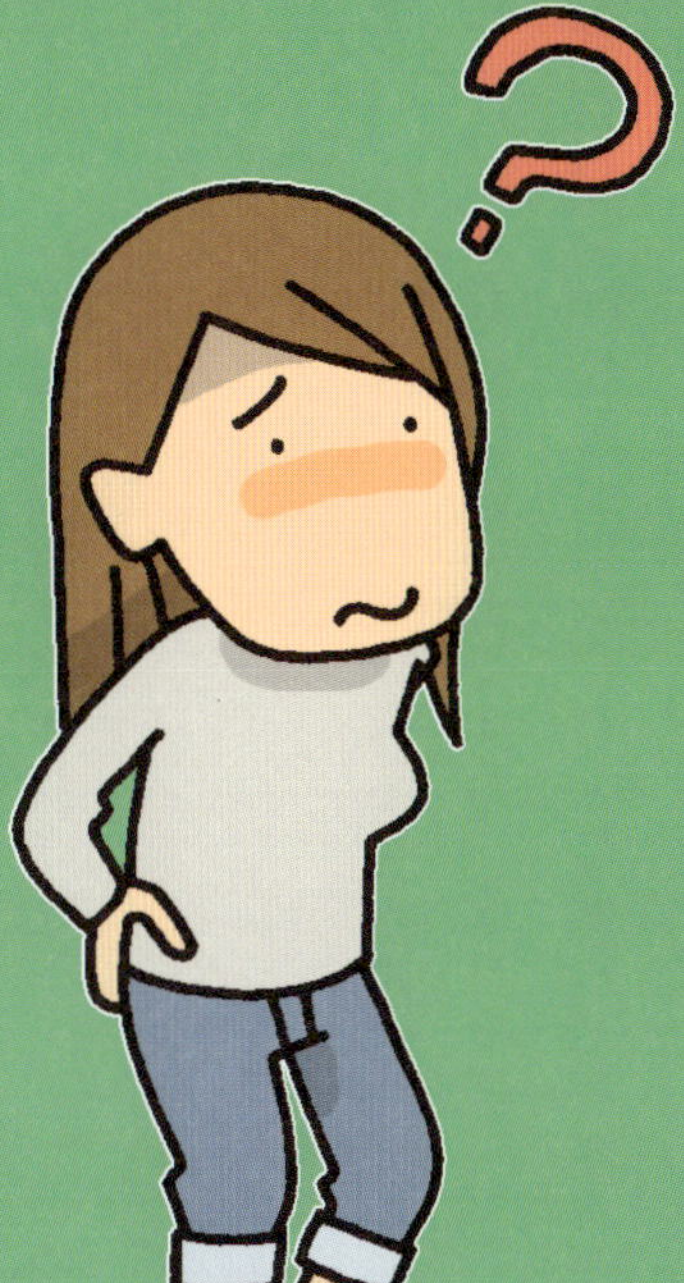

おさまったと思ってもぶり返す痛み……腰痛が治らないのはなぜ？

金岡先生、聞いてください！　私の腰痛、**治ったと思ったらしばらくしてまた痛くなり始めたりするんです**。いろいろな対処法を試してみて、そのときどきは痛みがなくなったり軽くなっているように感じるんですが……。

なるほど。まず伺いますが、普段、腰の痛みに対してどう対処していますか？

痛みがあるときは「なるべく安静に」と思って動かないようにしています。あとは湿布を貼ったり。知人から腰痛がラクになったと聞き、マッサージに行ったこともあります。

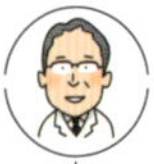

腰痛が起きたときにそういった対応をとる人は多いですよね。ほかにもコルセットを巻いたり、痛み止めの薬をのんだり。でもね、**はっきり言いたいのですが、それらの対処法は間違っているとはいわないまでも、腰痛の根本的な解決にはなりえません。今起**

腰痛の対処法の多くは その場しのぎにすぎない

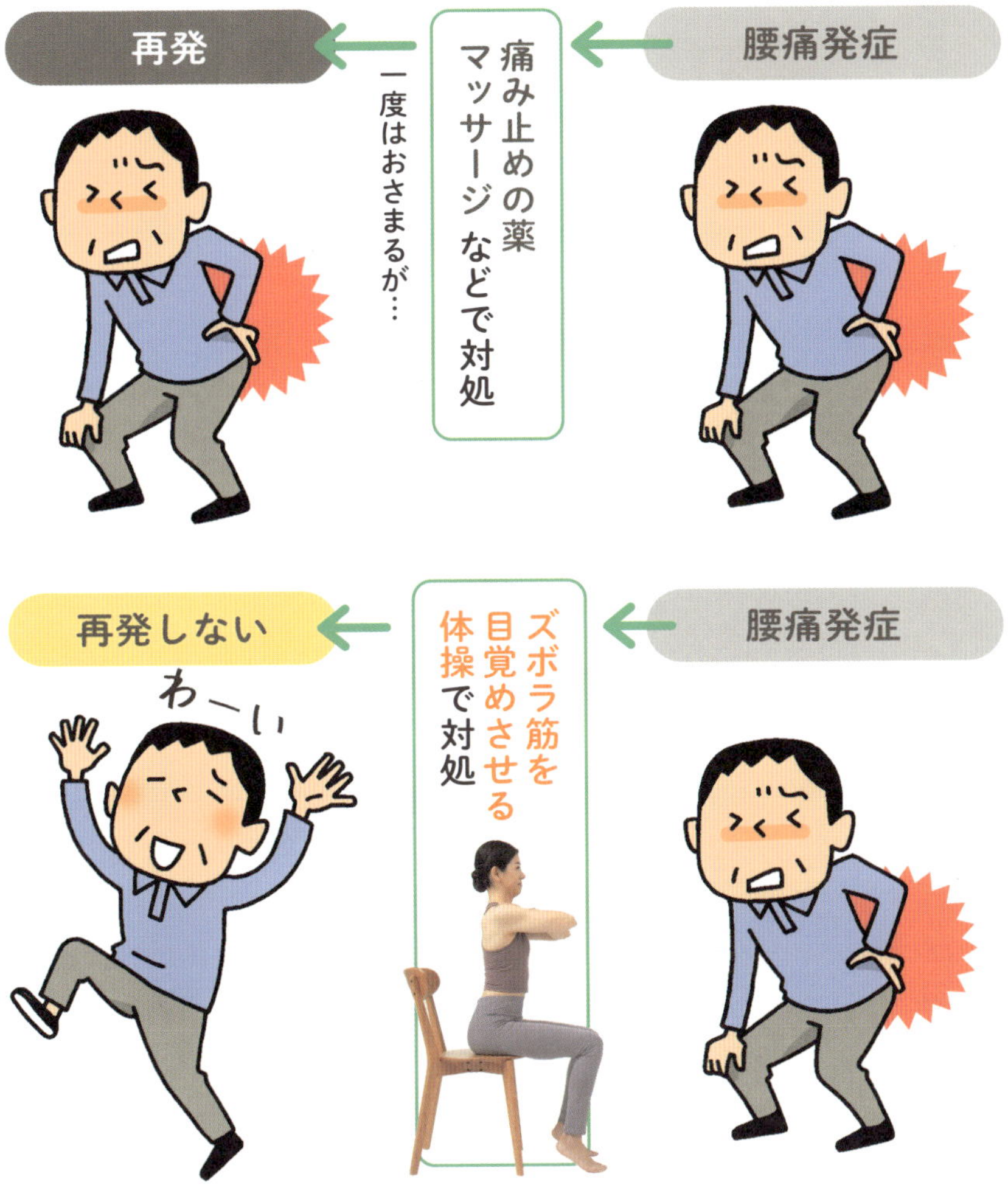
腰痛発症
痛み止めの薬
マッサージ などで対処
一度はおさまるが…
再発
腰痛発症
ズボラ筋を目覚めさせる
体操で対処
再発しない
わーい

安静にしたり薬をのんだりマッサージしたりすることは今感じている痛みを和らげる作用はあっても、腰痛の再発を防ぐものではない。体操で腰痛が起こりにくい体をつくろう。

きている痛みから逃れるその場しのぎの応急処置でしかないのです。だからしばらくすると再発するんです。

再発させないためには、腰痛が起きた「根本的な原因」を取り除く必要があります。

え、根本的な原因？ それって何なんでしょう？

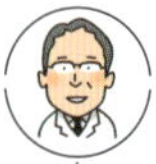

それはズバリ、「ズボラ筋」です。腰痛のある人の多くが、体の機能が低下していて「ある筋肉」が働かずにズボラになっているのです。そのせいで腰に過度の負担がかかり、腰痛が起こってしまいます。ですが、このズボラ筋は適切な体操をすれば目覚めさせることができます。それが本書で紹介する体操です。

「ズボラ筋」ですか。気になる言葉だけれど、体操ってやっぱり大変そうだなぁ。もう歳だし、キツイ運動はちょっと……。のめば治る腰痛の薬ってないんでしょうか。

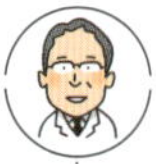

ズボラ筋は何歳になっても目覚めさせられますし、紹介する体操はたとえ運動が苦手な方でも取り組みやすいものですよ。

それに残念ながら、病院で処方される薬も痛みに対する対症療法にすぎません。腰痛を根本的に解決するのは、運動に取り組んで体の機能を回復することのみといえます。だから肝に銘じていただきたいのは、**「腰痛は医者に治してもらうものではなく、自分で治すもの」**だということです。

腰痛は自分で治すもの、ですか……。**実は、一生この腰の痛みと付き合っていくのかもしれないと思うと暗い気持ちになっていたんです。**でも落ち込んでいる場合じゃなくて、自分で前向きに取り組まなければいけないってことですね！

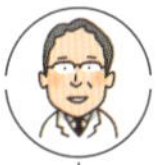

そうです！　**腰の痛みの有無は生活の質に大きく関わりますからね。**痛みの原因と解決法をこれから説明していきますから、実践して腰痛のない人生を取り戻しましょう。

POINT

- 安静にしたり痛み止めの薬をのんだりしても腰痛の根本的な解決にはならない。
- 腰痛を根本から解決するのが、本書で紹介する体操。

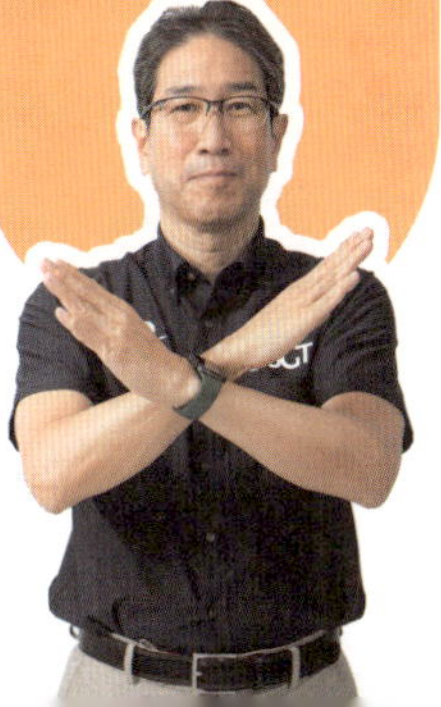

検査をしても異常なし!? 医者から「様子を見ましょう」と言われる理由

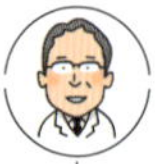

田中さんはこれまで腰痛で医療機関を受診したことはありますか？

はい。**画像検査などもしてもらったんですが「異常はないし、よくある慢性腰痛だ」という診断で、痛み止めの薬を処方されて「様子を見ましょう」と言われました。**

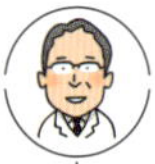

田中さんの場合は**「見えない腰痛」**なんですよね。**実は「見えない腰痛」に対して医者ができることってあまりないんです。**

え、「見えない腰痛」って何ですか？

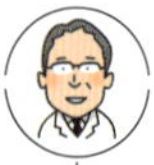

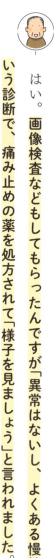

腰痛は「見える腰痛」と「見えない腰痛」に分けられるんです。**エックス線検査やCT検査、MRI検査などの画像検査で痛みの原因となる異常が見えるのが「見える腰痛」、痛**

画像検査をしたときに、原因が「見える腰痛」「見えない腰痛」がある

見える腰痛

画像検査で、何らかの異常が確認できるもの。椎間板ヘルニア、脊柱管狭窄症、腰椎圧迫骨折などの病名がつく腰痛はこれに当たる。

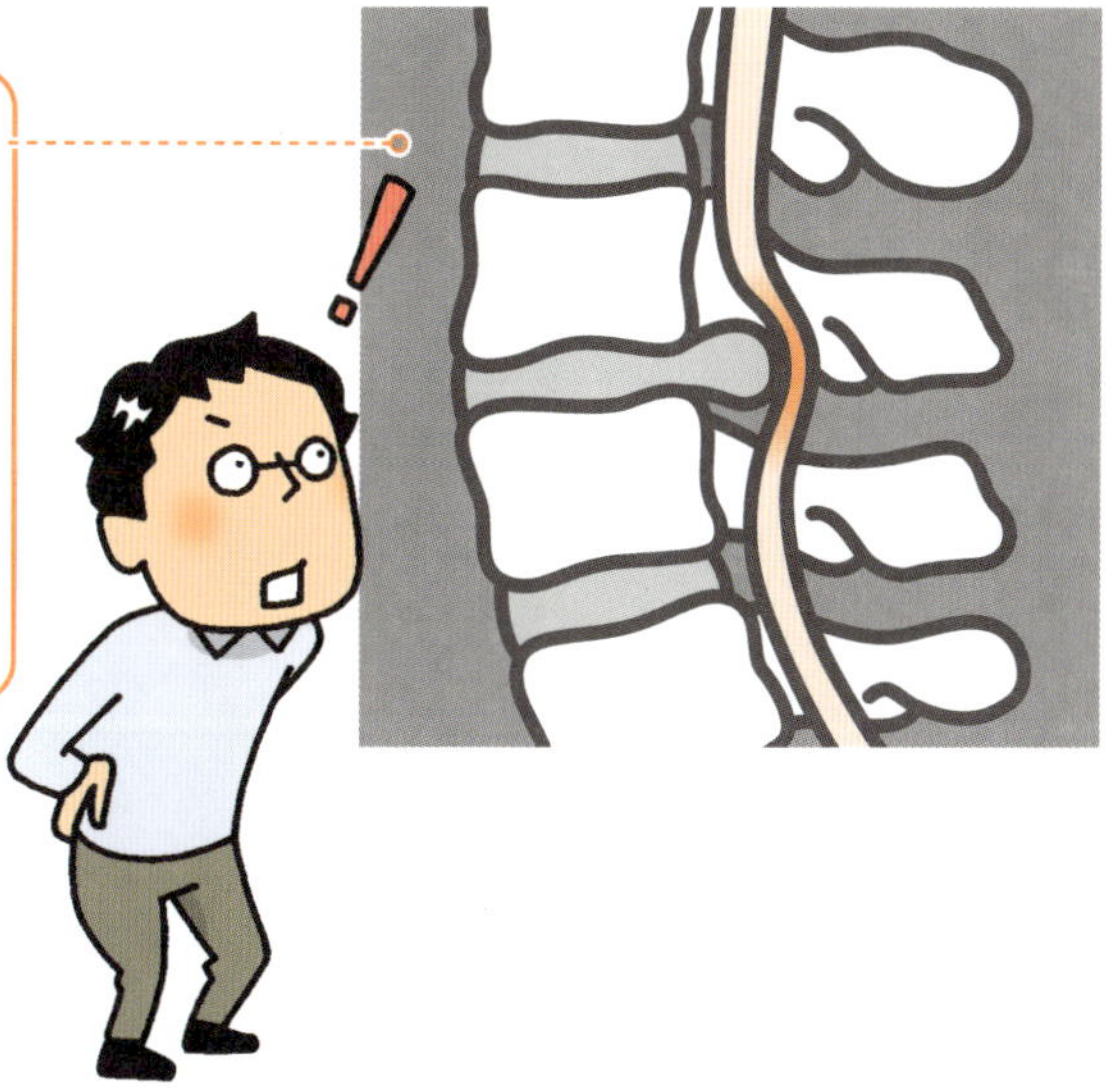

見えない腰痛

画像検査をしても異常が見られないもの。組織の損傷が小さい場合や、筋肉の炎症による痛みの場合、画像に写らないため原因が特定しにくい。

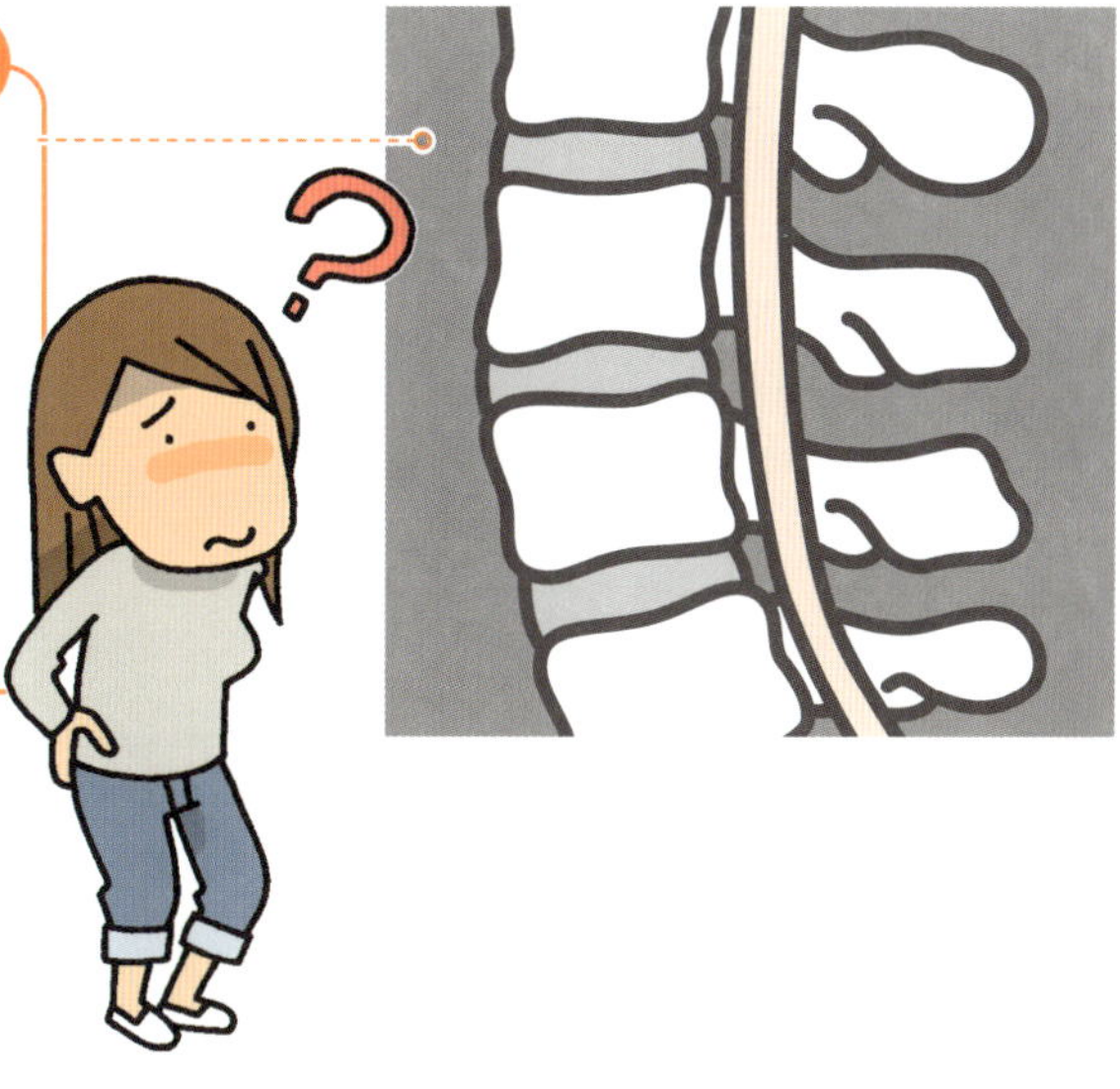

みの原因となる異常が見えないのが「見えない腰痛」です。そして、**この見えない腰痛で悩む人はとても多く、腰痛患者全体の85％を占める**ともいわれています。

痛みがあるのに、異常が見えないってどういうことなんでしょうか？

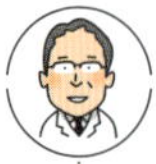

たとえば「椎間板ヘルニア」はよく聞く病名だと思いますが、これは「見える腰痛」です。MRI検査で腰椎（背骨の腰の部分）の画像を撮ると椎間板という軟骨の中から髄核《ずいかく》と呼ばれる部分が、本来の位置より飛び出ているのが見てとれます。

一方で「見えない腰痛」は画像検査をしてもそういったわかりやすい異常は見てとれません。**筋肉の炎症によって痛みが起こっている場合や、椎間板などの組織の損傷がとても小さい場合には画像検査では異常が捉えられない**ためです。

本当は「見えない腰痛」の場合でも、問診や患者さんに腰を曲げたり反らしたりしてもらって痛みが出るかなどを丹念に確認していくことによって、骨や筋肉のどこから痛みが出ているのかを特定することが可能です。しかし、そこまでやらないケースが多いのが現状なのです。「見えない腰痛」の場合、痛み止めの薬を処方される程度のことがほとんどだと思いますね。

でも体操は効果があるんですよね？　金岡先生は体操がいいっていいますけど、そんなにいいのに病院では教えてくれないものなんですか？

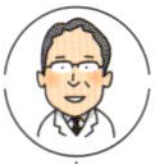

う〜ん、これは残念なことなのですが、病院による、としか言えません。

ズボラ筋を目覚めさせる体操に限らず、たとえば慢性腰痛の場合、運動療法は日本整形外科学会と日本腰痛学会が監修している「腰痛診療ガイドライン２０１９」でも強く推奨されている対処法です。

ですが、**運動療法に熱心な医者や理学療法士がいるかどうかで、患者さんに体操を指導するかどうかはバラつきがあるのです。**

だから何度も言いますが、腰痛は医者が治してくれるなんて思っちゃダメ。自分で治さなくちゃいけません。

POINT

- 画像検査を行っても原因がわからない「見えない腰痛」で悩んでいる人は多い。
- 「見えない腰痛」に対して、医者ができる根本的解決はほぼナシ。自分で治すしかない！

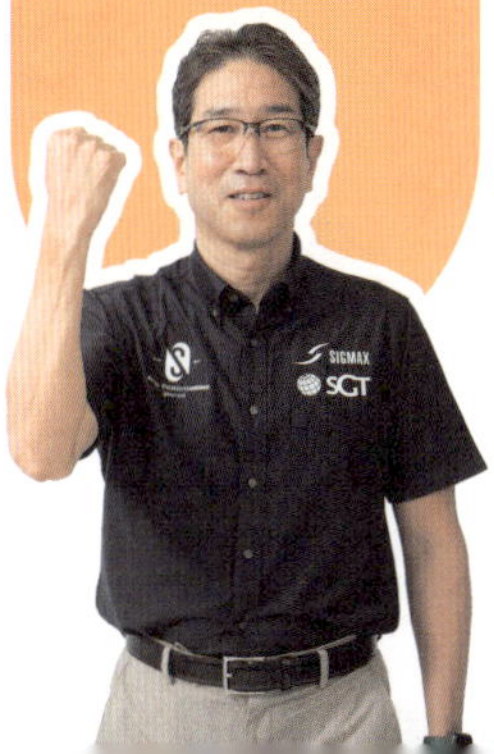

高齢者に多い脊柱管狭窄症〝もどき〟。手術をしても痛みが続くケースも

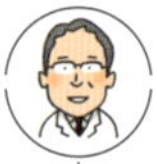

「見えない腰痛」については医師にできることはほとんどない、とお話ししましたが、一方で「見える腰痛」は医者にとっては対処のしやすい腰痛です。

とはいっても、それほどに進行していない場合には、薬物療法などで痛みを取る対症療法で様子を見る場合がほとんど。ただ進行具合や日常生活への支障の程度などによっては、痛みの原因を取り除くための手術が検討されます。

しかし残念ながら、**「手術をしても痛みが取れなかった」という患者さんもいらっしゃる**のが実際です。

え？　**わざわざ手術をしたのにですか？**

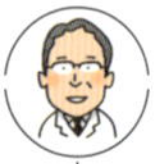

ええ。私自身、手術をして治るだろうと思われた患者さんの腰痛が手術をしても治らなかったという事例をたくさん見てきました。実はそういったことに疑問をもっていく

実は見えない腰痛が隠れている「脊柱管狭窄症もどき」とは

画像検査で脊柱管が狭まっているのを根拠に「脊柱管狭窄症」だと診断される患者さんは少なくないが……。

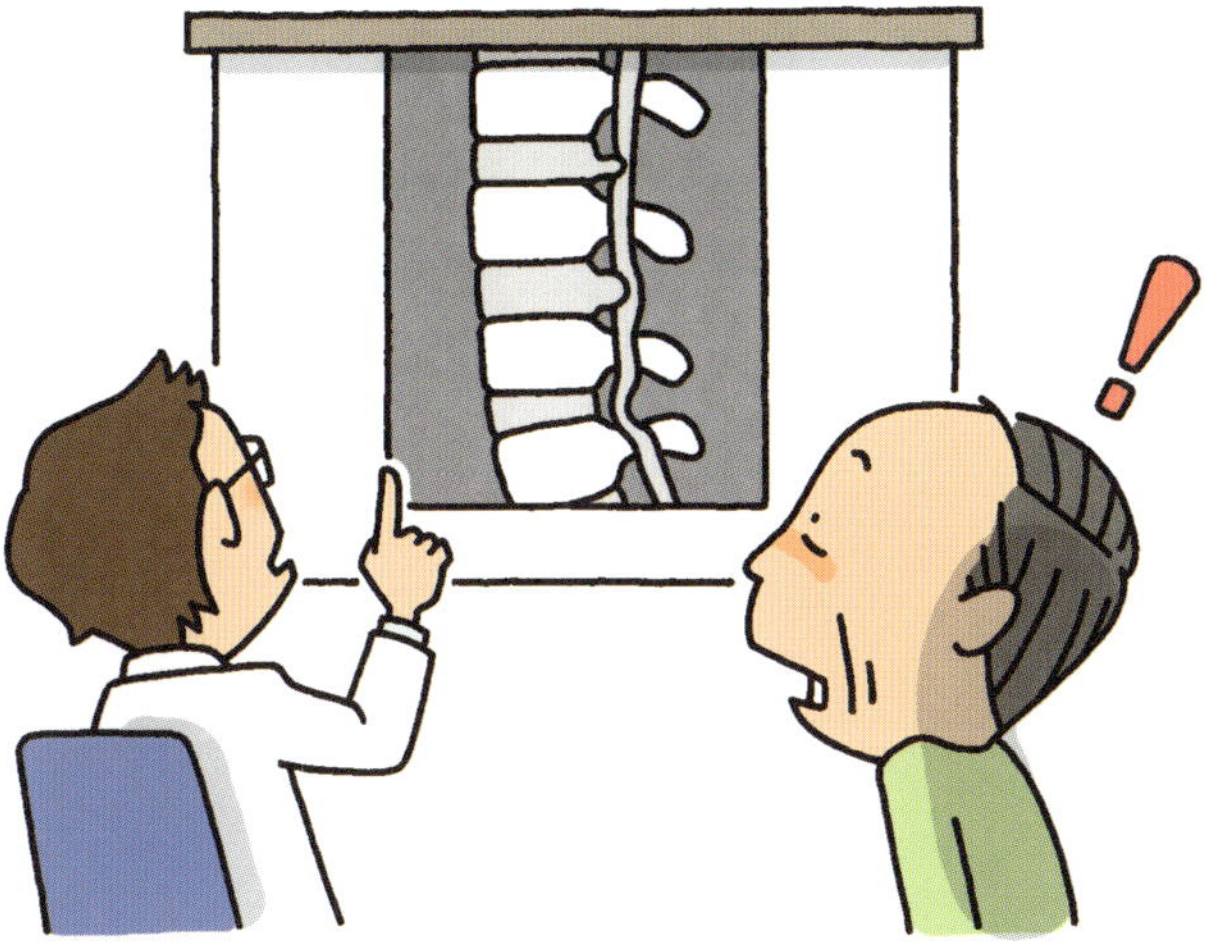

脊柱管狭窄症と診断されたものの…

実は痛みの原因は別のところに！

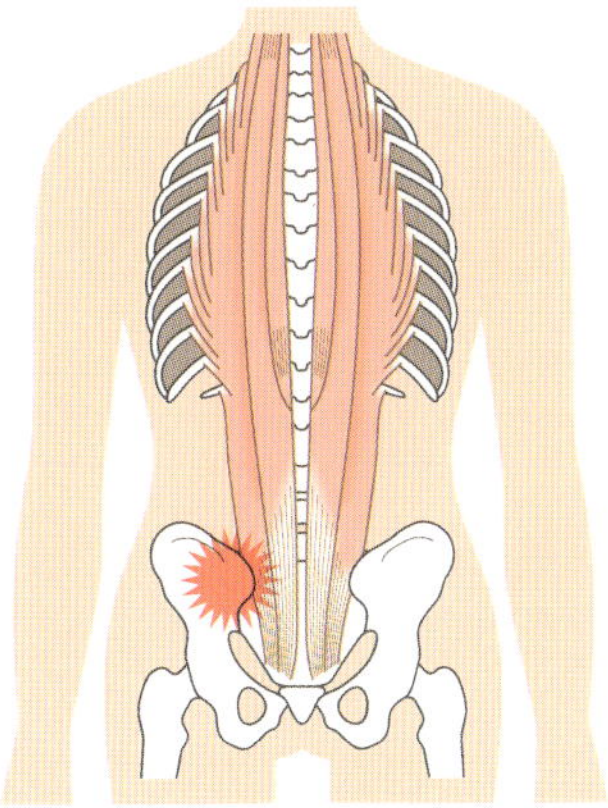

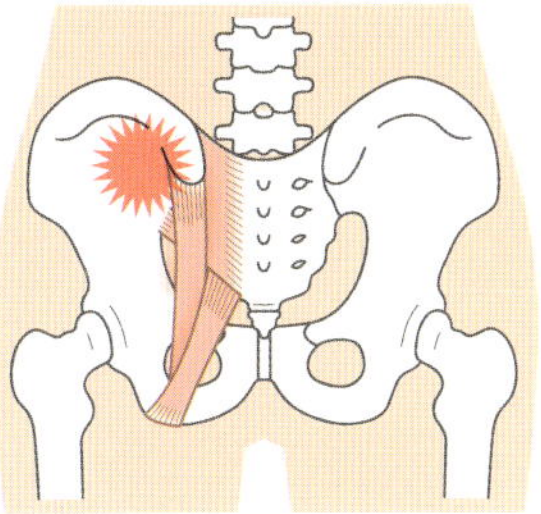

痛みが実は脊柱管の狭窄から起こっているのではないケースがまま見られる。たとえば、画像検査では見えない筋肉の炎症（53ページ）や仙腸関節の障害（54ページ）などが原因になっていることがある。

うちに、体操の研究にたどり着いたんです。それだけ、手術をしても痛みが続く方がたくさんいるということです。

これにはいくつかの原因が考えられますが、一つには、画像検査で異常が見られた場所と、痛みを起こしている場所が違うという可能性です。つまりこれは、**「見える腰痛」の裏に「見えない腰痛」が隠れている**ということ。

さらに言うと、そういったケースで最近多いと感じるのが、**「脊柱管狭窄症《せきちゅうかんきょうさくしょう》もどき」**です。

あっ、知り合いに脊柱管狭窄症だという人、いますね。手術をするかもしれないって話していました！　でも「もどき」って……？

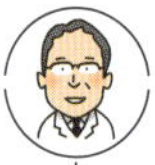

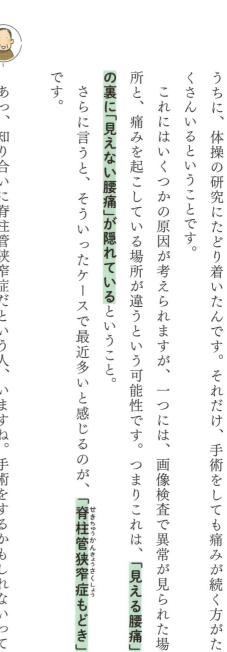

脊柱管狭窄症というのは、背骨に沿って通っている「脊柱管」という神経の通り道が、周囲の組織の変形などによって狭くなることで神経が圧迫されて、腰痛や脚のしびれなどの症状が起こる病気です。

高齢者に多い病気ですが、これは加齢による組織の変化によって起こるため。逆を言えば**高齢の方を画像検査すると、程度はどうあれ脊柱管が狭窄していることが多い**んです。

ただ、そこから腰痛が起こっているかというのはまた別の話。**狭窄があっても、痛みは別の、たとえば筋肉の炎症から起きていたなんてことがある**んですね。それを画像を見ただけで「脊柱管狭窄症です」と判断してしまうケースが少なくないんです。

えーっ。ちょっとそれは怖いですね……。

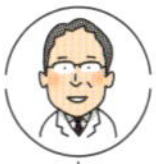

もちろん手術で腰痛が治る場合もあります。ただそんな場合でも、ズボラ筋が働かないままであるために、また腰に負担がかかり続けてしばらくすると再発してしまうということも少なくありません。

結局のところ、「見える腰痛」の場合にも「見えない腰痛」の場合にもズボラ筋を目覚めさせる体操は効果的ということです。

POINT

- **「見える腰痛」の裏に「見えない腰痛」が隠れていて痛みを引き起こしている可能性もある。**
- **「見える腰痛」も「見えない腰痛」もどちらも体操で根本から解決を図るべき！**

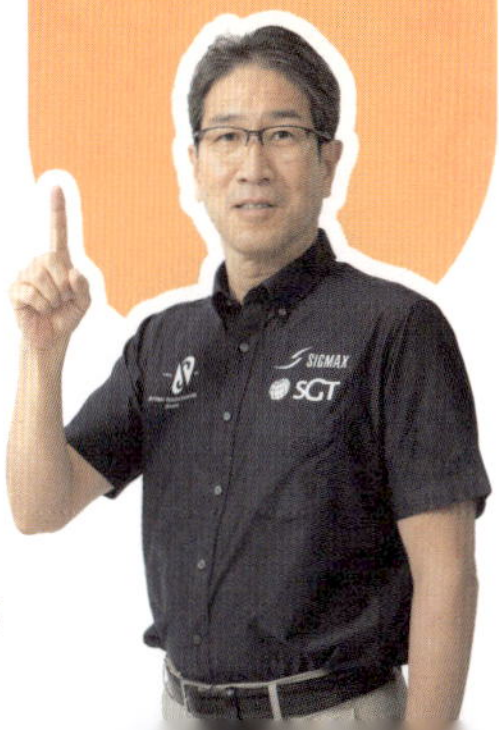

そもそも腰痛はなぜ起こる？ 放置すると陥っていく負のスパイラル

そもそも腰痛が起きるときって、体にどういうことが起こっているんですか？

説明しましょう。その前にまず知っておいていただきたいのですが、**腰というのは体のなかでもすごく負担のかかりやすい部位**だということです。

腰は体の中間にあって、上半身にかかる負荷を支える役割があります。

実は立っているだけ、座っているだけでも腰には負担がかかっているんですが、生活をするうえで上半身はさらにさまざまな動きをするでしょう？　物を持ったり、前にかがんだり、背中を反らしたり。そういった動きをするたびに腰が支えているんです。

普段は意識しないけど、腰ってものすごく頑張ってくれているんですね。

そうなんです。**人類が四足歩行から二足歩行になって上半身を使うように進化したと**

最初は小さな腰の違和感だが、腰に負担をかけ続けると次第に悪化

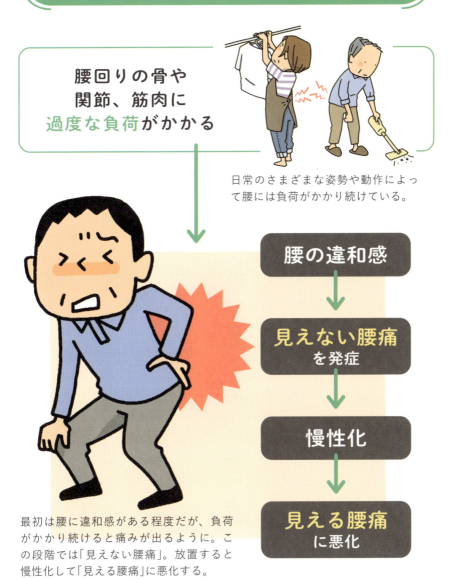

腰回りの骨や
関節、筋肉に
過度な負荷がかかる

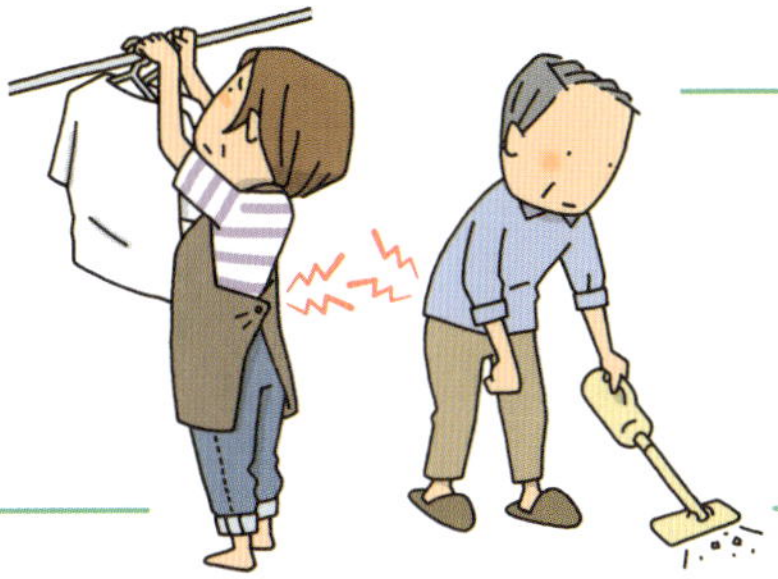

日常のさまざまな姿勢や動作によって腰には負荷がかかり続けている。

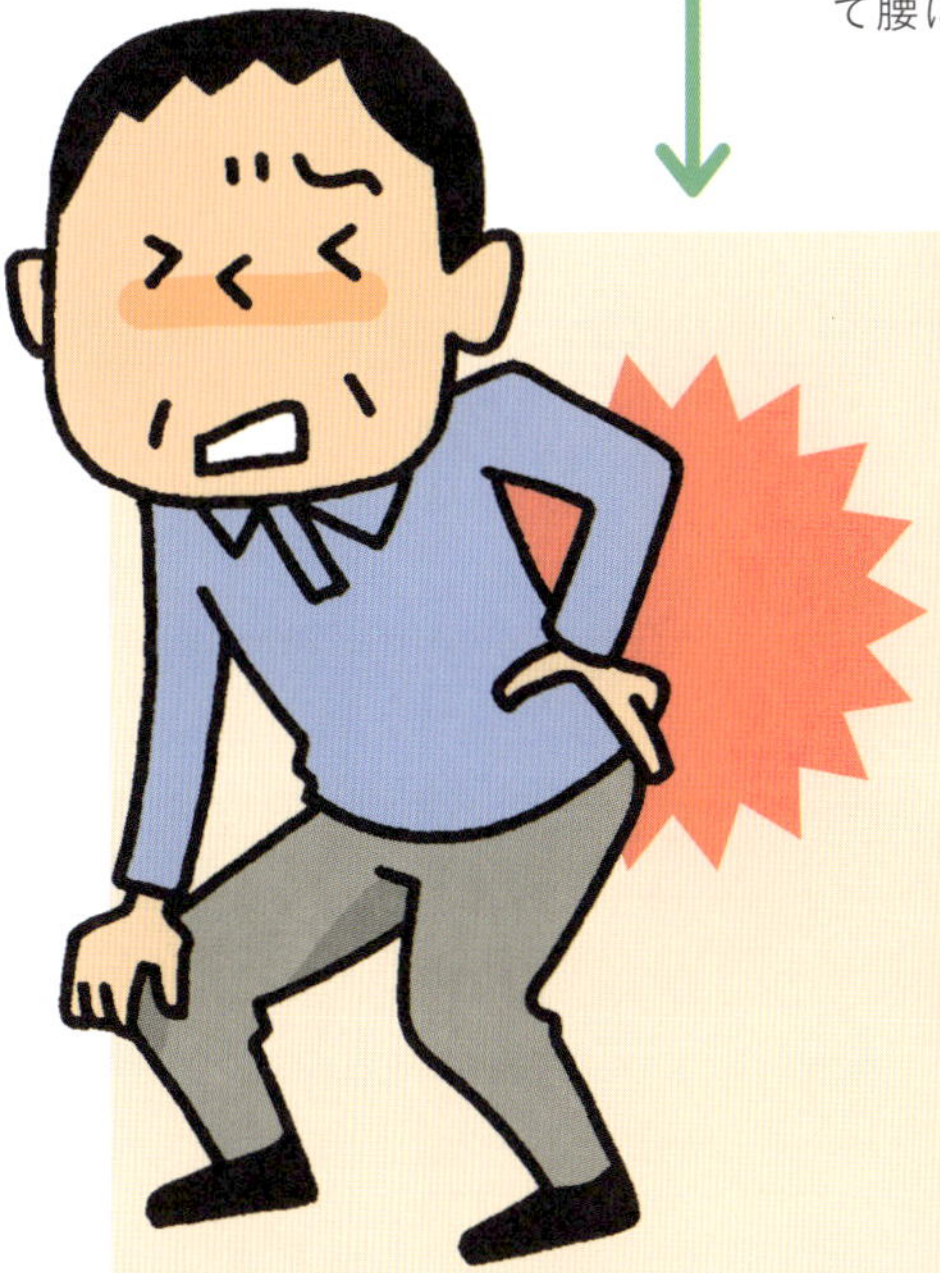

腰の違和感

↓

見えない腰痛
を発症

↓

慢性化

↓

見える腰痛
に悪化

最初は腰に違和感がある程度だが、負荷がかかり続けると痛みが出るように。この段階では「見えない腰痛」。放置すると慢性化して「見える腰痛」に悪化する。

きから、腰は日常的に負荷がかかる宿命なんですね。人間は二足歩行で手を自由に使うことで文明を発展させてきましたが、腰への負担はその代償というわけです。

それで話を戻して、そもそも腰痛がどう起こるかですが、さまざまな姿勢や動きをして腰に負担がかかるとき、**適切な体の使い方ができていれば腰の負担は分散されて軽くなります。しかし、そうでないと腰だけに負担が集中して痛みへとつながっていく**というわけです。

この適切な体の使い方、というのがズボラ筋が働いているか働いていないかということでもあります。

ズボラ筋は腰をサポートしなきゃいけないのに、サボっているということですか？

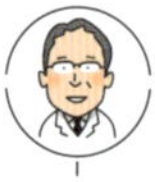

そのとおり。ただそれで腰に負担がかかっていても最初のうちは小さな違和感程度のもの。しかしそれが続くとやがて小さな損傷となり、さらに炎症が起こると痛みが出るようになってきます。

この痛みの出始めは多くの場合、「見えない腰痛」です。病院では「様子を見ましょう」と言われ、薬をのんだりしているうちに痛みがおさまるわけです。

でも「痛みがおさまったからいいや」とさらにズボラ筋をそのまま放置していると、また腰痛が起きることになります。そういうことを続けているうちに、小さかった骨や関節の損傷が、画像でも見えるくらい大きなものになっていきます。つまり**「見えない腰痛」が骨や関節が変形した「見える腰痛」に進行してしまう**のです。

「見える腰痛」は「見えない腰痛」が進行した結果なんですね……。

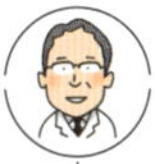

そうです。だから「見えない腰痛だから大丈夫」と放置するのは危険なんです。**「とりあえず痛み止めの薬」というその場しのぎの対処を続けている間に、病状が進行しているかもしれません。**まずは腰に負担をかけている原因を改めることが大切で、そのためにしてほしいのがズボラ筋を目覚めさせる体操なのです。

POINT

- **多くの腰痛は、さまざまな要因で骨や関節、筋肉に過度な負荷がかかり続けることで起こる。**
- **腰痛を放置していると、「見えない腰痛」が悪化して脊柱管狭窄症や圧迫骨折などの「見える腰痛」に進んでしまう可能性も。**

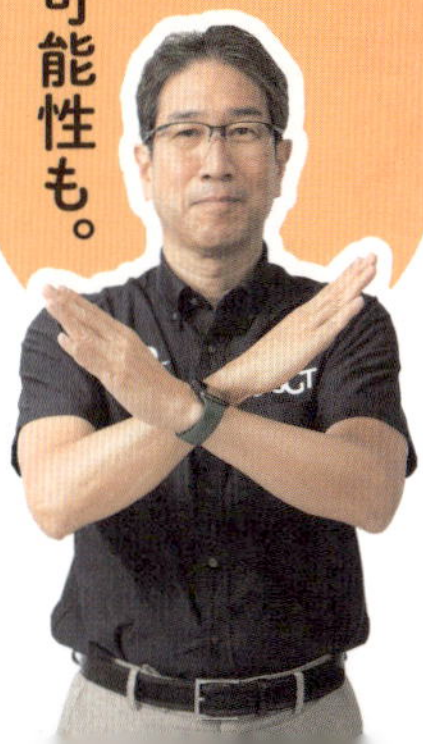

ズバリ、根本解決はただ一つ。「ズボラ筋」を目覚めさせること！

ズボラ筋に腰を支える役割があるというのはなんとなくわかってきましたが、一体どこにある筋肉なんですか？

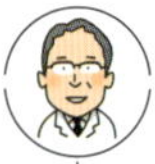

場所でいうと、お腹と背中ですね。

ああ、そういえば腰痛は腹筋と背筋を鍛えればいいというのを聞いたことがあります。要は腰の回りの筋肉を鍛えればいいってことでしょうか？

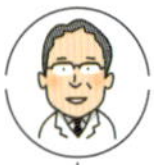

う～ん、単純に腹筋、背筋というのとは少し違います。たとえば一見、腹筋や背筋がよく鍛えられているように見えるアスリートに腰痛が起きるということもあります。

これはなぜかというと、**アウターマッスルは鍛えられていてもインナーマッスルがうまく使えていないから**です。

腰痛にはインナーマッスルが深く関わっている！

お腹側

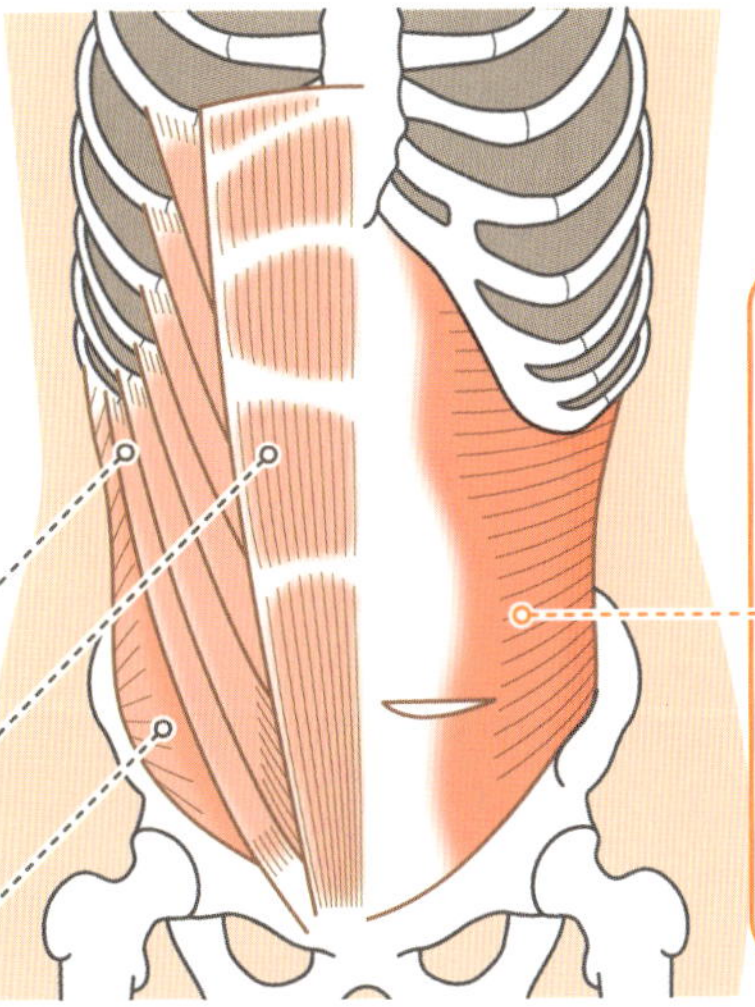

アウターマッスル

外腹斜筋《がいふくしゃきん》

腹直筋《ふくちょくきん》

内腹斜筋《ないふくしゃきん》

インナーマッスル

腹横筋《ふくおうきん》

腹筋のなかで最も奥にあり、お腹をコルセットのようにぐるりと取り囲んでいる筋肉。腰椎と骨盤に直接ついており、それらの骨を安定させる働きがある。

背中側

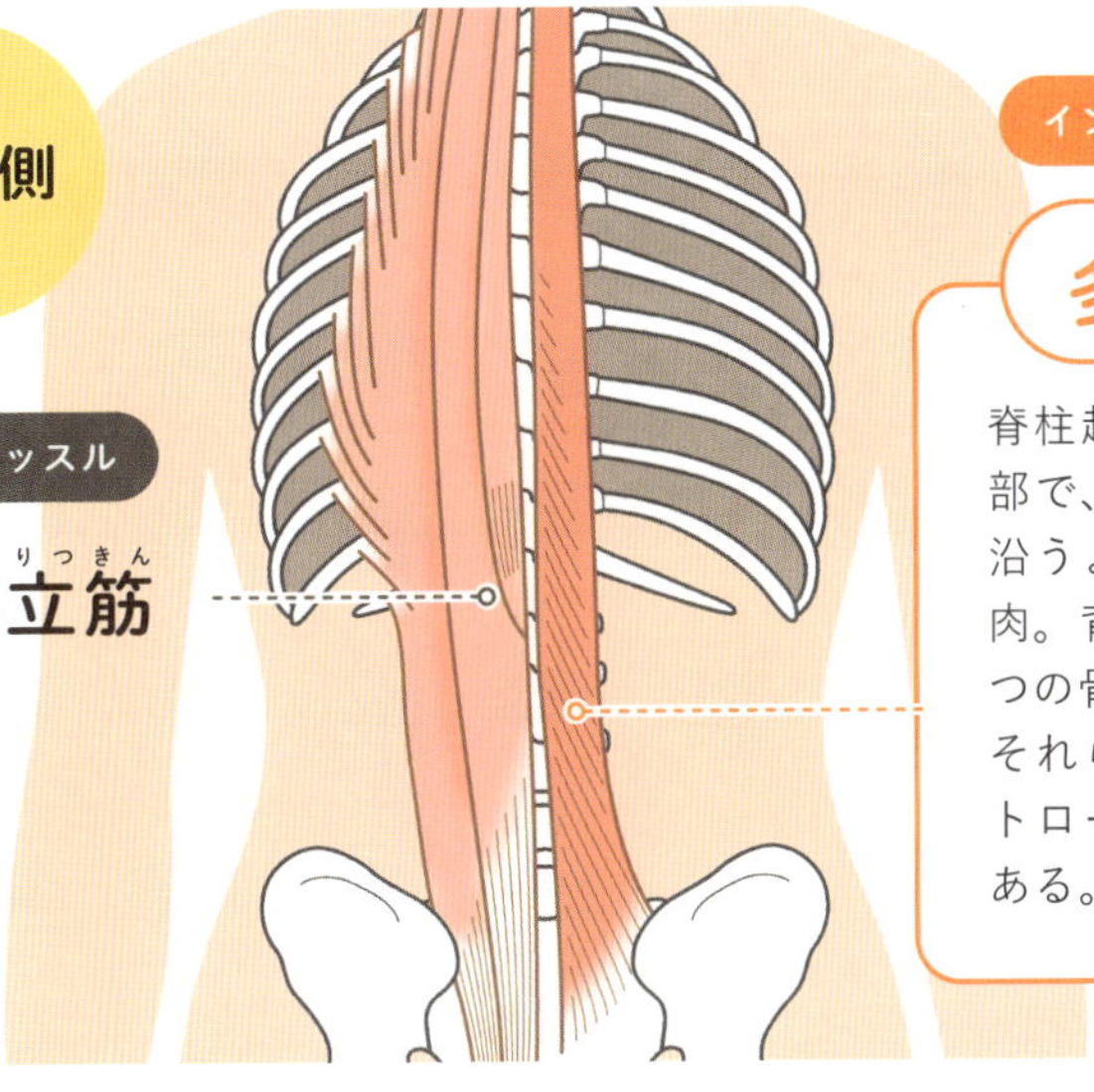

アウターマッスル

脊柱《せきちゅう》起《き》立筋《りつきん》

インナーマッスル

多裂筋《たれつきん》

脊柱起立筋よりも深部で、背骨の両端に沿うようについた筋肉。背骨の一つひとつの骨についていて、それらの動きをコントロールする働きがある。

筋肉にはアウターマッスルとインナーマッスルがあって、**ズボラ筋とは働かなくなったインナーマッスルのことなんです**。

インナーマッスルって聞いたことはありますよ。

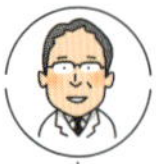

近年、体幹トレーニングの流行で、インナーマッスルという言葉がよく使われるようになりましたから、聞いたことがある人は増えているかもしれませんね。

インナーマッスルとは体の深いところにある筋肉で、骨の一つひとつについていて、骨をしなやかに動かす筋肉のことです。

一方、アウターマッスルは体の表面近くにある筋肉で、こちらは骨一つひとつではなく複数の骨をまたぐようについていて、体を大きく動かします。

そして**腰痛の場合にカギとなるインナーマッスルが、腹横筋と多裂筋という筋肉**です。腹横筋はお腹の回りにあるインナーマッスル、多裂筋は背中の回りにあるインナーマッスル。**これらは腰椎（背骨の腰の部分）を支える役割があって、腰椎を取り囲むように位置していることから「コルセット筋」と呼ばれることも**あります。

この腹横筋と多裂筋がうまく機能していないと、腰の骨や関節、筋肉に過度の負担がかかるのです。

じゃあ、その腹横筋と多裂筋を鍛えたらいいってことですよね！

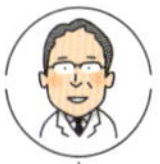

実は「鍛える」というのは少し違うんです。インナーマッスルというのは、本来あらゆる動作のなかで無意識に使われる筋肉。ですから、簡単にインナーマッスルが弱くなったり減ったりすることはありません。ただ、詳しくは第2章で解説しますが、腰痛を抱えている人は**インナーマッスルが「正しく使えていない」ことが多い**んです。

ズボラ筋を目覚めさせる体操とは、インナーマッスルの「正しい使い方を学ぶ」もの。

「鍛える」と聞くと身構えてしまう人も、本来備わっている機能を活かすために「正しい使い方を学ぶ」だけだと思えば気楽に取り組めるのではないでしょうか。

POINT

- **腰痛のある人の多くはインナーマッスルが正しく使えておらず、「ズボラ筋」になってしまっている。**
- **第2章から紹介する体操で「ズボラ筋」を目覚めさせることができる。**

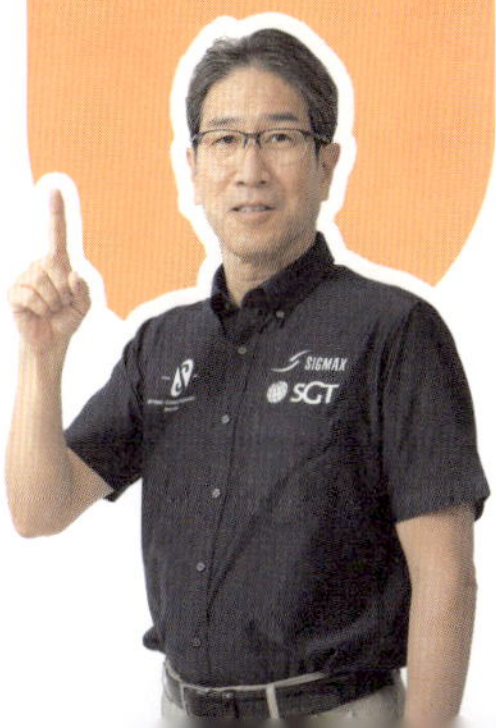

ぎっくり腰、脊柱管狭窄症……どんな腰痛でも体操で改善する？

ところで「見えない腰痛」の場合にも「見える腰痛」の場合にも体操を、ということでしたけれど、**ズボラ筋を目覚めさせる体操はどんな場合にも有効なんですか？**　たとえば、ぎっくり腰のときもやっていいんでしょうか？

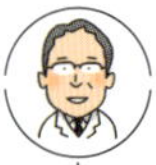

慢性的な「見えない腰痛」はもちろん、ぎっくり腰、椎間板ヘルニア、脊柱管狭窄症、腰椎すべり症、変形性腰椎症など基本的にあらゆる腰痛に有効です。ぎっくり腰の場合は、発症してすぐは痛みが強いので、翌日以降に痛みがおさまってきたら体操に取り組むとよいでしょう。また腰痛の改善だけでなく、予防としてもおすすめです。

ただ、**なかには早急に治療すべきケースというのがあります**。たとえば、脊椎のがんや内臓の病気などから腰の痛みが起こることもあるので注意が必要です。

がんですか！　それは怖いですね。

緊急手術を必要とする場合も！こんな症状があったらすぐに受診して

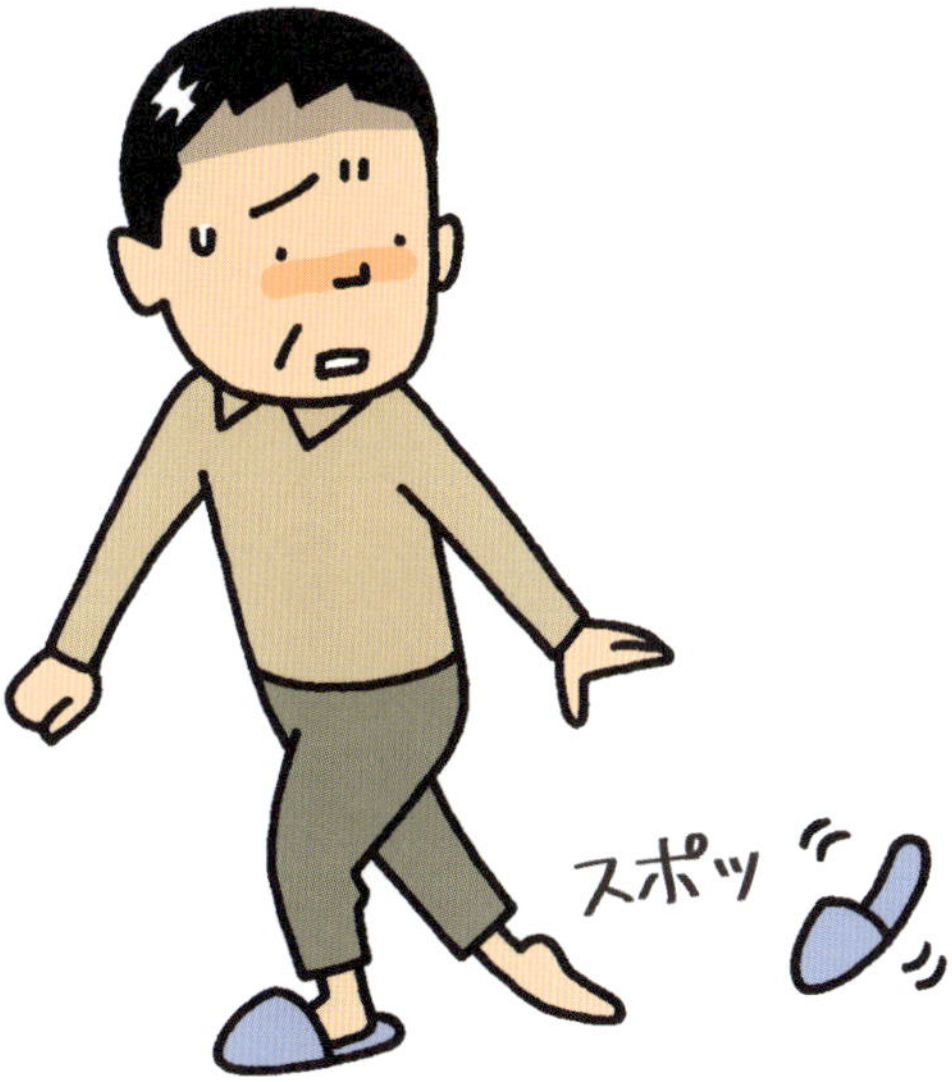

安静時に痛みがある

安静にしていても痛みがおさまらずどんどん痛くなる場合には、がんの背骨への転移や慢性すい炎などの内臓の病気の可能性が。早急に医療機関を受診しなければならない。

つま先を上げにくい

「小さな段差でもつまずく」「つま先を上げにくい」「スリッパがすぐに脱げてくる」などの変化がある場合は、神経の圧迫がかなり進行して筋力が低下している可能性がある。

排尿・排便障害がある

膀胱や肛門の機能に関わっている神経が強く圧迫されていると、「尿が出にくい」「頻尿」「尿失禁」「便失禁」「便秘」などの日常生活に支障が出る症状が現れる。

腰が曲がってきた

年齢を重ねて腰が曲がってきたり身長が縮んだりした場合は、腰椎圧迫骨折が疑われる。放置すると骨折がさらに進んでしまいかねないので、医療機関で治療を受ける必要がある。

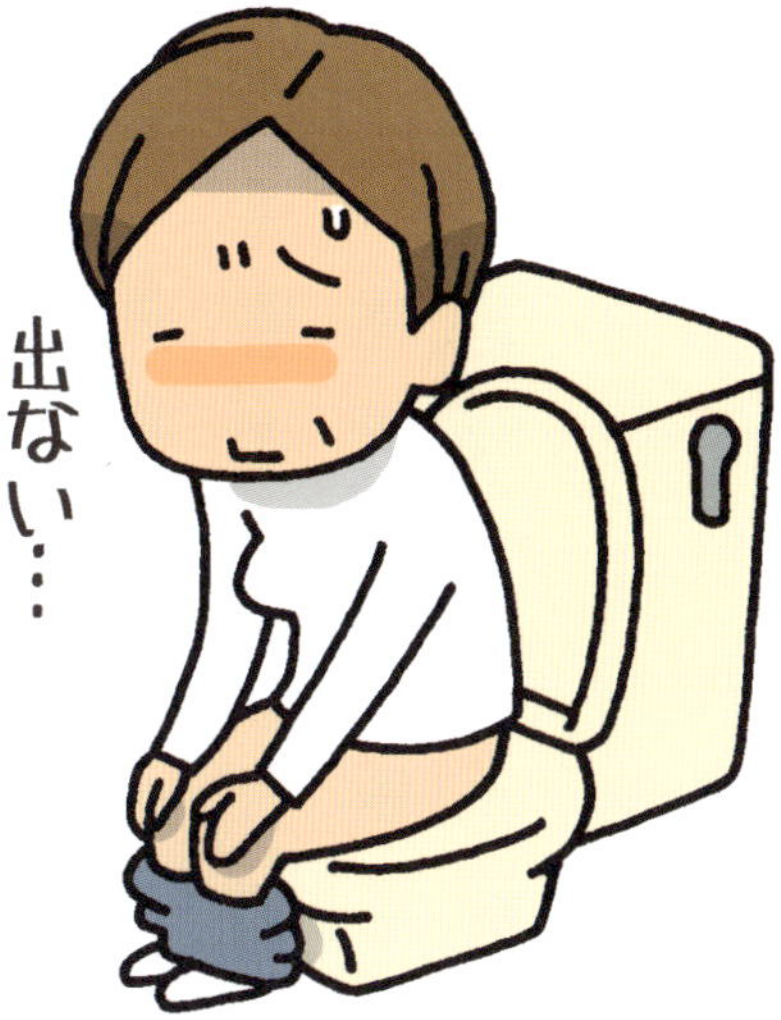

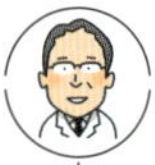

その緊急性から「レッドフラッグ」とも呼ばれるのですが、**「安静にしていても痛みが和らがない」「夜間に寝ているときでも痛みが続く」**といった場合、そして腰痛と同時に**「発熱」「食欲がない」「理由なく体重が減る」**といった症状がある場合は、早急に医療機関を受診してください。

また、**腰痛とともにしびれや排尿・排便障害といった神経の症状が現れている場合**にも、なるべく早く受診してください。これらの症状は背骨に沿って通る神経が、骨や関節など周囲の組織の変化によって圧迫されることで起こりますが、神経への圧迫が長く続くと神経そのものが変性し、たとえ手術を受けたとしても元に戻らなくなる可能性があります。ですから早めに手術を検討することが大切です。

高齢の方に多い圧迫骨折の場合も、腰に負担をかけない体の使い方をすることが大切なので、リハビリや再発予防のためにズボラ筋を目覚めさせる体操は有効なのですが、まず整形外科で骨折部分の治療に取り組んでから担当医に体操をやっていいか相談してほしいと思います。**腰痛とともに「最近、腰が曲がってきた」などの症状があれば圧迫骨折が疑われます**ので、まずは整形外科を受診してください。

整形外科を受診しても腰痛の原因がはっきりわからず不安だったのですが、検査を受

けて他に異常がないことをチェックできたのはよかったのかもしれませんね。

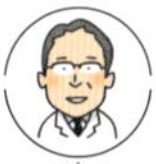

本当にそうですね。

痛みが小さくなったり大きくなったりする腰痛ならとりかえしのつかないような病状になっている可能性は低いと思いますし、腰痛のほとんどは急いで治療しなければいけないというものではありません。しかし、痛みの感じ方は人によって違い、痛みは小さいけれども実は重い病状だったということもなくはないのです。ですから腰痛がある人は一度は整形外科を受診していただくのがいいと思います。

がんや内臓の病気じゃないということや重症じゃないということがわかれば、安心して体操に取り組めますね！

POINT

- **内臓の病気が隠れていたり、緊急手術を要する腰痛もあるので要注意。**
- **本書で紹介する体操は、腰痛の改善だけでなく予防にも効果があるため、あらゆる人におすすめ。**

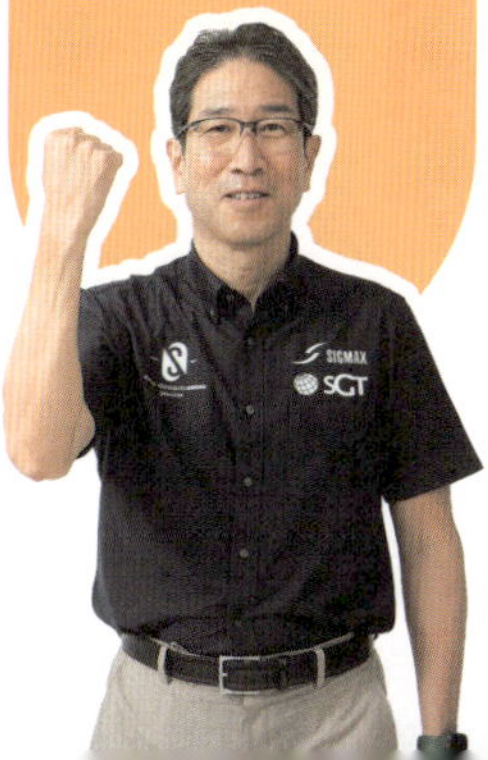

腰痛は体からのSOS。放置すれば“二足歩行の危機”がやってくる！

先生のお話を伺っているうちにやる気になってきました。飽き性だから続けられるかがちょっと心配だけれど、今は早く体操を始めたくてウズウズしています。

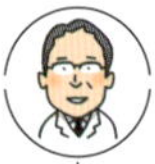

続けることってなかなか難しいものですよね。じゃあ、そんな田中さんが危機感を覚えて体操を続けなければいけないと思うようなお話をしましょうか。**腰痛がある今の状態で、きちんと体操などの対処をしなかった場合、数十年後の自分がどうなっているか想像できますか？**

う〜ん、それって20年後、30年後もずっと今と同じように腰痛に悩み続けるということですか？

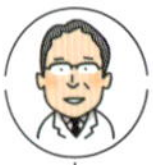

それだけじゃありませんよ。**腰痛を放置して、体の使い方を見直さないと将来、寝た**

腰痛というサインを無視し続けると、10年後20年後に差が出る

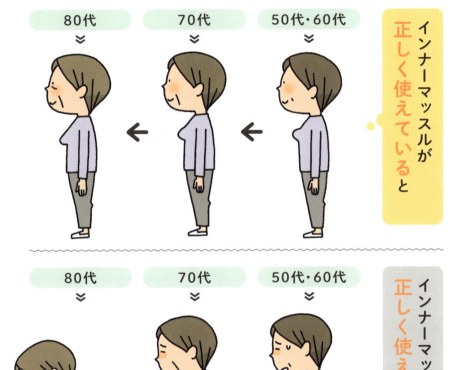

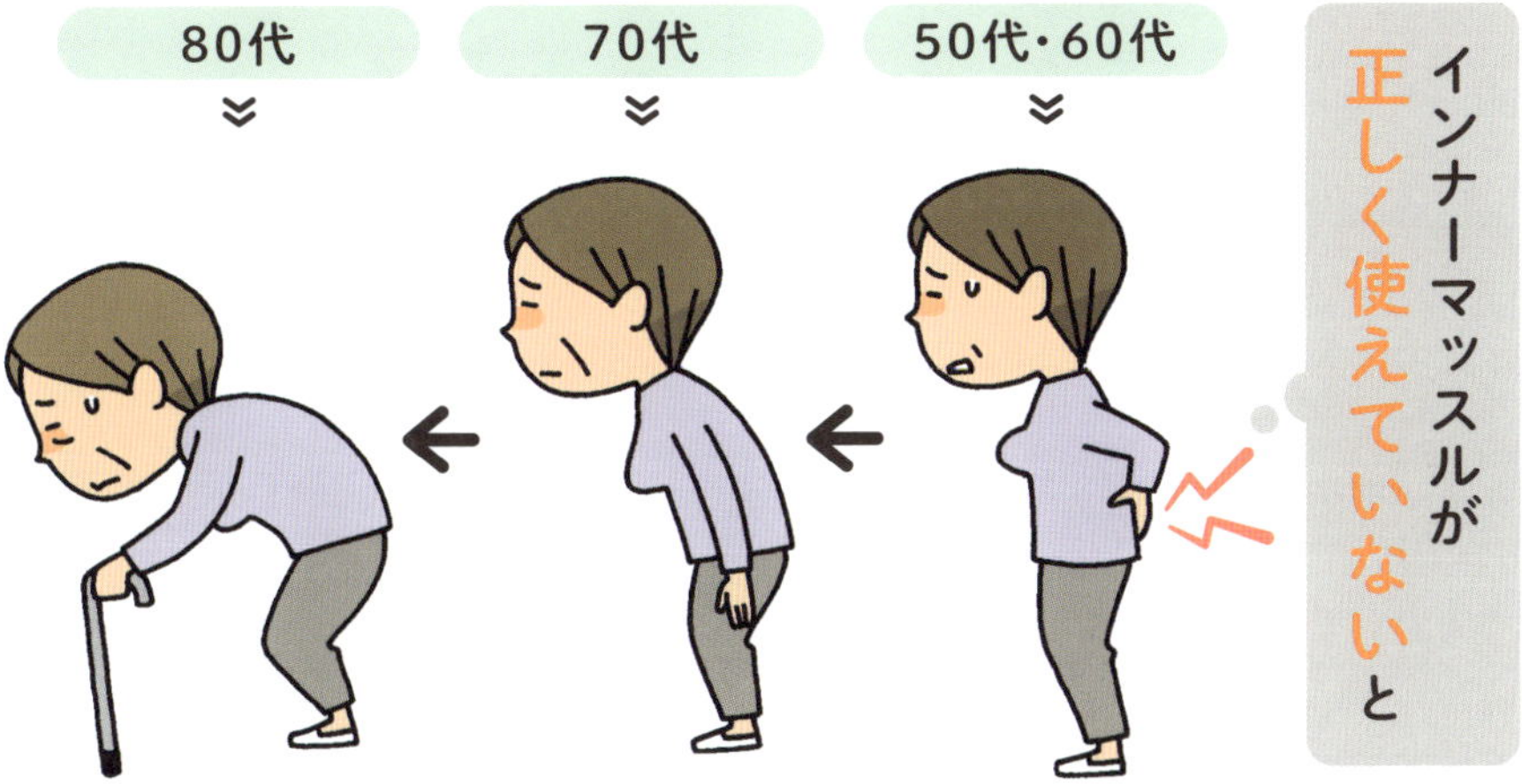

インナーマッスルの使い方を正さないままでいると、10年後、20年後も腰痛が続いている可能性が高い。骨や関節の障害も進むために圧迫骨折や脊柱管狭窄症が起こりやすく、寝たきりになるリスクも高まる。

きりになる可能性が高いんです！

えぇ～、寝たきりですか？　ずいぶん飛躍しているような……？

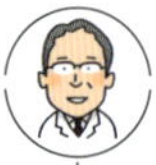

いえいえ、**そもそも痛みというのは、体からのSOS**なんです。

ズボラ筋が働かず体の使い方が悪くて腰に負担をかけ続けると、負担のかかっている場所に損傷、炎症が起こって痛み始めるというのはお話ししましたよね？　腰痛はつまり「このまま負担をかけ続けると傷が大きくなるばかりだから、どうにかしなければダメですよ」という体からのサインなんです。それなのにSOSを無視して、痛み止めの薬で痛みをごまかして腰に負担をかけ続けたらどうなるか……。

「見えない腰痛」が「見える腰痛」へ進行するというのもお話ししましたが、**進行して70代、80代ごろになってくると増えるのが脊柱管狭窄症や圧迫骨折です**。

脊柱管狭窄症は腰痛だけでなく脚にも症状が出ますから歩くのにも支障が出て、外出を控えるようになる方も少なくありません。身体機能がどんどん低下して寝たきりになる人もいる病気です。圧迫骨折の場合も、背骨がつぶれることで背中が大きく曲がって体が前傾していき、杖などに頼る必要が出てきます。転倒のリスクも高くなり、寝たきりにつながりやすいのです。

脊柱管狭窄症も圧迫骨折も歩くことに支障が出てくるんですね……。

だから、目先の対症療法だけでは不十分。**今、根本的な原因にアプローチしてしっかり腰痛を治すということは、将来の歩けなくなるリスクを回避するということ**なんです。

薬で腰の痛みがなんとかなったとしても、寝たきりは薬ではどうにもなりません。

そういう危機感を持ってほしいんです。**〝二足歩行の破綻〟が目の前にあるということをしっかりと意識してください。腰痛がそのサインです。**

……なんだかすごく怖くなってきました。すぐに体操を始めなくちゃ。

POINT

- 腰痛は体の機能が低下しているサイン。
- 体操をすることで、今の腰痛が改善するだけでなく、将来歩けなくなるリスクを回避できる。

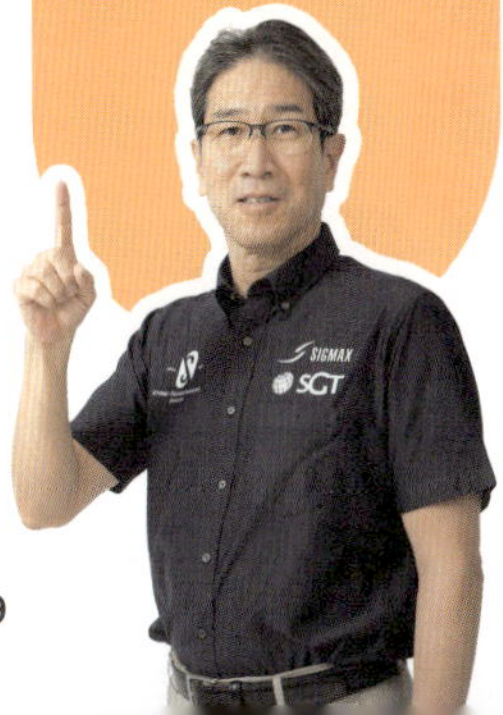

「歳をとったから……」を言い訳にあきらめた人から寝たきりが近づく

先生、実は私の母も腰痛持ちなんです。高齢なんですが、**何歳になっても腰痛は治るものでしょうか？**「歳だから仕方ない」っていつも言っているんですが……。

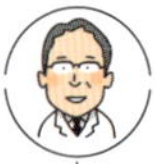

もちろん！　**80代、90代の方でも、ズボラ筋を目覚めさせる体操は有効ですよ**。

確かに高齢の方は骨が変形してしまっている場合も多く、変形自体は体操では治りません。そうなる前に早めに体操を始めていただくほうがいいとは思うのですが、骨が変形してからでも体操には意味がありますし、痛みがなくなった例もたくさんあります。

だから何歳になってもあきらめないでほしいんです。**逆に歳をとったからといってあきらめてしまうと、腰痛が治らないばかりか、身体機能は低下するばかり**。今ある身体機能をキープするためにも体操は役に立つということを理解してください。

そして体操で、その人それぞれの**「ライフパフォーマンス」**を高めてほしいと思っています。

身体機能を衰えさせないことが人生の質に大きく関わる

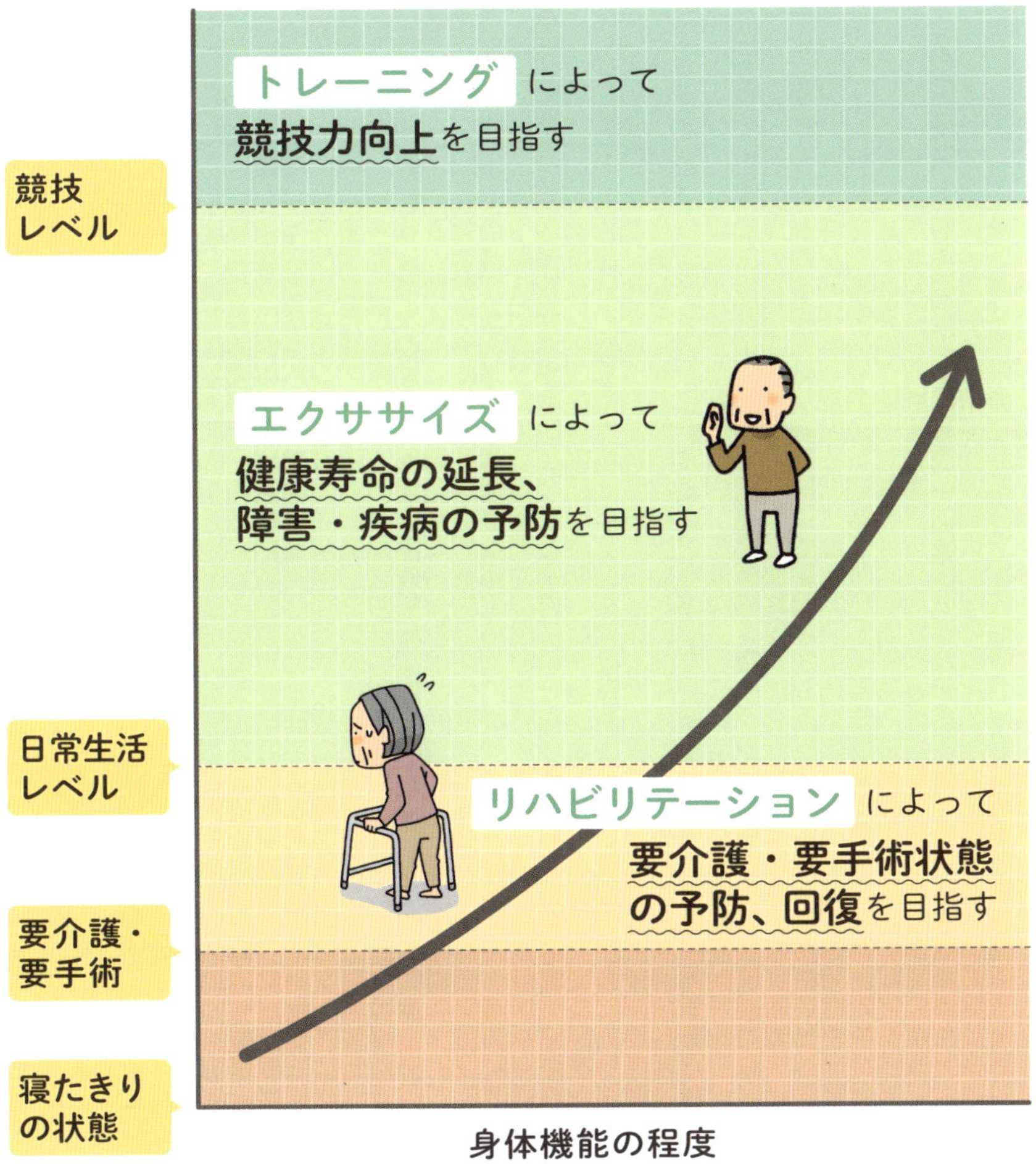
トレーニングによって
競技力向上を目指す
エクササイズによって
健康寿命の延長、
障害・疾病の予防を目指す
リハビリテーションによって
要介護・要手術状態
の予防、回復を目指す
競技レベル
日常生活レベル
要介護・要手術
寝たきりの状態
身体機能の程度

アスリートが競技力向上を目指すように、その人その人の立場で目的を持って身体機能を高めることが人生の質を高めることにつながる。一方で、あきらめたら身体機能は低下するばかり。

ライフパフォーマンス、ですか？

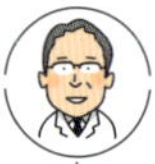

はい。アスリートが試合などで発揮する高い能力を「ハイパフォーマンス」ということがありますよね。これを人生に当てはめたのが「ライフパフォーマンス」。身体機能を高めることで、それぞれのライフステージにおいて最高の能力が発揮できる状態をつくりましょう、という考え方です。

話は少し変わりますが、私は水泳の日本代表選手のメディカルサポートに長年携わってきました。水泳選手というのは意外に腰痛持ちが多くて、２００２年時点で日本を代表する水泳選手の33％に腰痛があったんです。

その後、２００８年から腰痛予防プロジェクトとして本書で紹介しているような体操などを取り入れたところ、**２０１６年には腰痛がある選手が11％に減りました**。ロンドン、リオ五輪で日本の水泳選手たちは多くのメダルを獲得しましたが、体操がおそらくは試合でのハイパフォーマンスをサポートするのにも役に立ったと考えています。

へぇ、**メダリストもやっていたすごい体操なんですね**。

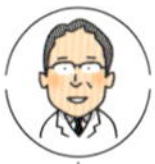

アスリートは競技力を高めるためのトレーニングとして身体機能を高めますよね。それを一般の人にも当てはめて考えてみると、たとえば50～60代ほどの腰痛持ちの人だったら、腰痛を治して日常を楽しむためにエクササイズとして身体機能を高める。もう少しご高齢の方だったら、寝たきりを予防するためにリハビリテーションとして身体機能を高める。

体操はまさに人それぞれのライフパフォーマンスを高めることができるわけです。**年齢は関係ありません。自分に合った目標を設定して体操に取り組むことで、「人生という競技」を楽しんでいただきたい**と思います。

人生という競技、っていい言葉ですね。うん、私も頑張ります。体操を始めて何歳になっても腰痛がなく、元気で歩ける人生を歩みたいと思います！

POINT

- 70代でも80代でも多くの人が「ズボラ筋」を目覚めさせる体操で腰痛を改善。何歳になっても遅くない！
- 今ある体の機能をキープするためにも体操を習慣にして！

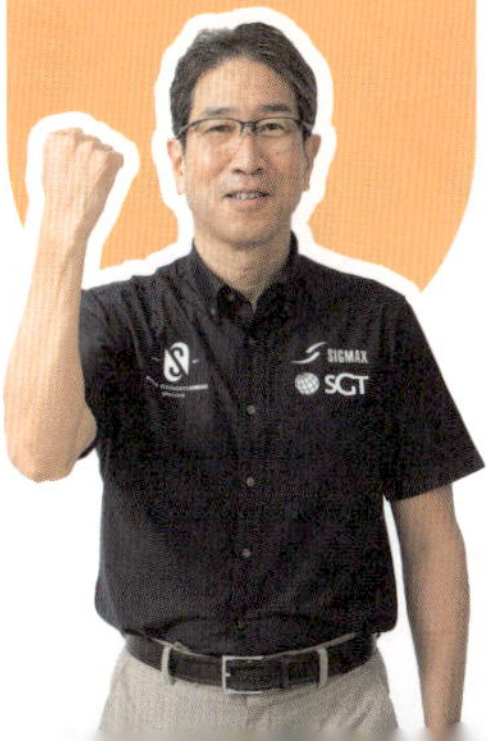

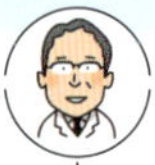

COLUMN

自分の腰痛タイプを知るセルフチェック

「見えない腰痛」であるために腰痛の原因がわからずにモヤモヤしている人もいることでしょう。**実は画像検査以外にも腰痛の原因を絞り込む方法があるのです。**

それがここで紹介するセルフチェックです。これは腰の痛みが体のどの部位から来ているかを推測するためのもの。いわば**腰痛の〝震源地〟を探るためのチェック**です。

腰痛は震源地によって、**「椎間板タイプ」「椎間関節タイプ」「筋・筋膜《きんまく》タイプ」「仙腸《せんちょう》関節タイプ」**の４つに分けられます。どんな姿勢で痛みが起こるか、さらに腰や背中を人に押してもらったときにどこに痛みが出るかによって、タイプを絞り込みます。

第2章の体操はどのタイプの人にも共通に行ってほしいものですが、第3章の体操はタイプ別のおすすめを１０３ページで紹介しています。また１４２ページではタイプ別の日常での要注意動作を紹介しています。**ある程度対策が見えてくるだけで、安心感から腰痛がラクになるということもあるものです。**もちろん「見える腰痛」の人もやってみてください。チェックをしたら痛みの震源地は別だった、ということもあるかもしれません。

痛み誘発テストと圧痛テストから推測！
あなたの腰痛のタイプは？

痛み誘発テストと圧痛テストを行って、その結果から総合的にタイプを推測していく。複数のテストの結果が合致する場合には、そのタイプである可能性が高い。またタイプは1つに限らず、いくつかのタイプが重なっているケースもある。各タイプの説明は51ページから。

痛み誘発テスト①

前屈で痛みが出る？

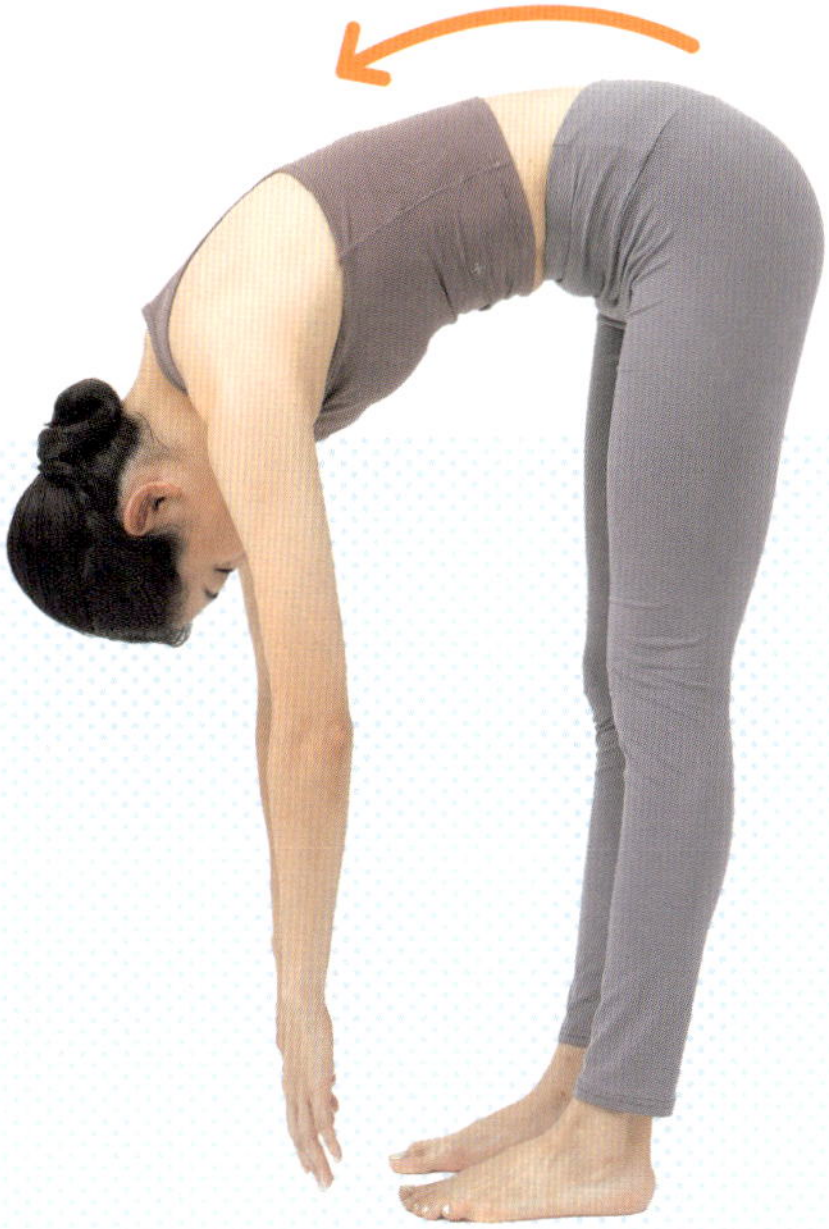

足を肩幅に開いて立つ。両手を床につけるように上体を前に倒していったとき、腰に痛みが出るか？

痛みが出る

↓

椎間板タイプの疑い

筋・筋膜タイプの疑い

痛み誘発テスト②

上体を反らすと
痛みが出る？

足を肩幅に開いて立ち、両腕は胸の前で交差する。上体をゆっくり反らせていったとき、腰に痛みが出るか？

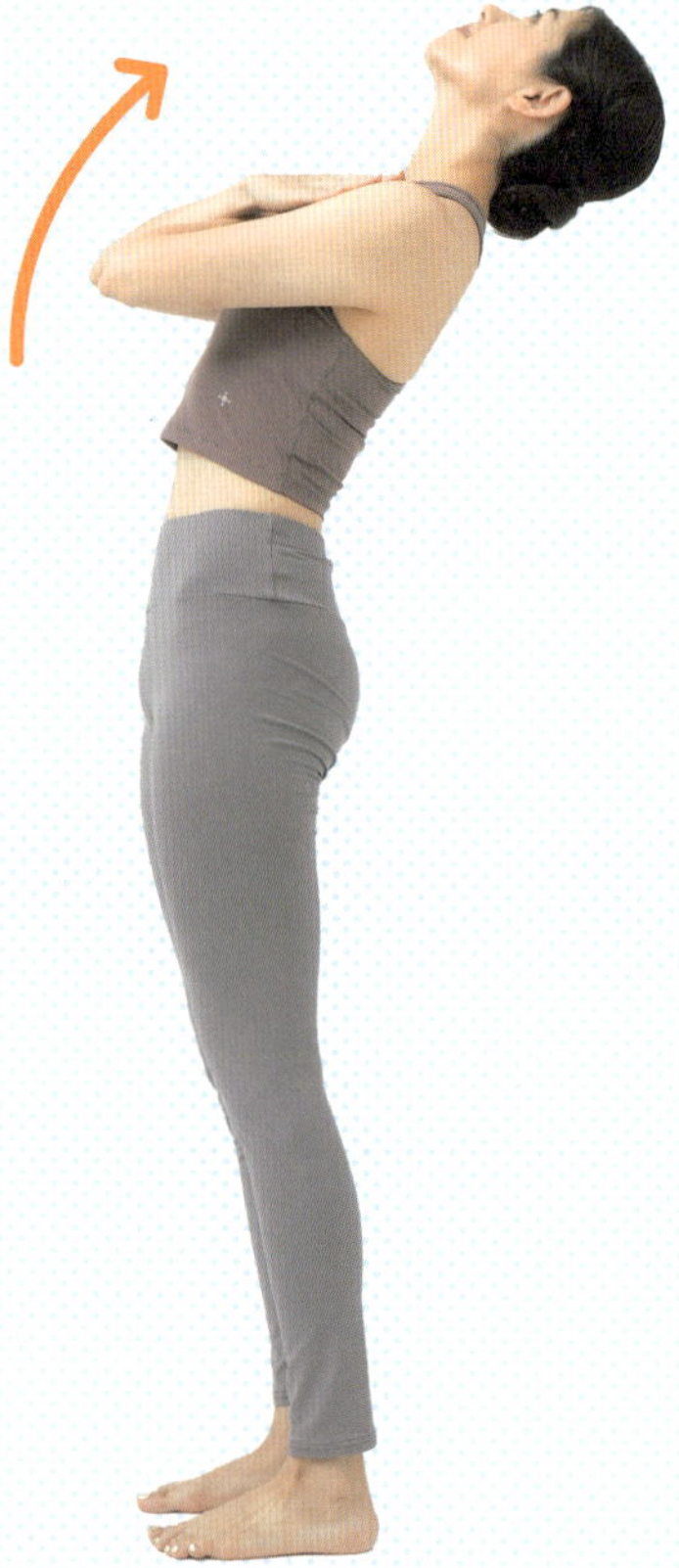

痛みが出る

↓

椎間関節タイプ
の疑い

筋・筋膜タイプ
の疑い

痛み誘発テスト③

上体を斜め後ろに傾けたら 痛みが出る？

足を肩幅に開いて立ち、両腕は胸の前で交差。上体を右斜め後ろ、左斜め後ろにそれぞれ傾けたとき、腰に痛みが出るか？

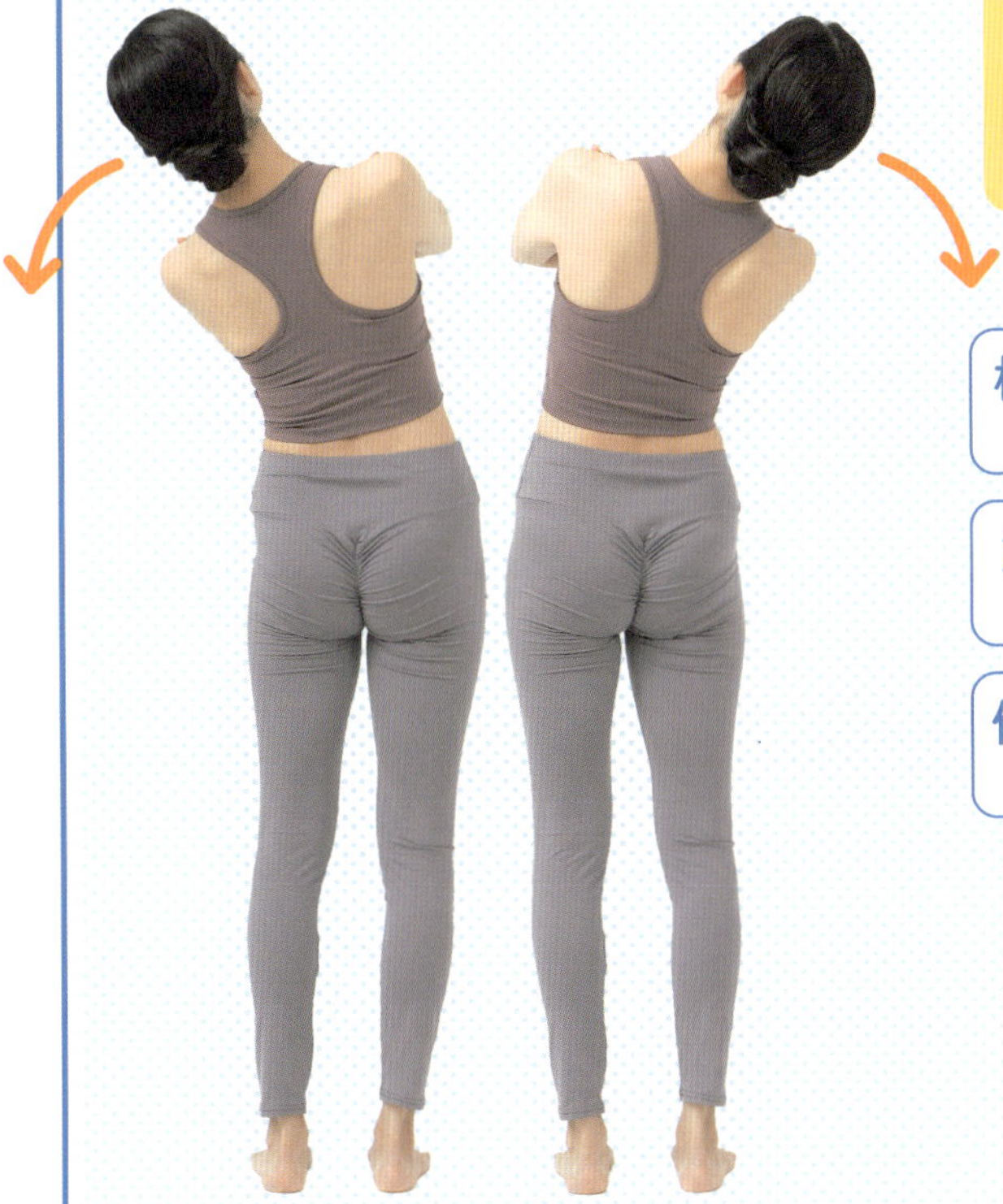

両方または
どちらかに
痛みが出る

↓

椎間関節タイプの疑い

筋・筋膜タイプの疑い

仙腸関節タイプの疑い

痛み誘発テスト④

あお向けで脚を上げたとき、腰や脚に痛みが出る？

ひざを伸ばして30度ほど脚を上げたとき、腰や脚に痛みが出るか？　70～90度上げたときは？　左右の脚で確認を。

左右両方またはどちらかに痛みが出る

↓

仙腸関節タイプの疑い

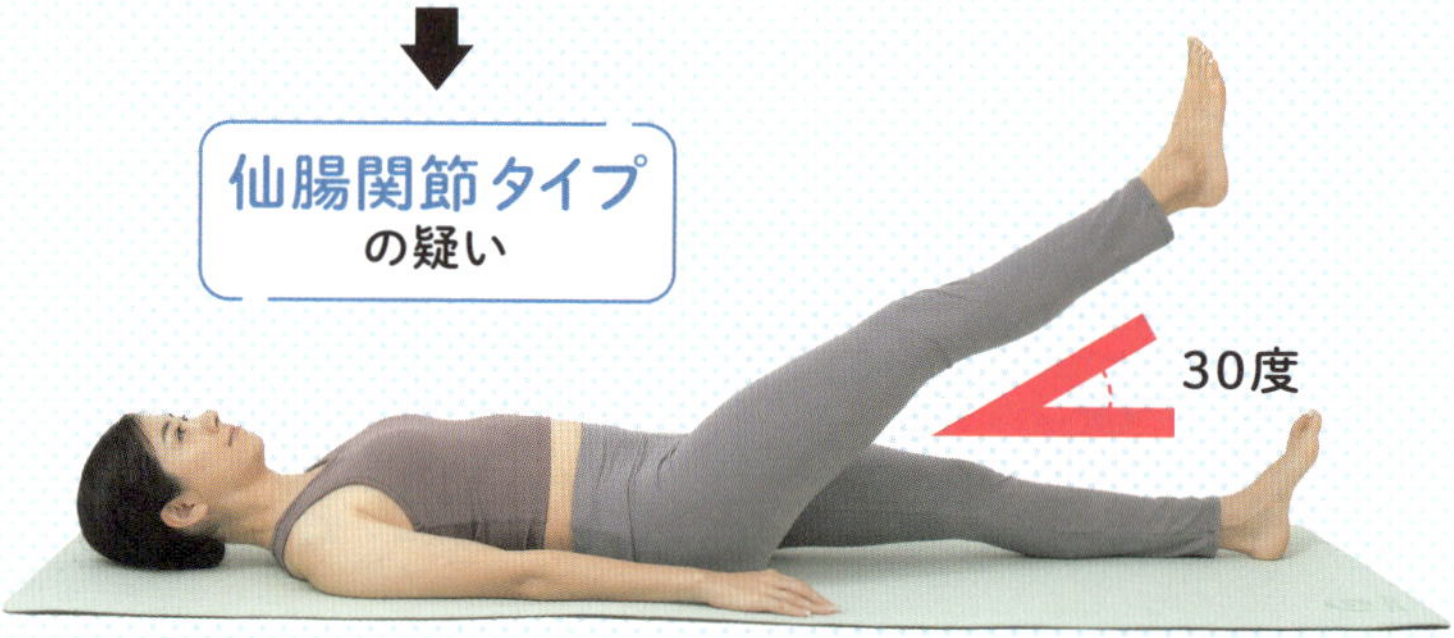

左右両方またはどちらかに痛みが出る

↓

椎間板タイプの疑い

70～90度上げるときは、ほかの人にかかとを持ってもらい脚を上げてもらうのでもOK。

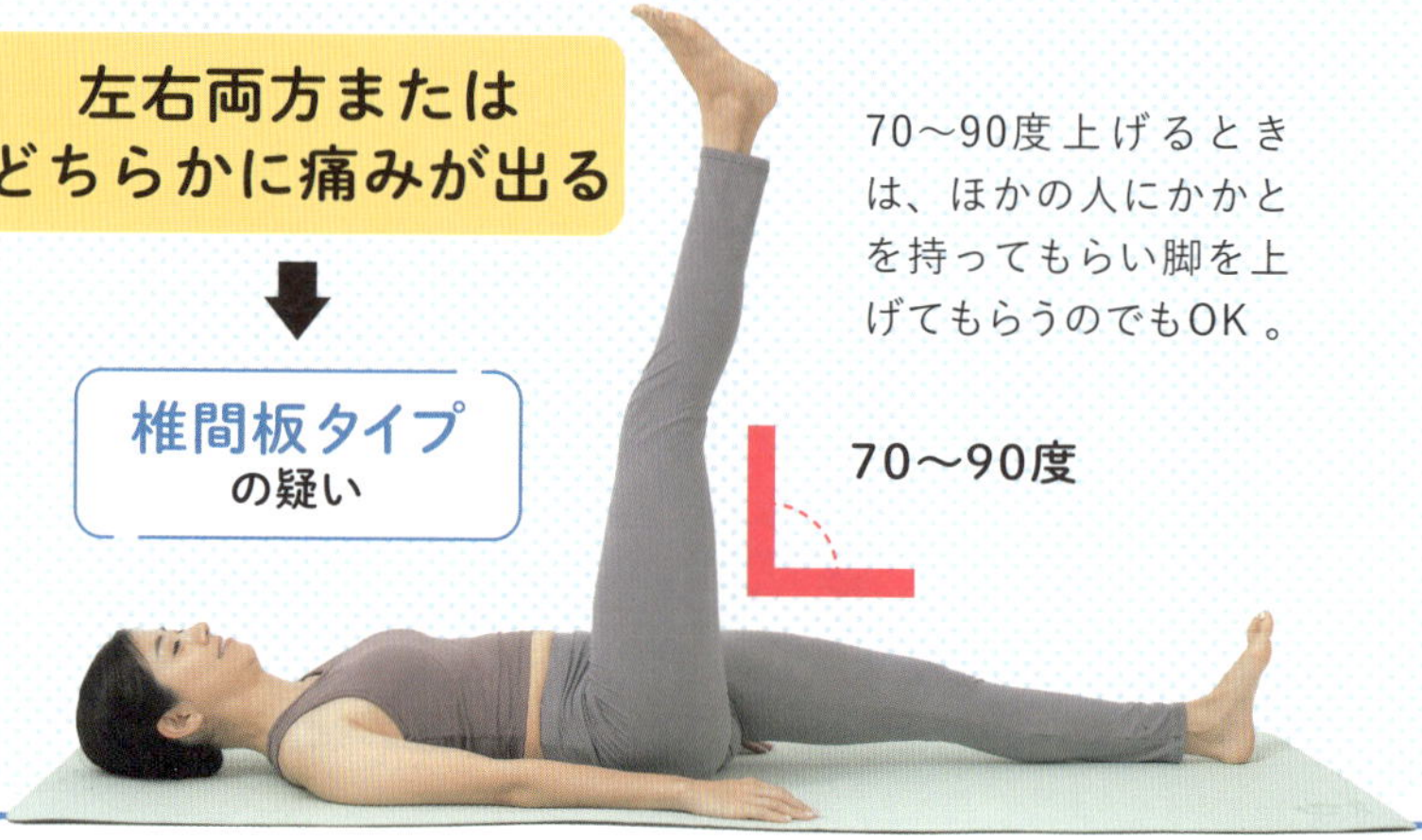

痛み誘発テスト⑤

うつ伏せで脚を上げたとき、腰に痛みが出る？

うつ伏せで、ひざを曲げて太ももの付け根から脚を持ち上げたとき、腰に痛みが出るか？　左右の脚で確認を。

左右両方またはどちらかに痛みが出る

↓

筋・筋膜タイプの疑い

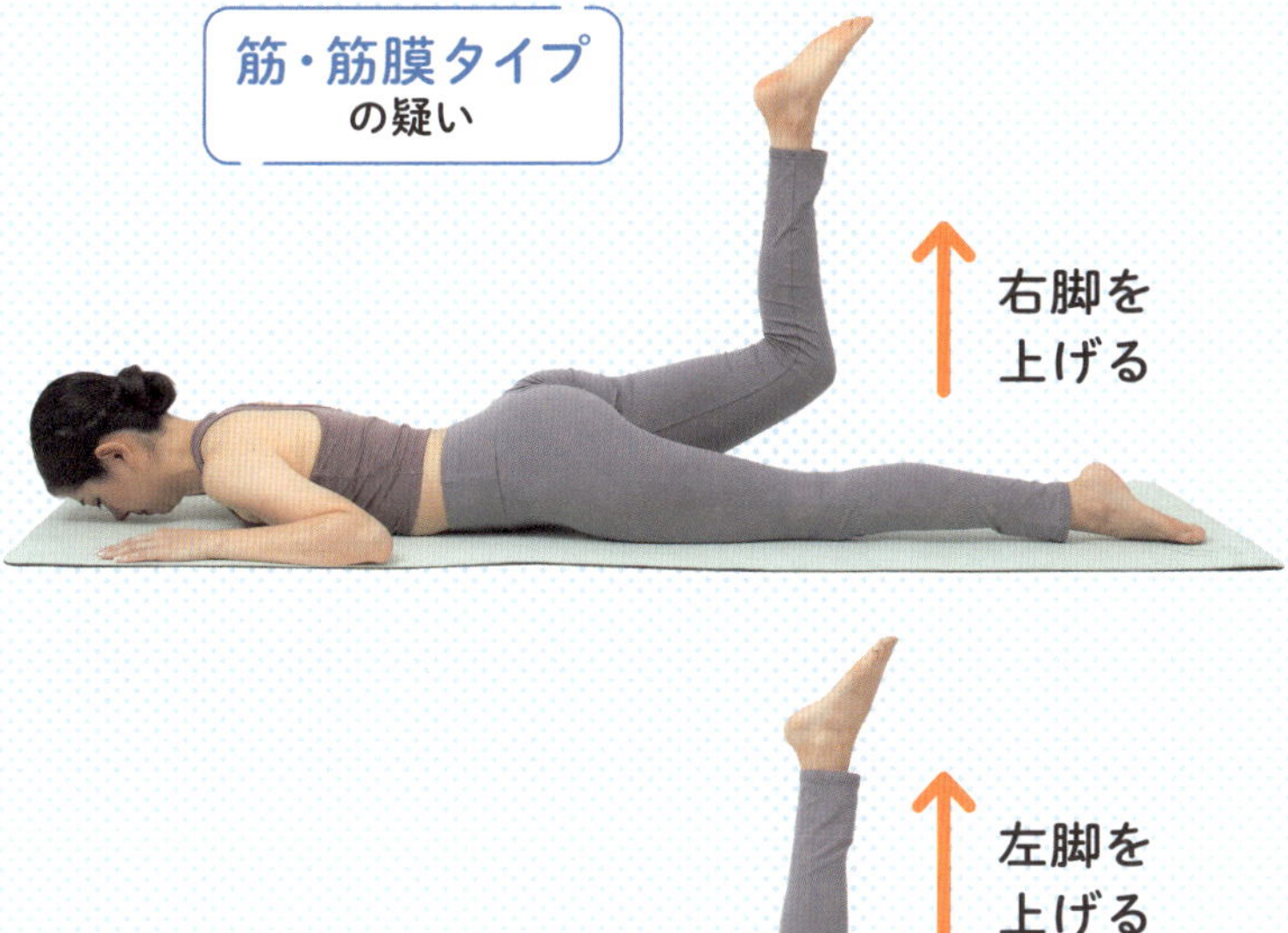

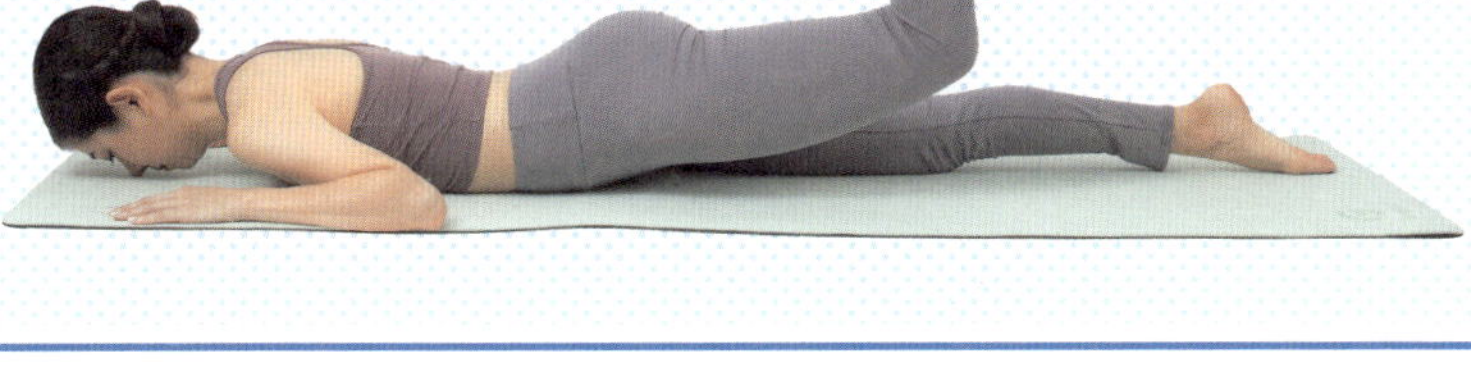

圧痛テスト

腰や背中を押すと痛みが出る？

うつ伏せになり、人に背中から腰にかけてを指で押してもらったとき、A~Cのどこに痛みが出るか？　押してもらう力はやや強め、ただし通常なら痛みが出ない程度で。

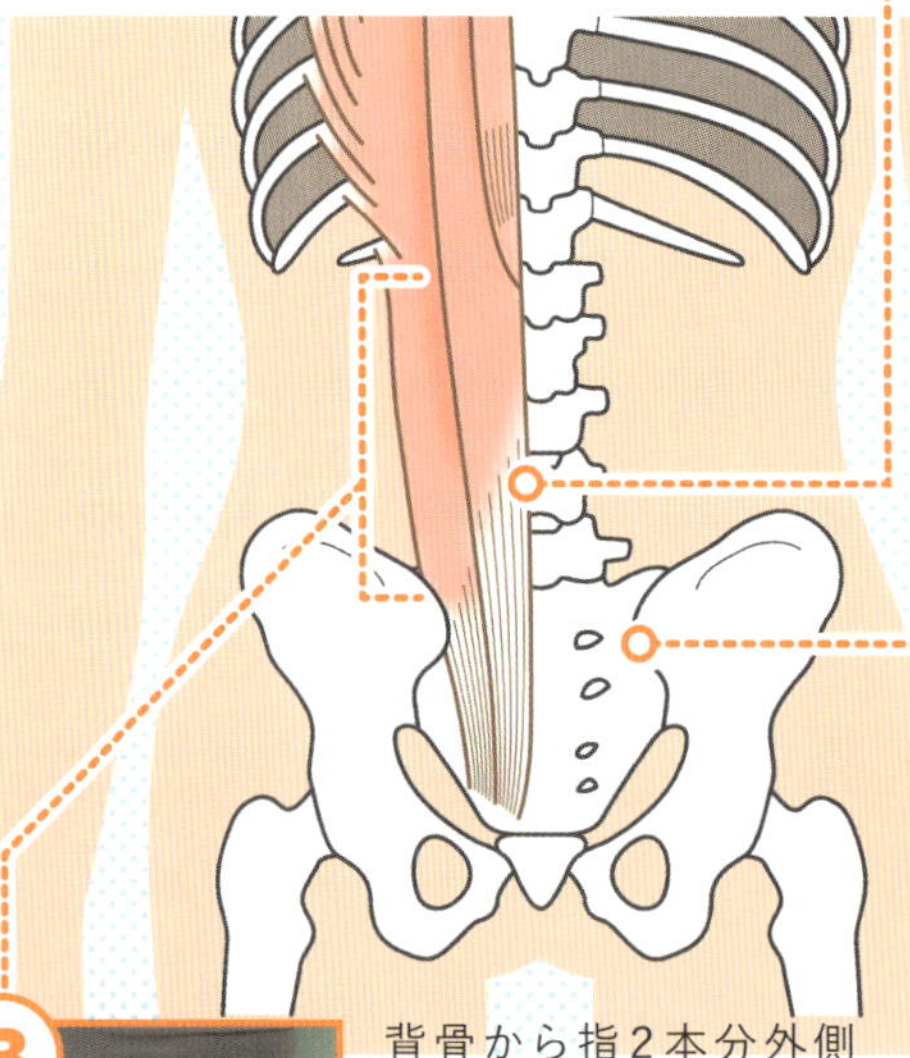

A

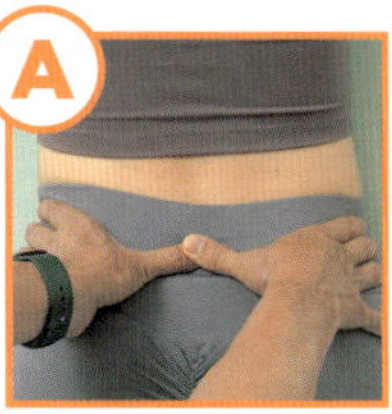

腰の中央の、背骨の出っ張り部分を、親指を重ねて押す。押す位置を上方向や下方向に少しずつずらして痛みの有無を探る。

痛みが出る

↓

椎間板タイプの疑い

椎間関節タイプの疑い

B

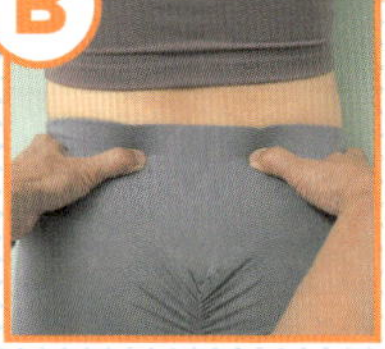

背骨から指2本分外側（脊柱起立筋の位置）を親指で押す。押す位置を上方向や下方向に少しずつずらして痛みの有無を探る。

痛みが出る

↓

筋・筋膜タイプの疑い

C

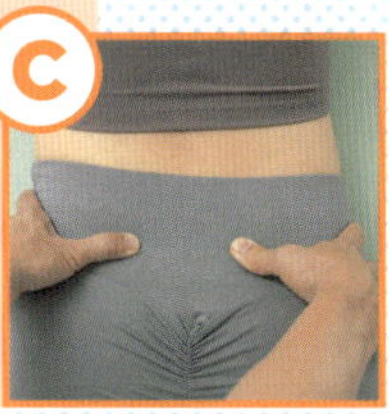

ズボンのベルトの高さより5センチほど下で、体の中心から指2本分外側のあたり（仙腸関節の位置）を親指で押して痛みの有無を探る。

痛みが出る

↓

仙腸関節タイプの疑い

TYPE 01

椎間板タイプ

腰を曲げたりして椎間板に圧力がかかると痛みが発生

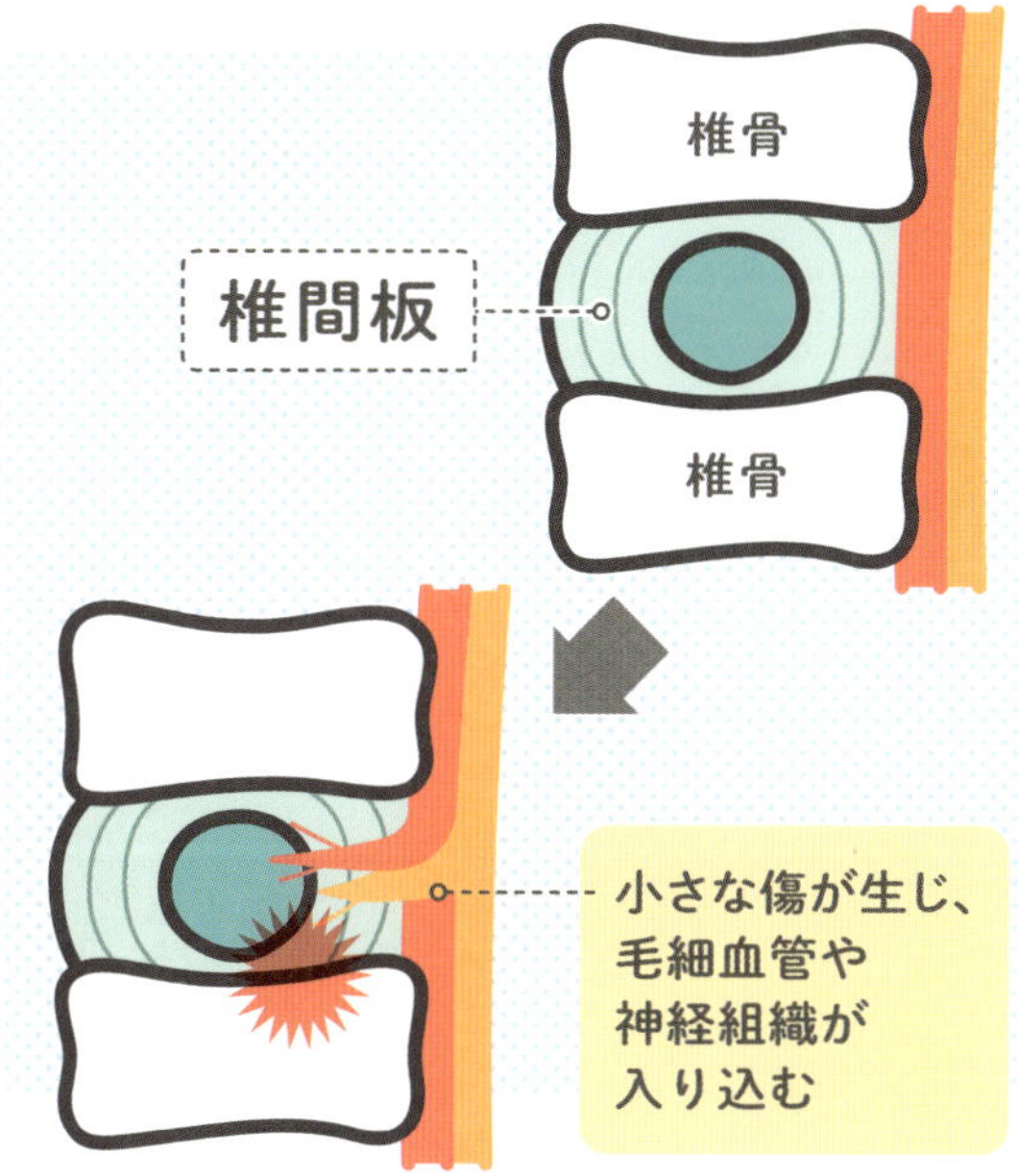

前かがみの姿勢で痛みが起こりがちなのが「椎間板タイプ」。椎間板ヘルニアの人もこのタイプに含まれます。

椎間板とは椎骨（背骨の個々の骨）と椎骨の間にある弾力性のある組織で、背骨にかかる圧力を和らげるクッションのようなもの。ところが**加齢に伴いその弾力性が失われ、圧力を受け止めきれず傷つきやすくなっていきます**。

椎間板は本来、神経がなく痛みを感じませんが、傷ができて炎症が起こると神経組織が入り込み、痛みが生じるように。これは「ここに負荷をかけないで！」という体からの警告ですが、無視して負荷をかけ続けると傷が治らず痛みを感じ続けることになるのです。

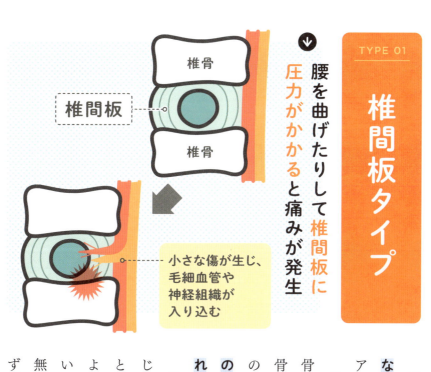

TYPE 02

椎間関節タイプ

反り腰などによって 椎間関節に負荷がかかる

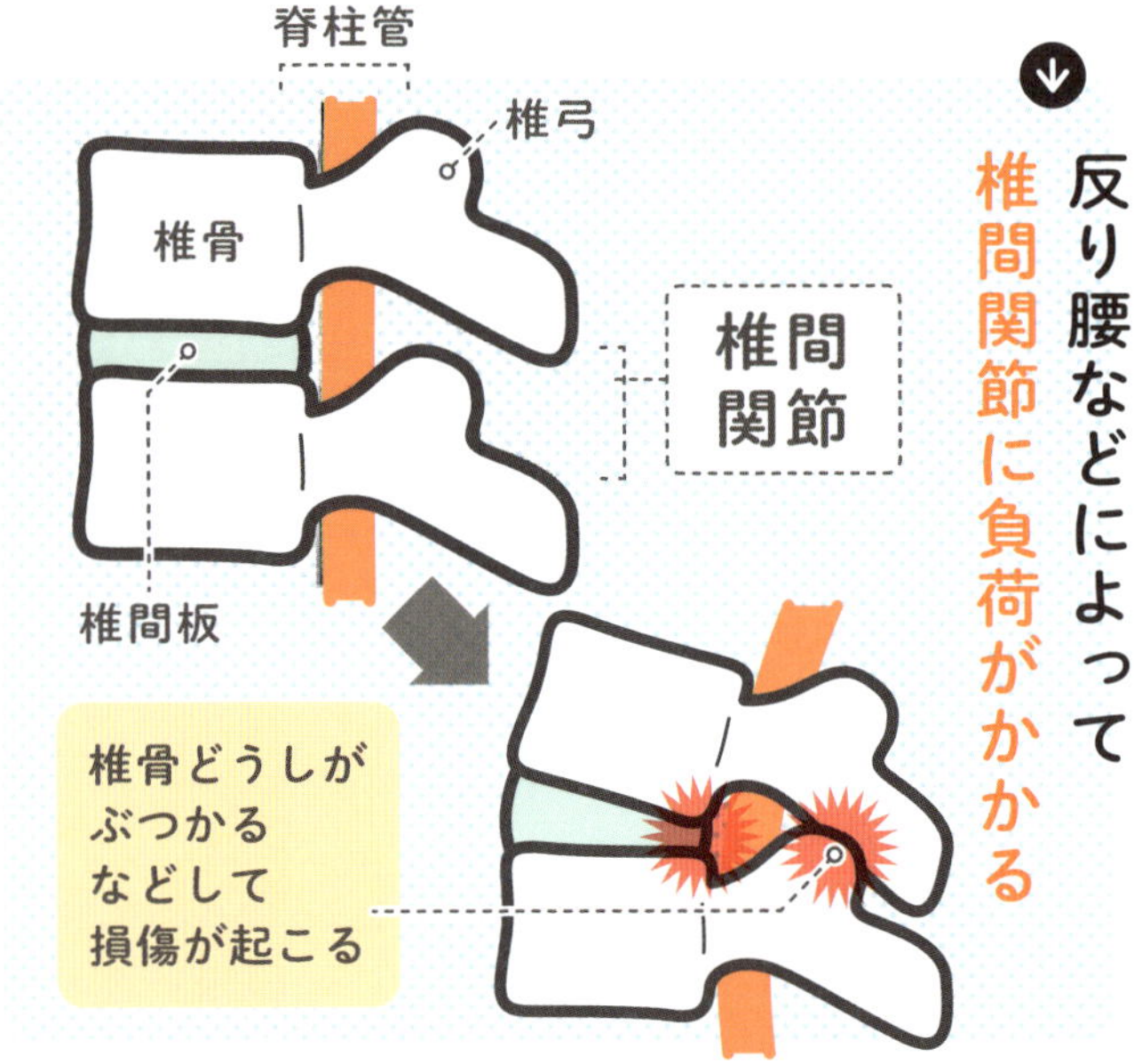

腰を反らしたときに痛みが起こりやすいのが「椎間関節タイプ」の腰痛。脊柱管狭窄症の人もこのタイプです。

椎間関節は、背骨の後ろ側で椎骨（背骨の個々の骨）どうしをつなぐ役割があります。そのためスポーツや家事・仕事などで背中を強く反らす動作や腰をひねる動作が多い人は、椎間関節に大きな負荷がかかり腰痛が起こります。

また「椎間板タイプ」と連鎖して起こることも。通常、椎骨は椎間板と椎間関節で支えていますが、**椎間板が弾力性を失うとそのぶん椎間関節の負荷が大きくなるのです。**負荷がかかり続けると椎間関節が変形し、脊柱管の神経を圧迫することもあります。

TYPE 03

筋・筋膜タイプ

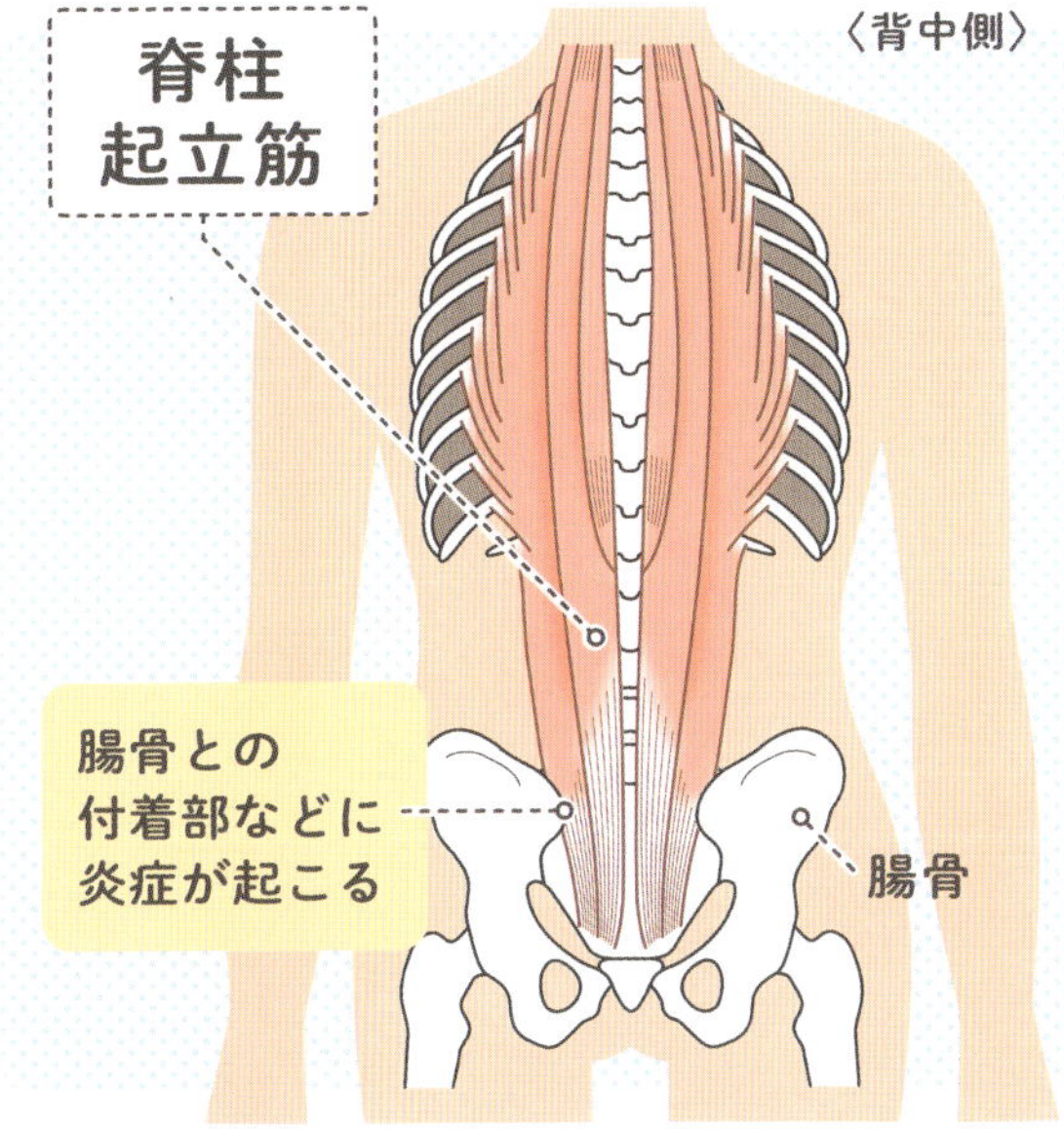

脊柱起立筋が働きすぎて
↓
痛みが起こる

「筋・筋膜タイプ」は筋肉の疲労によって起こる腰痛。「筋」は筋肉、「筋膜」は筋肉を包む薄い膜のことです。

　このタイプのほとんどは、背骨の両脇を走る脊柱起立筋が痛みのもと。さまざまな姿勢や動作の際、インナーマッスルがうまく働かない（28ページ）ためにアウターマッスルの脊柱起立筋に過剰な負荷がかかり、炎症が生じるのです。よくあるのが脊柱起立筋と腸骨との付着部が強く引っ張られて炎症が起きるケース。アスリートにも多いのですが、**背中が丸まって姿勢が前かがみの高齢者にも多く見られます。**

　また「なんとなく腰が重い」といった比較的軽い腰痛もこのタイプです。

TYPE 04

仙腸関節タイプ

骨盤にある仙腸関節にずれが起こることが原因

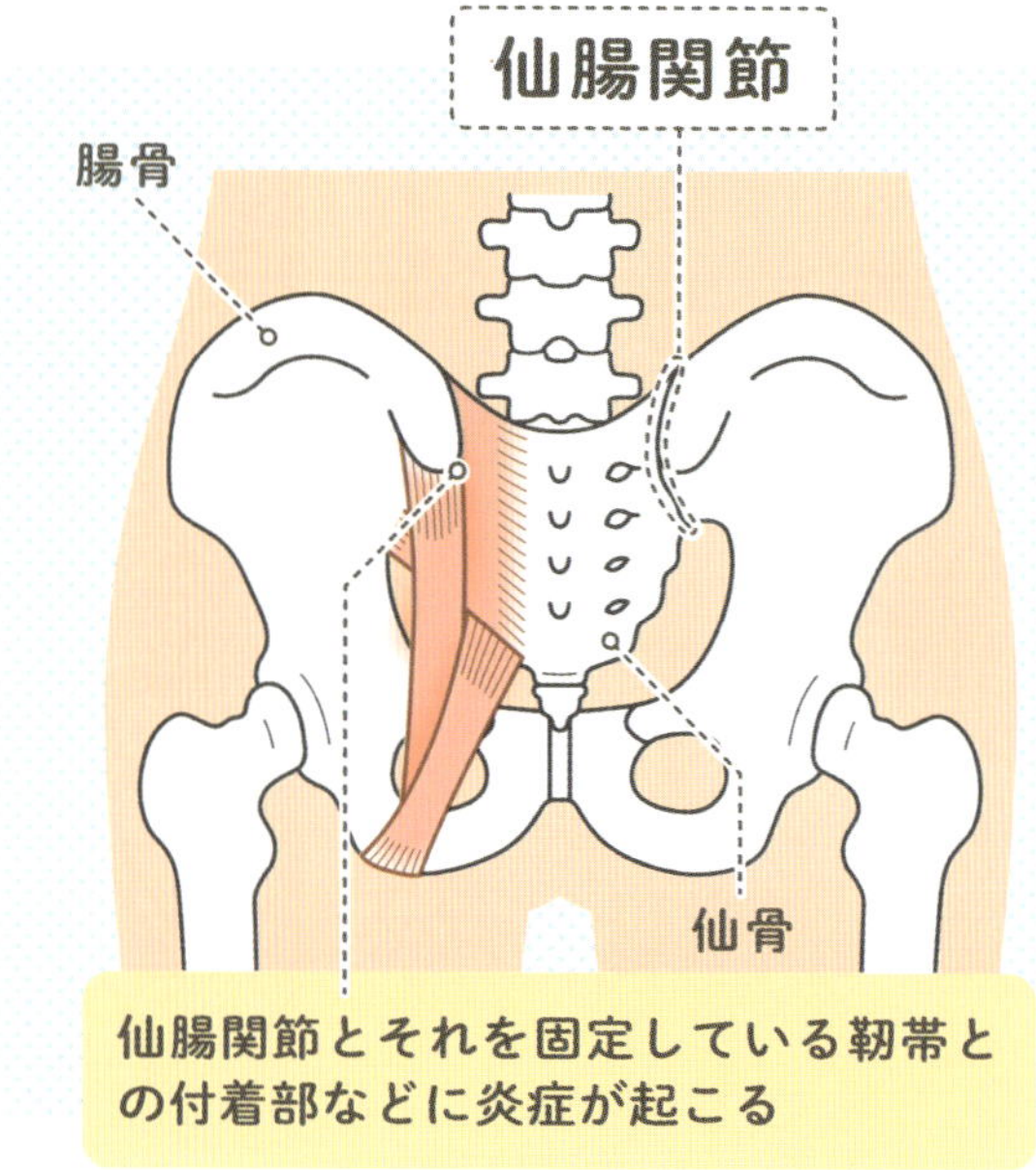

仙腸関節
腸骨
仙骨
仙腸関節とそれを固定している靭帯との付着部などに炎症が起こる

骨盤にある仙腸関節が原因となっているのが「仙腸関節タイプ」です。

仙腸関節は、骨盤を構成するいくつかの骨の中でも大きな、腸骨《ちょうこつ》と仙骨《せんこつ》をつなぐ関節。複数の靭帯《じんたい》によって強く固定されているため、可動域はとても狭く数ミリしか動きません。しかし、この周囲に過度の負荷がかかると、仙腸関節にずれが起きて靭帯や骨との付着部に炎症が起こって痛みが生じます。**妊娠や出産、生理時に骨盤が開いて仙腸関節が緩みやすい女性に多い**ですが、男性にも起こります。

草取りのようなしゃがみ込んだ作業で痛みが出ることが多いのが特徴です。お尻や鼠蹊部《そけいぶ》が痛むこともあります。

第2章

効果抜群！　まずはこれからやってみよう

ズボラ筋を目覚めさせる！ 基本の体操7つ

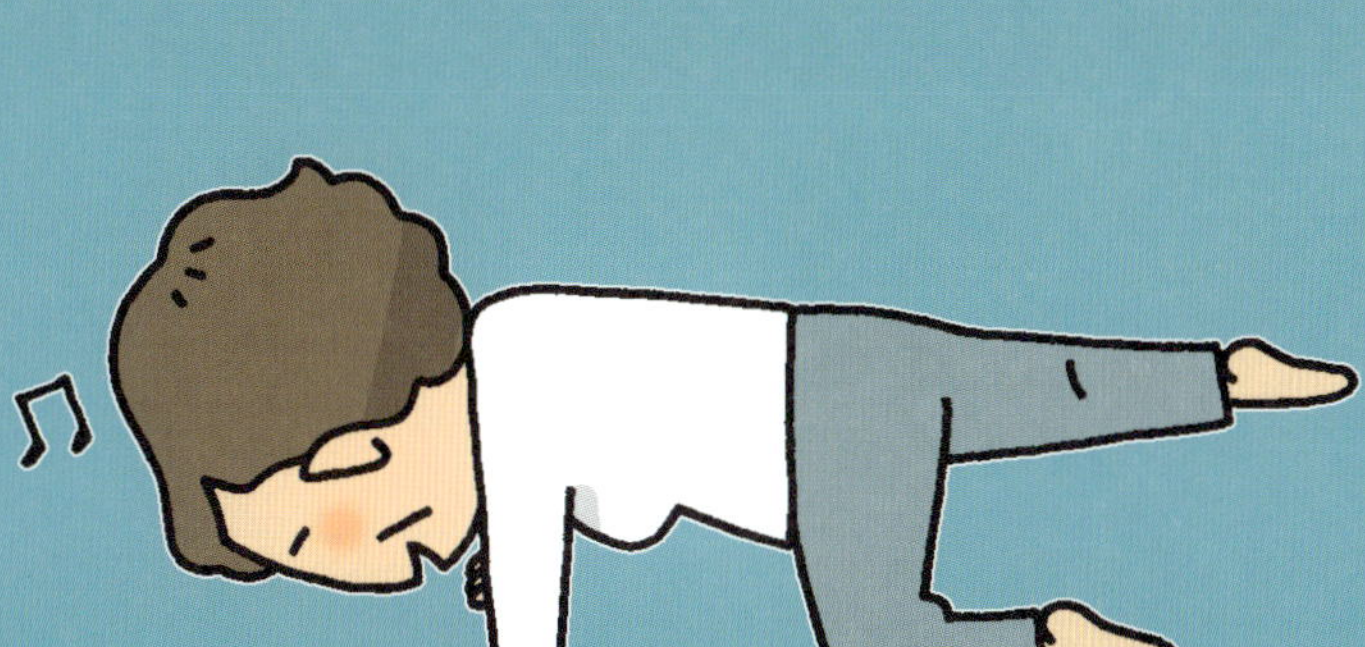

体操で多くの人の腰の痛みが改善した！北海道東川町の研究で実証された効果

この章では「ズボラ筋を目覚めさせる体操」の具体的なやり方を紹介していきます。これらの体操は、専門的には**モーターコントロールエクササイズ**と呼ばれるもの。「モーターコントロール」とは聞き慣れない人も多いかと思いますが、詳しく説明する前に、まずその効果を示す研究を紹介します。

2023年4月から3か月間、スポーツ庁からの委託事業として早稲田大学の研究チーム（代表者・金岡恒治）が、北海道東川町《ひがしかわちょう》において地元住民を対象に、モーターコントロールエクササイズを取り入れた研究を行いました。

参加者は合計76名（男性20名、女性56名）。内容は、3か月間週に1回集まった参加者に90分間ほどのエクササイズを指導し、あとは自宅でエクササイズを実施してもらうというもので、参加前と参加後でさまざまな運動機能がどのように変化するかを調査しています。行われたエクササイズは、腰痛の予防・改善が主な目的の、モーターコントロールエクササイズを中心とした内容です。

結果は、目覚ましいものでした。**参加者のうち参加前に「腰痛がある」と答えたのは22名でしたが、3か月後には15名まで減りました**。また、「痛みなし」を0、「今まで経験した最も強い痛み」を10として、患者さん自らが感じている痛みの程度を数値で表すNRSという指標があるのですが、その**平均に関しては、参加前には3.6だったものが、3か月後にはなんと1.6と、半分以下の数値になった**のです。

この研究に限らず、実際の診療の現場でも、モーターコントロールエクササイズつまり、ズボラ筋を目覚めさせる体操を実践した患者さんの腰痛がよくなったケースはたくさんあります。なかには**10年以上苦しんだ痛みが体操によって消えた例**や、**手術を受けることを検討していたものの体操で症状が改善されたために手術を回避できた例**もあり、腰痛への効果が実証されています。

東川町の研究参加者の腰の痛み具合の変化

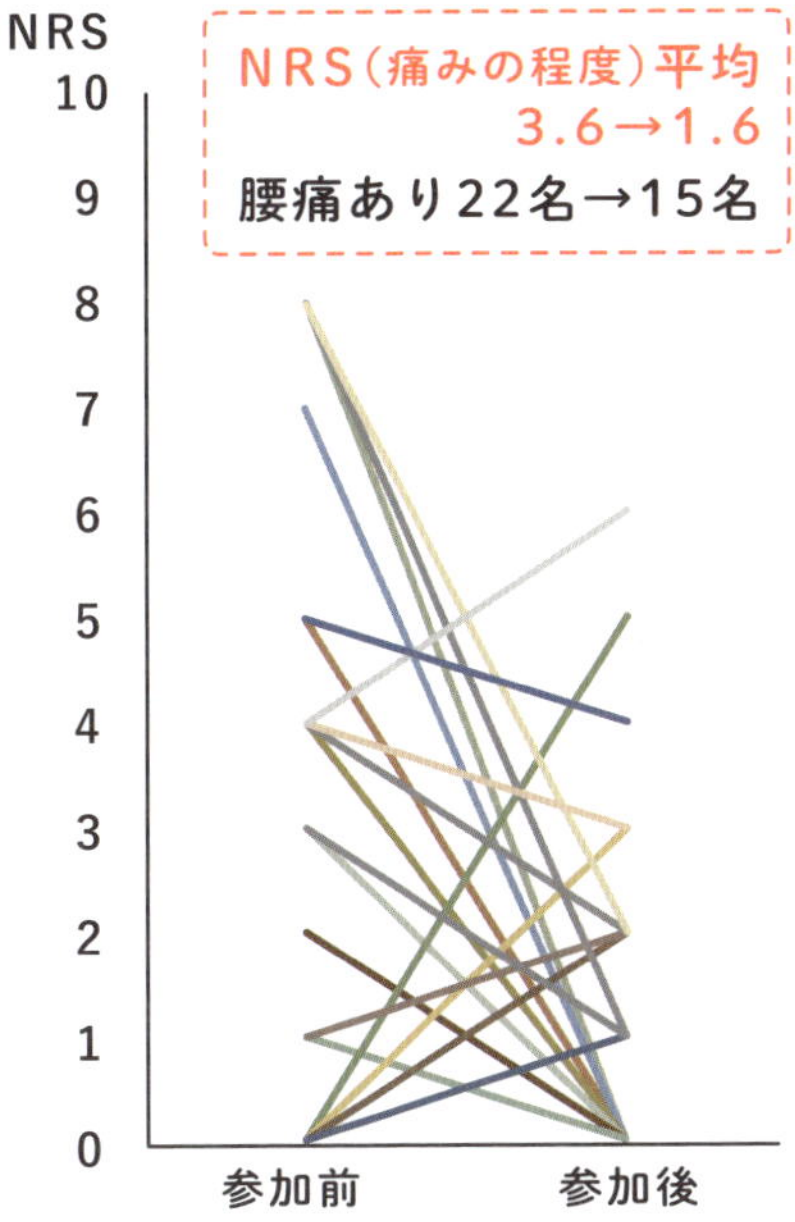
NRS
10
9
8
7
6
5
4
3
2
1
0
NRS（痛みの程度）平均
3.6→1.6
腰痛あり22名→15名
参加前
参加後

腰痛改善のカギとなる「モーターコントロール」って？

「ズボラ筋とは、インナーマッスルの腹横筋と多裂筋が働かなくなったもの」という説明はすでにしましたが（28ページ）、**これらのインナーマッスルには本来、体を動かすときにアウターマッスルよりも早く働き始めるという特徴があります**。

体を動かすとき、まず脳から「体を動かすぞ！」と指令が出ます。するとその指令が最初にインナーマッスルの腹横筋に伝わります。

お腹回りをぐるっと取り囲んでいる腹横筋は5つの骨から成る腰椎（背骨の腰の部分）に直接くっついている筋肉で、腰椎を支える役割があります。**腰椎は支えがないとグラグラした積み木のような状態ですが、脳からの指令を受けて腹横筋に力が入ると、不安定だった5つの骨が腹横筋によって左右両側からピンと引っ張られて安定し、1本の芯のようになります**。

その次に背骨に沿うようにつくインナーマッスルである多裂筋が働きます。**多裂筋はわずかに動く程度なのですが、背骨一つひとつの動きを制御するという大切な働きがあ**

インナーマッスルは ほかの筋肉よりも早く動き始める

LET'S TRY やってみよう

いすに浅く腰掛け背もたれにもたれて、手は骨盤の内側に当てる。ここが腹横筋のあたり。手に意識を集中したまま、脚を上げようとしてみて。

※腹横筋の変化を感じない人はインナーマッスルを正しく使えていない可能性がある。

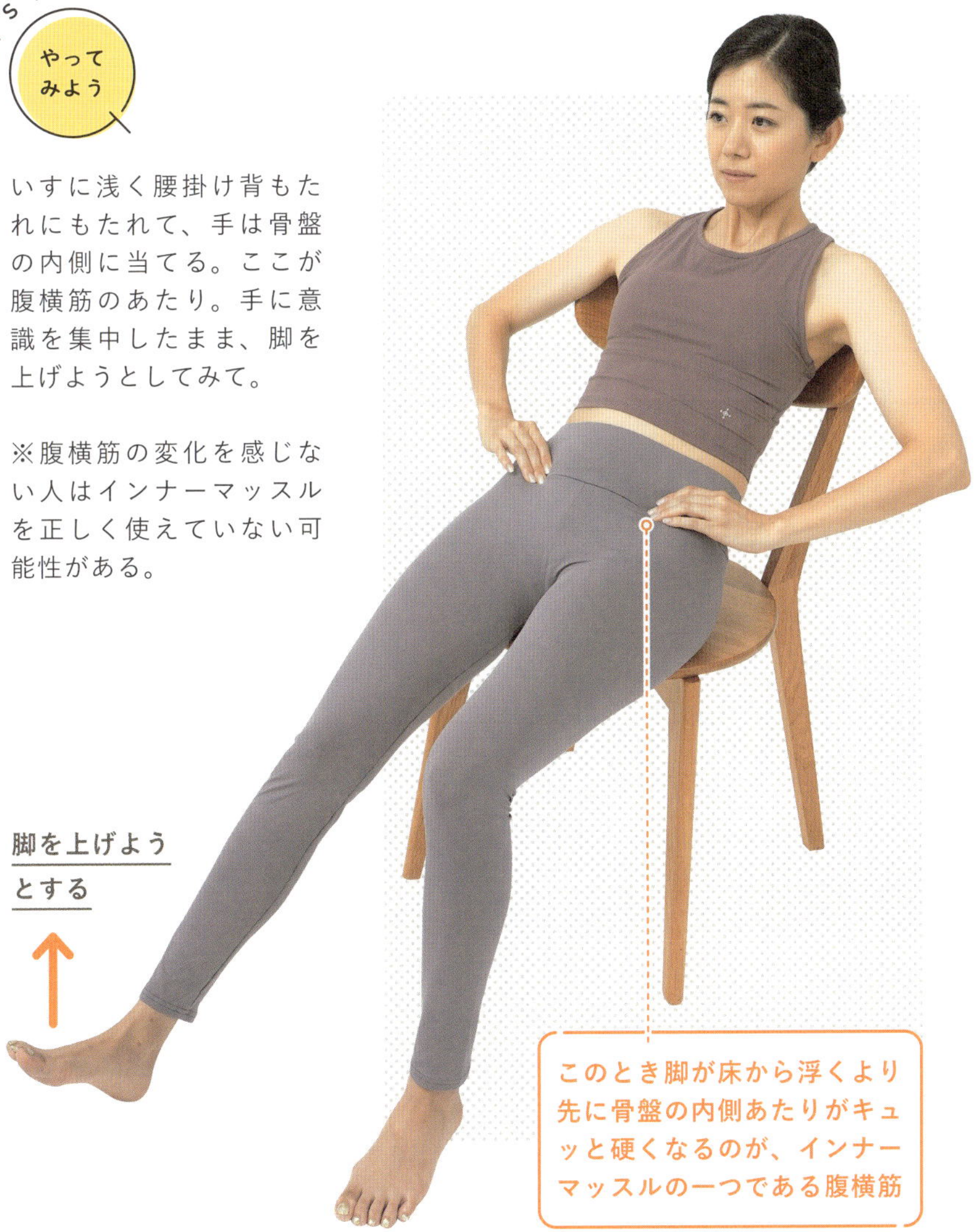
脚を上げようとする
このとき脚が床から浮くより先に骨盤の内側あたりがキュッと硬くなるのが、インナーマッスルの一つである腹横筋

り、さまざまな動作の際に背骨が安定するようにコントロールしているのです。

こうして腹横筋と多裂筋によって背骨が安定した後に、アウターマッスルが動き始めれば、無理なくしなやかに体を動かすことができます（61ページ参照）。

これが正しく「モーターコントロール」ができている状態。

モーターコントロールとは、脳や神経の働きによってインナーマッスルやアウターマッスルをうまく協調させて背骨をしなやかに動かす仕組みのことです。

しかし、腹横筋や多裂筋がズボラ筋になってしまっている場合は、このモーターコントロールがうまくいきません。

脳から「体を動かすぞ！」という指令が出ても、ズボラ筋がなかなか動こうとせず、そのために背骨はグラグラの状態。それをアウターマッスルが無理して動かそうとするために、骨や関節にも、アウターマッスルにも、過度な負担がかかってしまうのです（63ページ参照）。

モーターコントロールは、人がさまざまな姿勢を保持するのに欠かせない仕組みなので、本来、意識せずにできるはずなのですが、何かをきっかけに乱れてしまうことがあります。日頃の運動不足や、過度の緊張、寒さや暑さなどの環境ストレス、妊娠や出産などの体の変化などがその原因になることがあります。

モーターコントロールができていると無理のない体の動かし方ができる

モーターコントロールがうまくいっていると、脳からの指令を受けて、まずインナーマッスルが働き腰椎を安定させ、その後アウターマッスルが働く。すると無理なくしなやかな動きができる。

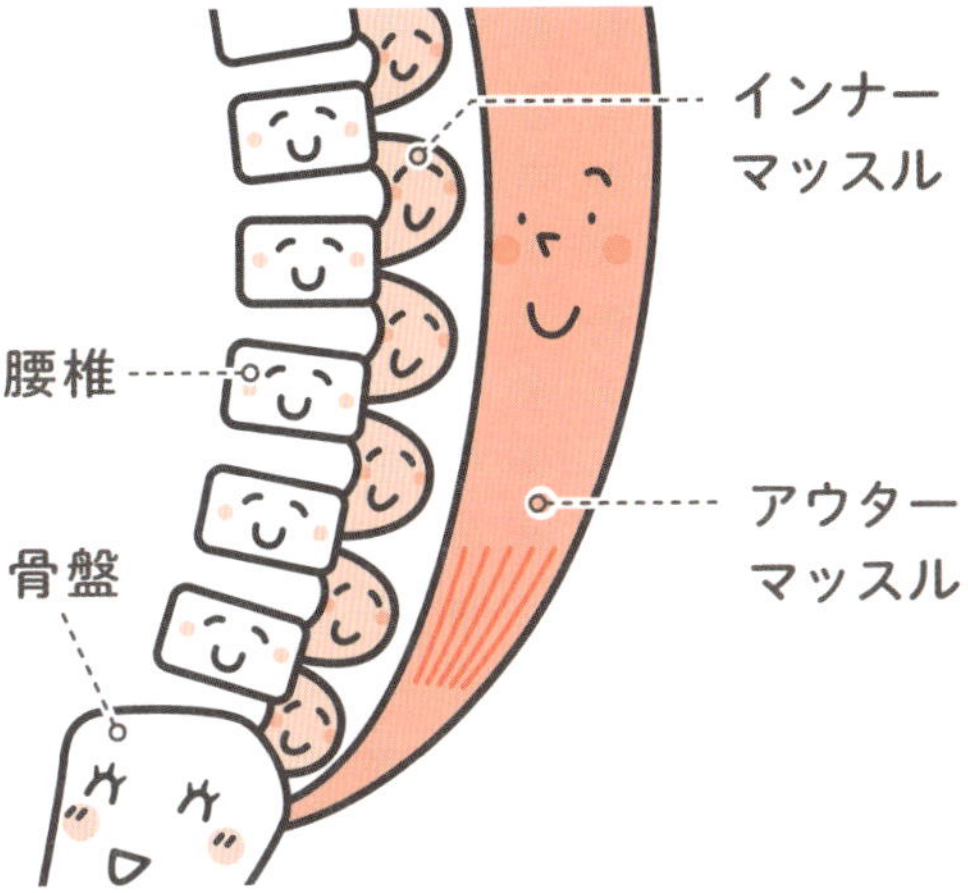

「体を動かす」と脳から指令が出る
→ インナーマッスルが働き、腰椎を安定させる
→ アウターマッスルがその後に働く
→ 無理なく体を動かすことができる

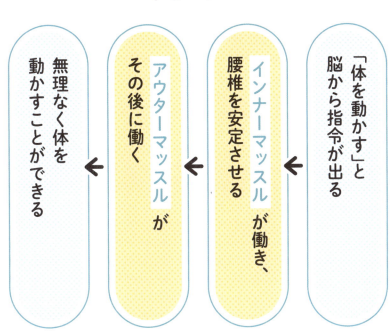

これから紹介するズボラ筋を目覚めさせる体操は、このモーターコントロールがうまくできるよう「練習する」体操です。

筋肉は使えば使うほど動きやすくなるもの。ダラダラとサボっている腹横筋と多裂筋を積極的に使うことで活を入れるのです。

体操を始める前に一つ理解してほしいのが、**この体操はインナーマッスルをうまく使えるようにする体操であって、インナーマッスルを「鍛える」体操ではない**、ということです。

いわゆる筋トレと比較してみましょう。

筋トレは筋肉を「鍛える」体操です。筋肉を鍛えるとはすなわち、筋肉のパワーを高めて厚みを増し、持久力をつける、ということ。

対して、ズボラ筋を目覚めさせる体操のようなモーターコントロールエクササイズは、「鍛える」よりも手前の話です。脳や神経に働きかけて、うまく使えるように「練習する」のです。いくら鍛えても使えるようにならなければ意味はないのですから。

「スポーツは心技体が大切」とはよくいわれることですが、筋トレが「体」を磨くためのものだとすると、**ズボラ筋を目覚めさせるモーターコントロールエクササイズは「技」を高めるためのもの**ともいえます。

モーターコントロールができていないと腰椎や筋肉に負担がかかる

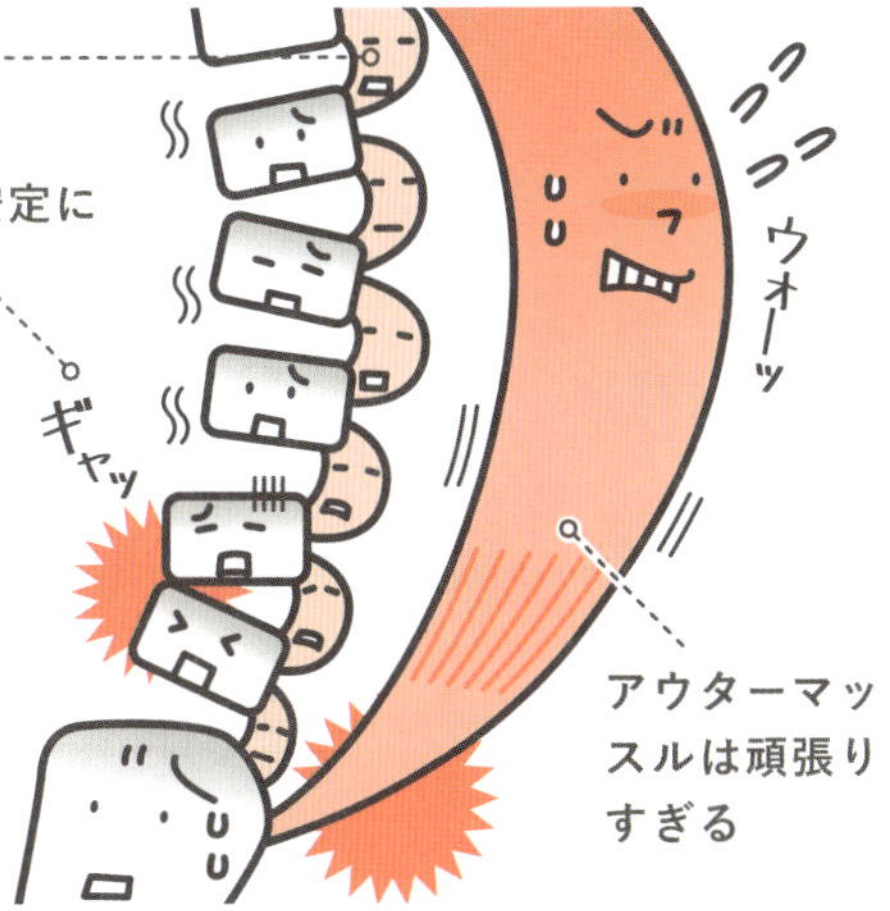

インナーマッスルがズボラ筋になっていると、脳からの指令が出ても働かないために腰椎は支えられず、アウターマッスルが孤軍奮闘。各所に過剰な負担をかけながら体を動かすことに。

「体を動かす」と脳から指令が出る
→ ズボラ筋になったインナーマッスルが仕事をサボる
→ アウターマッスルがそのぶん過剰に働く
→ 腰椎や筋肉に負担をかけながら体を動かすことに

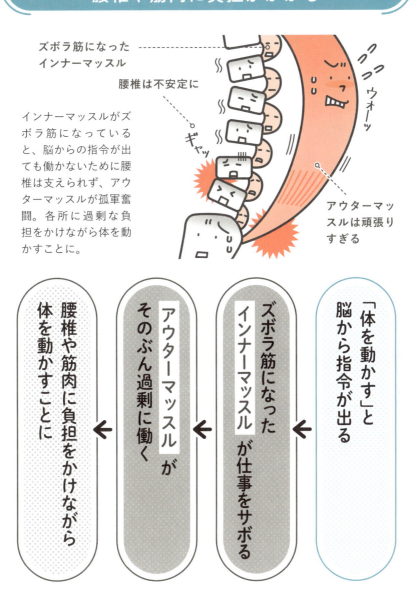

ズボラ筋を目覚めさせる体操が筋トレのようにはキツくない理由

ズボラ筋を目覚めさせる体操が「鍛える」のではなく、「うまく使えるように練習する」ものだということについて、もう少し説明しましょう。

たとえば、紹介する7つの体操のなかに「骨盤立て」という、骨盤を意識して動かす体操があります。腹横筋や多裂筋は腰椎に加えて骨盤にもくっついており、骨盤を動かすことでこれらの筋肉も動かされて活性化するのです。

腰痛持ちの人のなかには、骨盤立てをやろうと骨盤を前後に傾けようとしても、10度ほどしか傾けられない人がいます。しかし、医師や理学療法士がその人の腰を持って骨盤が動くように誘導すると30度近く動いたりするのです。

これは**動かせる可動域はあるけれども、自分で動かす能力が発揮できていない**ということ。動かせるのに動かせていない部分があるのはもったいないと思いませんか？

筋トレのように「鍛える」のは大変に聞こえますが、「自分が持っている機能を最大限に使えるようにする」と考えると、誰でもできそうに思えるのではないでしょうか。

7つの体操で、ズボラになった腹横筋と多裂筋を活性化させる

ズボラ筋を目覚めさせる7つの体操は、すべての体操を1日1回は取り組むのが理想。ただし、少しずつ取り組みたい人は「ドローイン」「骨盤立て」「ハンドニー」だけでもまずはやってみて。

【 最低限やるならこの3つ！ 】

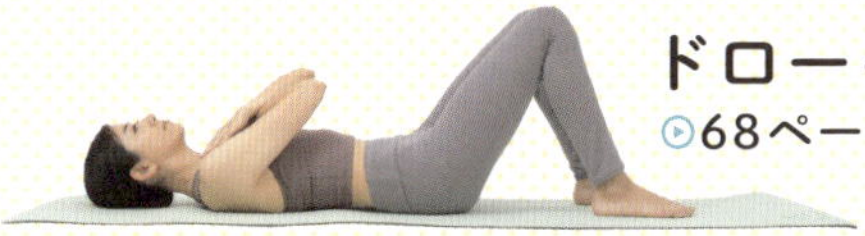

ドローイン
▶68ページ

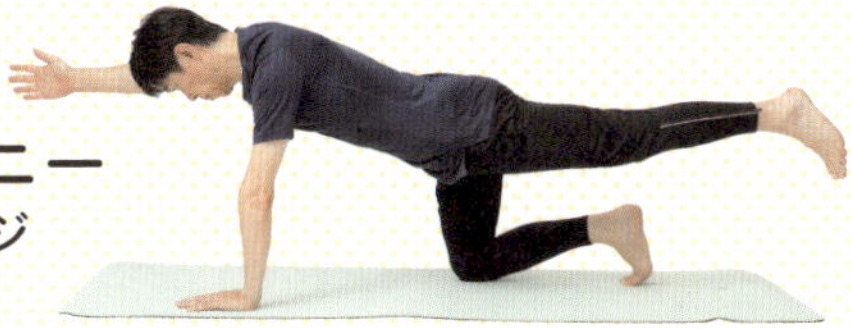

ハンドニー
▶76ページ

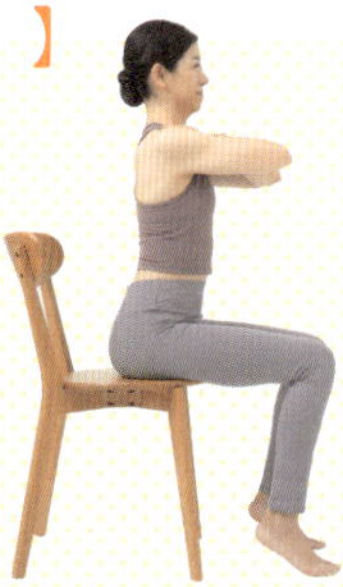

骨盤立て
▶72ページ

【 さらにバランスよく！ 】

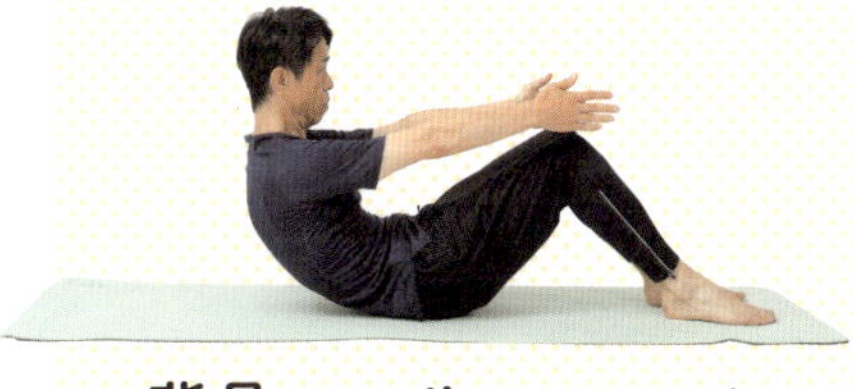

背骨ロール ▶82ページ

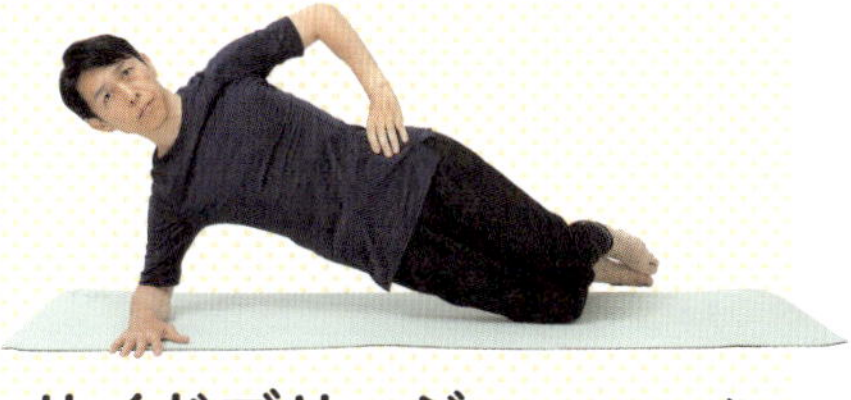

サイドブリッジ ▶86ページ

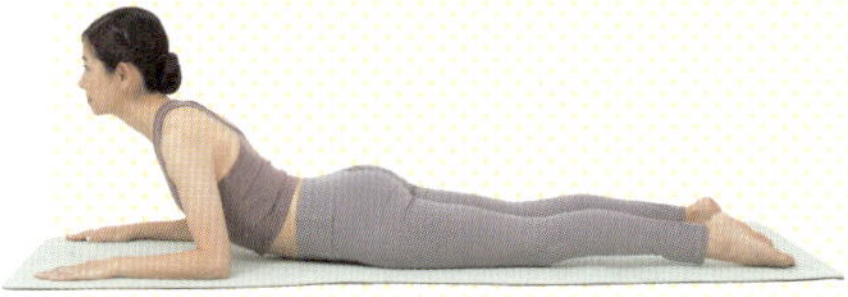

スフィンクス ▶90ページ

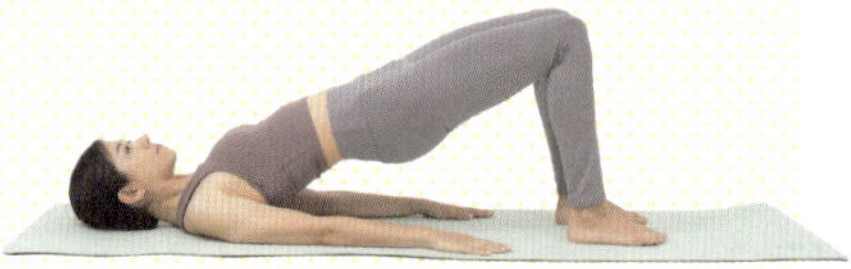

バックブリッジ ▶94ページ

ズボラ筋を目覚めさせる体操を始める前に

POINT 1

「何回もやる」より「1回でもやる」ことが大切

筋肉を「鍛える」体操ではなく、筋肉を「うまく使えるようにする」ための体操なので回数を重ねる必要はない。毎日ちょっとずつでもやって筋肉の正しい使い方を確認することが大切。

POINT 2

背骨の椎骨1つずつを動かす意識を持つ

インナーマッスルを正しく使い背骨をしなやかに動かせるようになることが体操の最終目標の一つ。ヘビや魚のような背骨の動きをイメージする。そのために椎骨1つずつに意識を集中して。

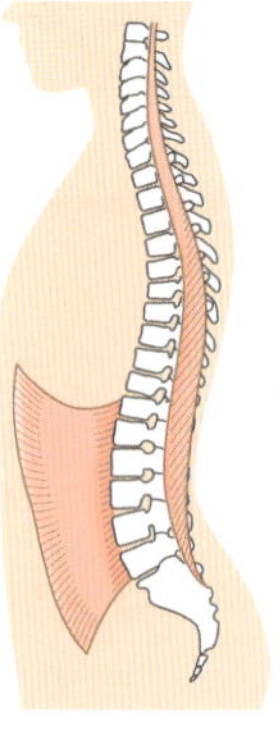

POINT 3

おすすめは朝に体操をすること

体操はいつやってもいいが朝がおすすめ。アスリートが競技前に準備運動をするように、朝にやっておくと1日を正しい筋肉の使い方で過ごせる。できるものは寝床でやるのもOK。

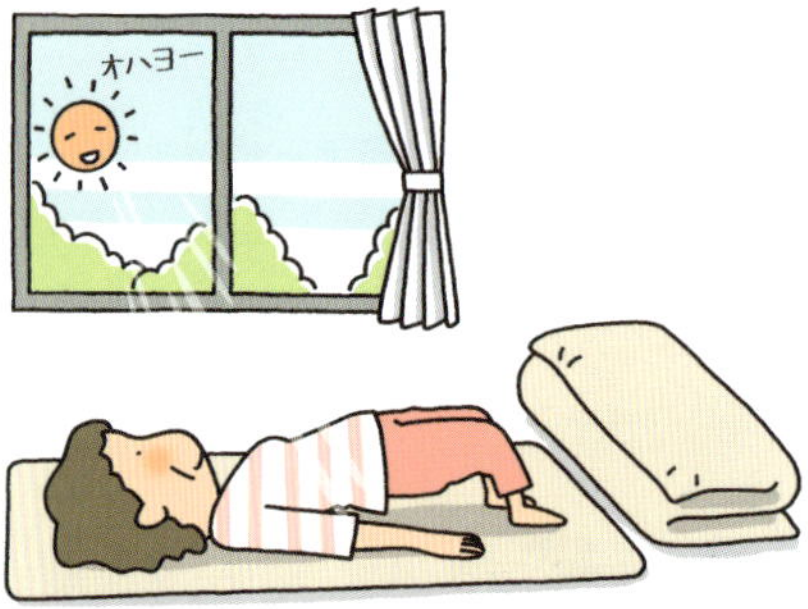

POINT 4

効果が出るまでまず3か月間続けてみる

残念ながら体操は即効性があるものではない。早く効果が出る人もいるが腰痛が改善されるまでに2～3か月はかかることが多い。あせらずにまずは3か月間、毎日続けてみよう。

7つの体操はすべて取り組んでほしいものですが、**優先順位をつけるのであればまず腹横筋を効率的に活性化させる「ドローイン」を、そして「骨盤立て」「ハンドニー」で骨盤を動かしたり安定させたりできるようになることを最初に目指しましょう。**

難易度が少し高いのが背骨をしなやかに動かすことを目指す「背骨ロール」ですが、これがうまくできることを最終目標にするとよいかもしれません。うまくできれば、あなたのズボラ筋をすっかり目覚めさせられるでしょう。

第1章で、腰痛は人間が二足歩行に進化した代償だという話をしていますが、体操を人間の進化の過程と重ねるとわかりやすいかもしれません。「ハンドニー」は猫のような四足歩行の動物が伸びをするようなイメージでやってみる、「背骨ロール」はさらに進化を遡《さかのぼ》って、魚のようにしなやかな背骨の動きをイメージしてやってみる。進化の過程で使いにくくなっていった機能を取り戻すようなイメージでやってみてください。

また、鍛えるのではなく脳や神経に働きかけるための体操なので、何回も回数を重ねる必要はありません。ただ、正しくできるようになるまで繰り返し練習する必要はあるでしょう。ダメな動作を100回行うよりも正しい動作を1回、きちんと行うことを心がけてください。本書ではあえて回数の目安は提示していません。

それではさっそく体操を始めてみましょう！

EXERCISE

基本の体操 - 1

動画をチェック

ドローイン

7つの体操のなかでも、最も基本的なものがドローイン。お腹をへこませるだけの簡単な体操ですが、ズボラになっている腹横筋を目覚めさせる効果は抜群です。

STEP 1 ひざを立てあお向けになる

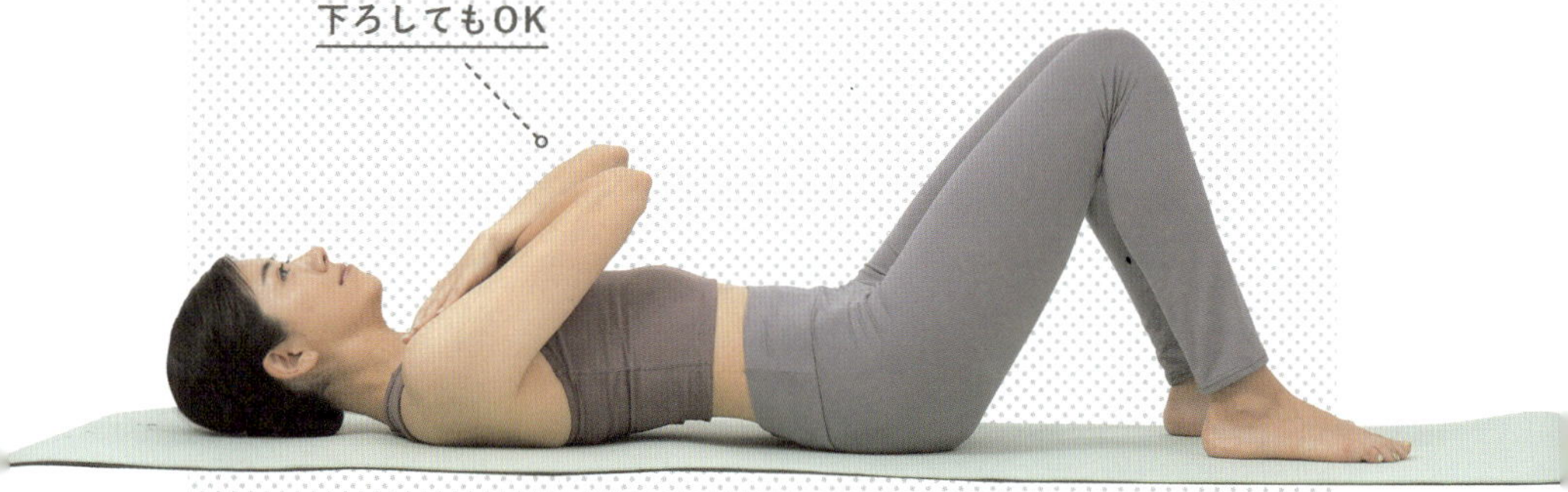

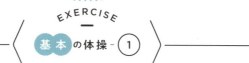

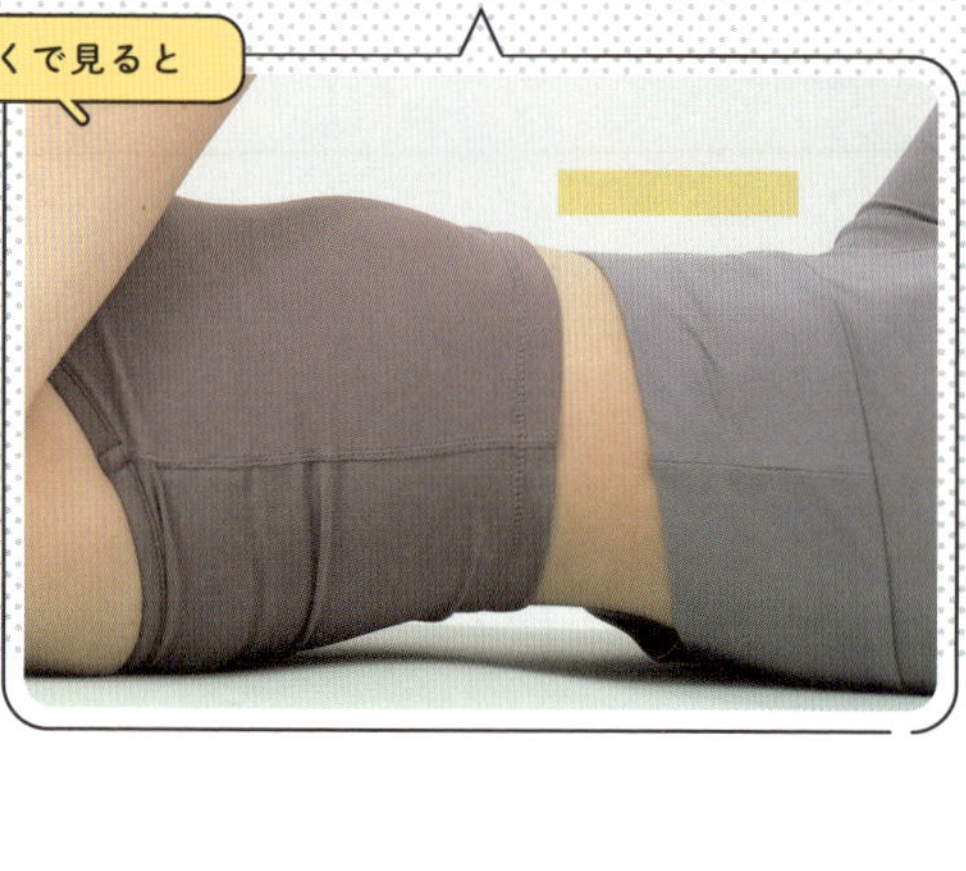

STEP 2 へその下あたりをへこませて数秒キープ

へその下の下腹部あたりを床のほうに引き込むようなイメージでへこませる。へこませた状態を数秒キープし元に戻す。

注意

仙腸関節タイプの人は力を入れすぎないで！

力を入れすぎてアウターマッスルの内腹斜筋にまで強い力が入ると、仙腸関節に負担がかかる。軽くへこませる程度に。

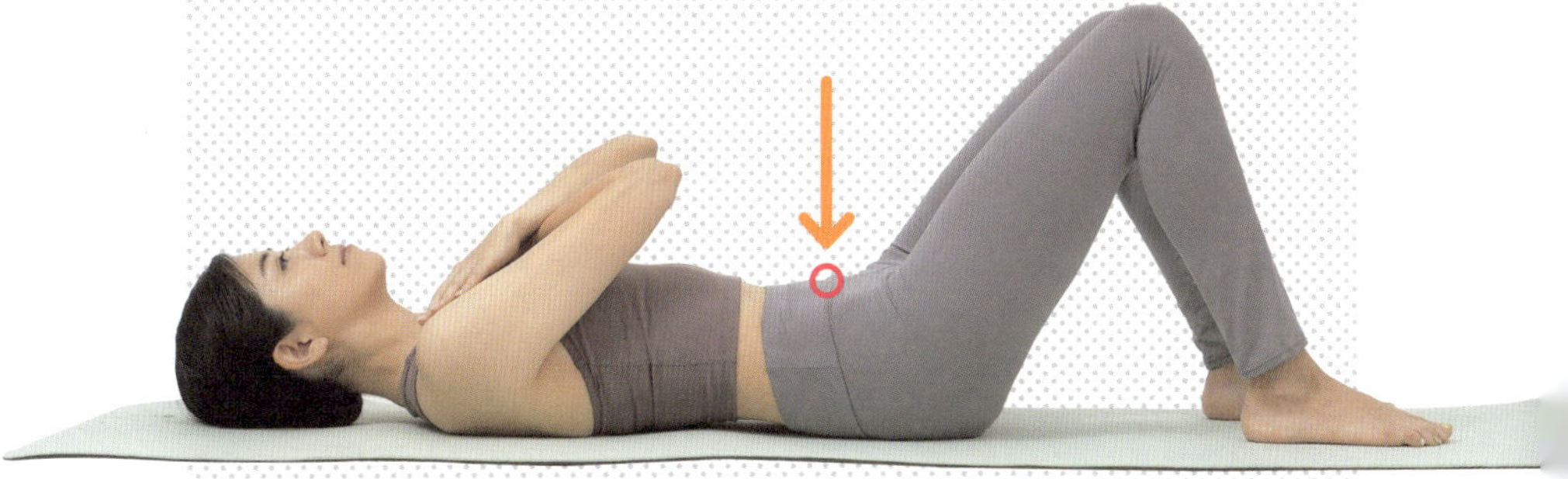

近くで見ると

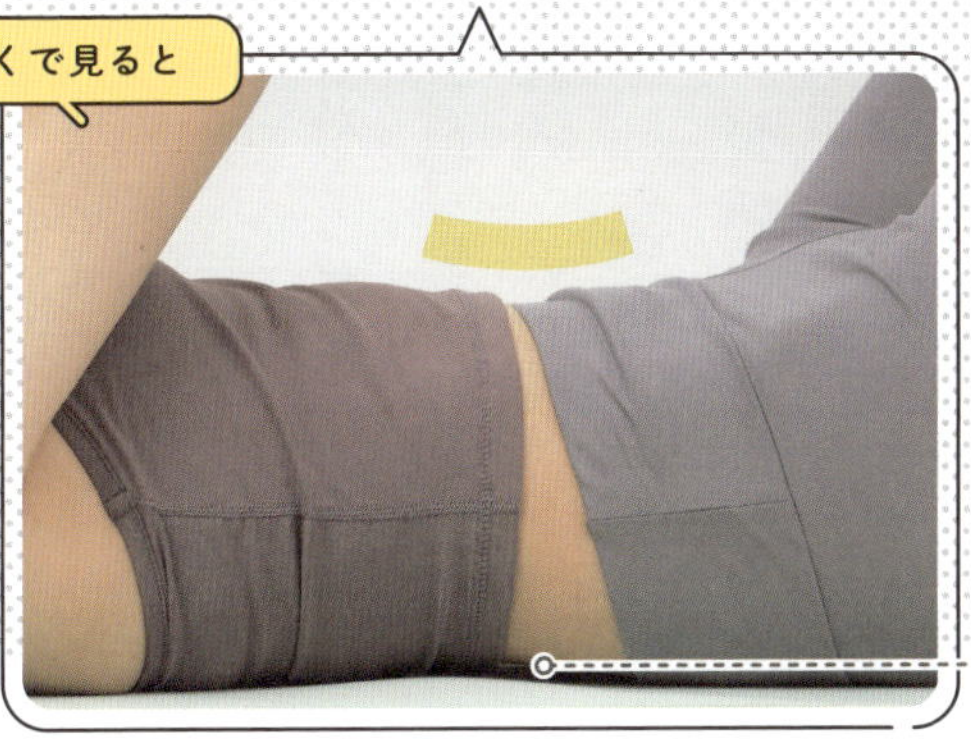

床と腰のすき間がなくなるくらいにへそを引き込む

次ページで「ドローイン」をさらに詳しく解説！

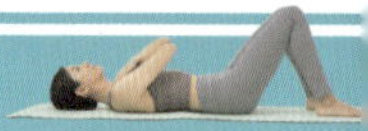

☑ うまくできているかわからない場合は

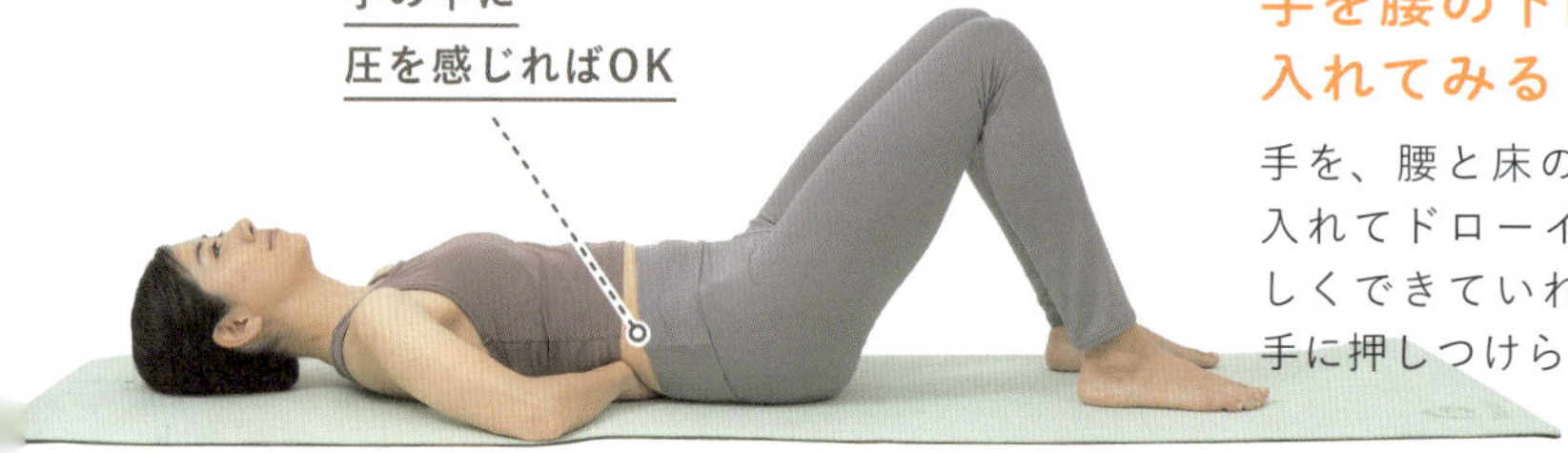
手の甲に
圧を感じればOK

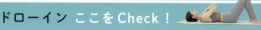

手を腰の下に入れてみる

手を、腰と床のすき間に入れてドローインを。正しくできていれば、腰が手に押しつけられる。

骨盤の内側に手を当てて空ぜきをしてみる

空ぜきをすると腹横筋がキュッと硬くなるのを感じるはず。ドローインをしたときにもこれと同じ硬さになっていればOK。

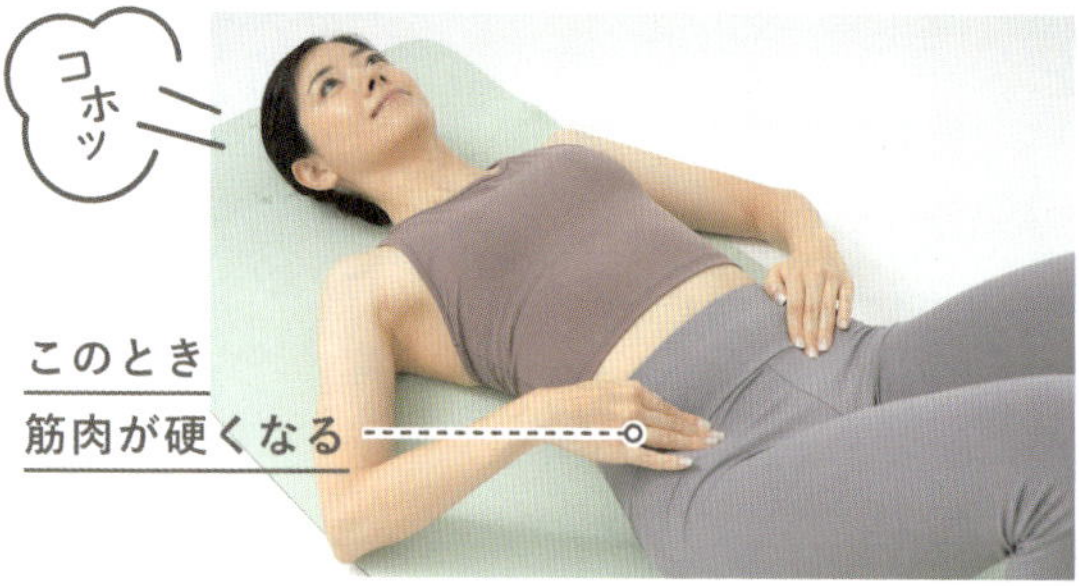
コホッ
このとき
筋肉が硬くなる

ドローインをやることで腹横筋が目覚める！

単純すぎて拍子抜けしてしまった人もいるのではないでしょうか。おへそを引き込むだけという地味さながら、**ズボラ筋となってしまった腹横筋を目覚めさせる効果は絶大**。「もし最低限一つだけやるならドローイン」といえるほどに、腹横筋を働かせる練習として基本的な体操です。

地味すぎる動きゆえに、「できているのかよくわからない」という人もいますが、そんなときは腰の下に手を入れ、手の甲に圧を感じるか確認してみましょう

☑いつでもどこでもあらゆる姿勢でドローイン

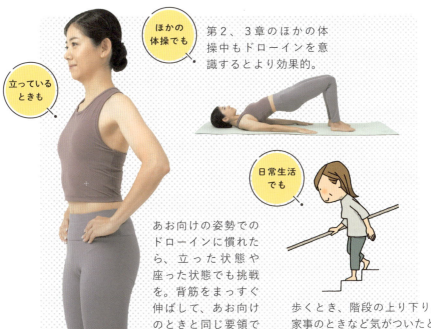

立っているときも

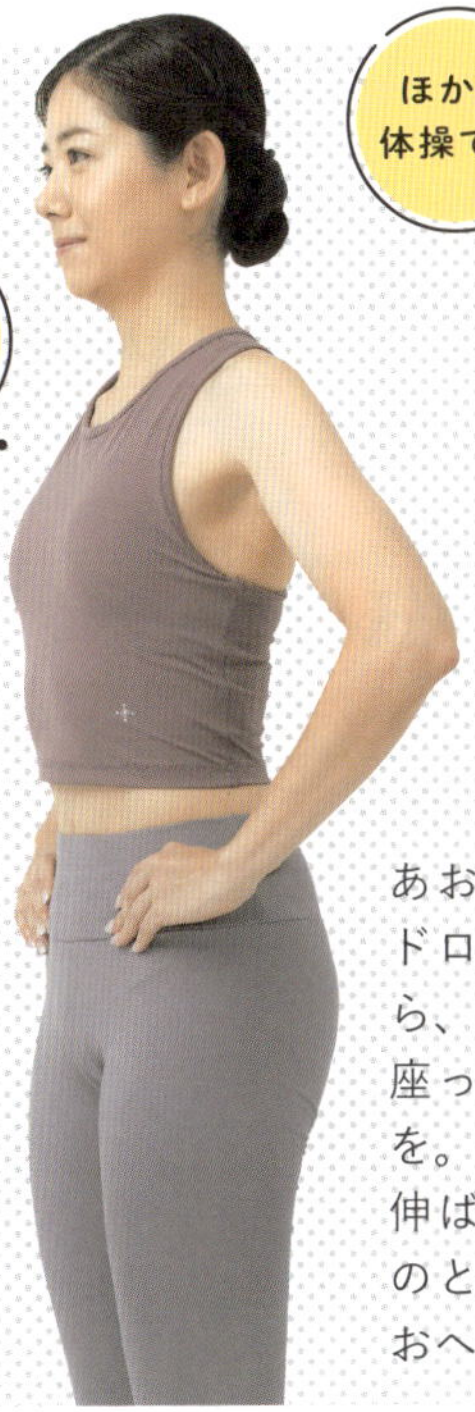

あお向けの姿勢でのドローインに慣れたら、立った状態や座った状態でも挑戦を。背筋をまっすぐ伸ばして、あお向けのときと同じ要領でおへそをへこませる。

ほかの体操でも

第2、3章のほかの体操中もドローインを意識するとより効果的。

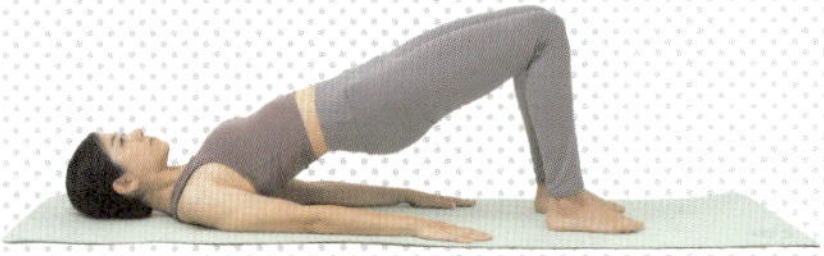

日常生活でも

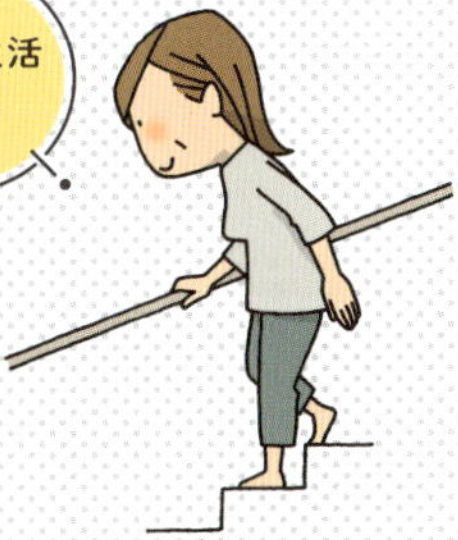

歩くとき、階段の上り下り、家事のときなど気がついたときにドローインを意識して。

（右上の写真参照）。**腹横筋は骨盤が後ろに傾くときにしっかりと働くので、床とのすき間がなくなるくらい腰が押しつけられるのが正しいやり方です。**

腹横筋は、骨盤底筋《こつばんていきん》や肛門括《こうもんかつ》約筋《やくきん》と同時に収縮するため、おへそを引き込む際に「排尿を我慢するように尿道回りの筋肉を締めるイメージ」や「お尻の穴を締めるイメージ」を意識するとやりやすくなる人もいるかもしれません。

正しくできるようになったら日常生活やほかの体操をやるときなど、常にドローインを意識してみましょう。

EXERCISE

基本の体操-②

動画をチェック

骨盤立て

簡単なように見えて実は腰痛持ちの多くの人ができていないのが、骨盤を前後に自在に動かすこと。いすに座ったままできるので、気がついたときにやりましょう。

STEP 1 骨盤を前に傾ける

いすに浅く腰かけ、視線は前方に。骨盤を前に傾けることを意識しながら腰を反らす。このとき胸の位置はできるだけ動かさないようにする。

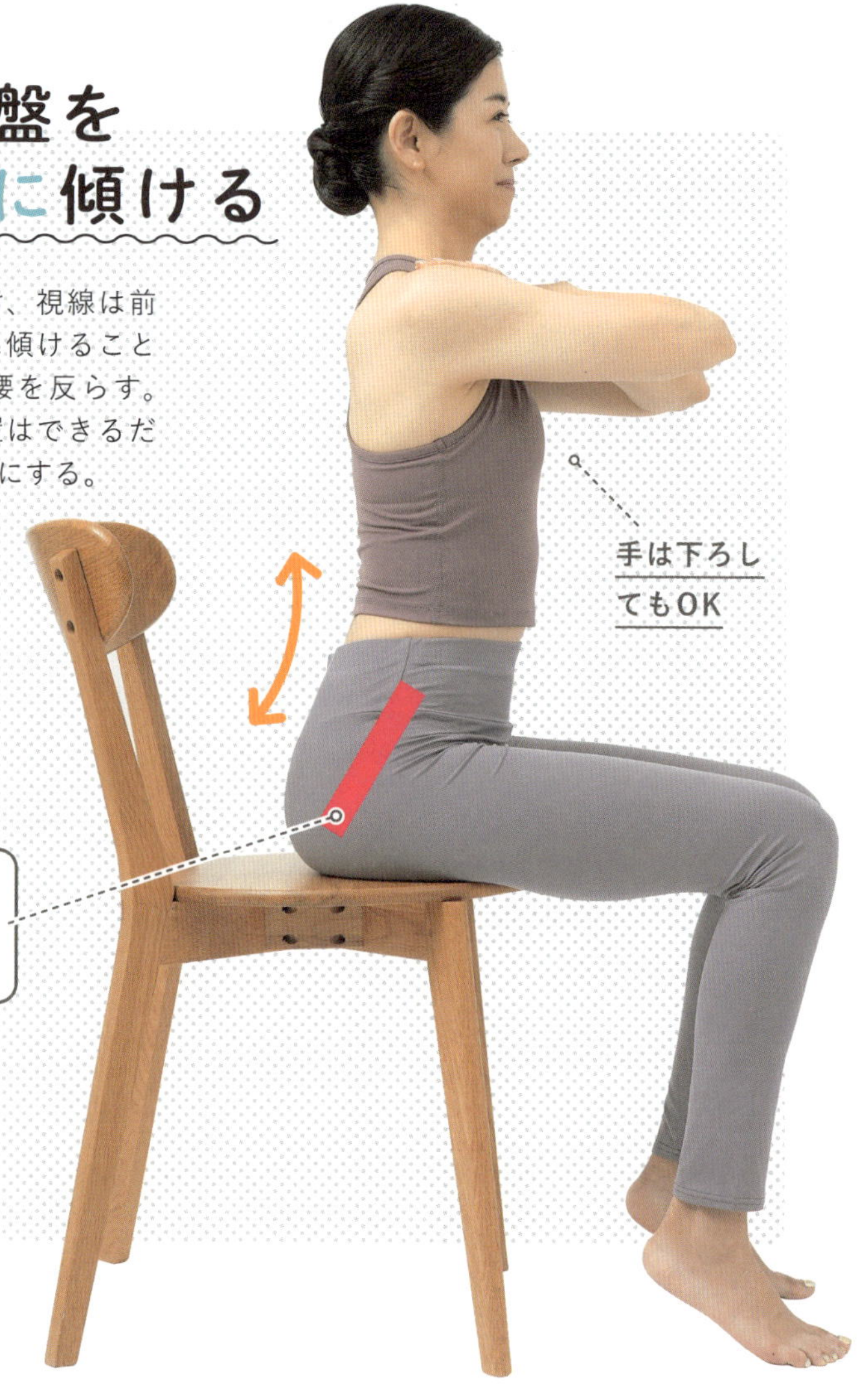

手は下ろしてもOK
ポイント
骨盤の傾きに意識を集中して

STEP 2 骨盤を後ろに傾ける

胸の位置はできるだけ変えないまま、骨盤を後傾させることを意識して腰を丸める。

ポイント
胸の位置はできるだけ動かさない

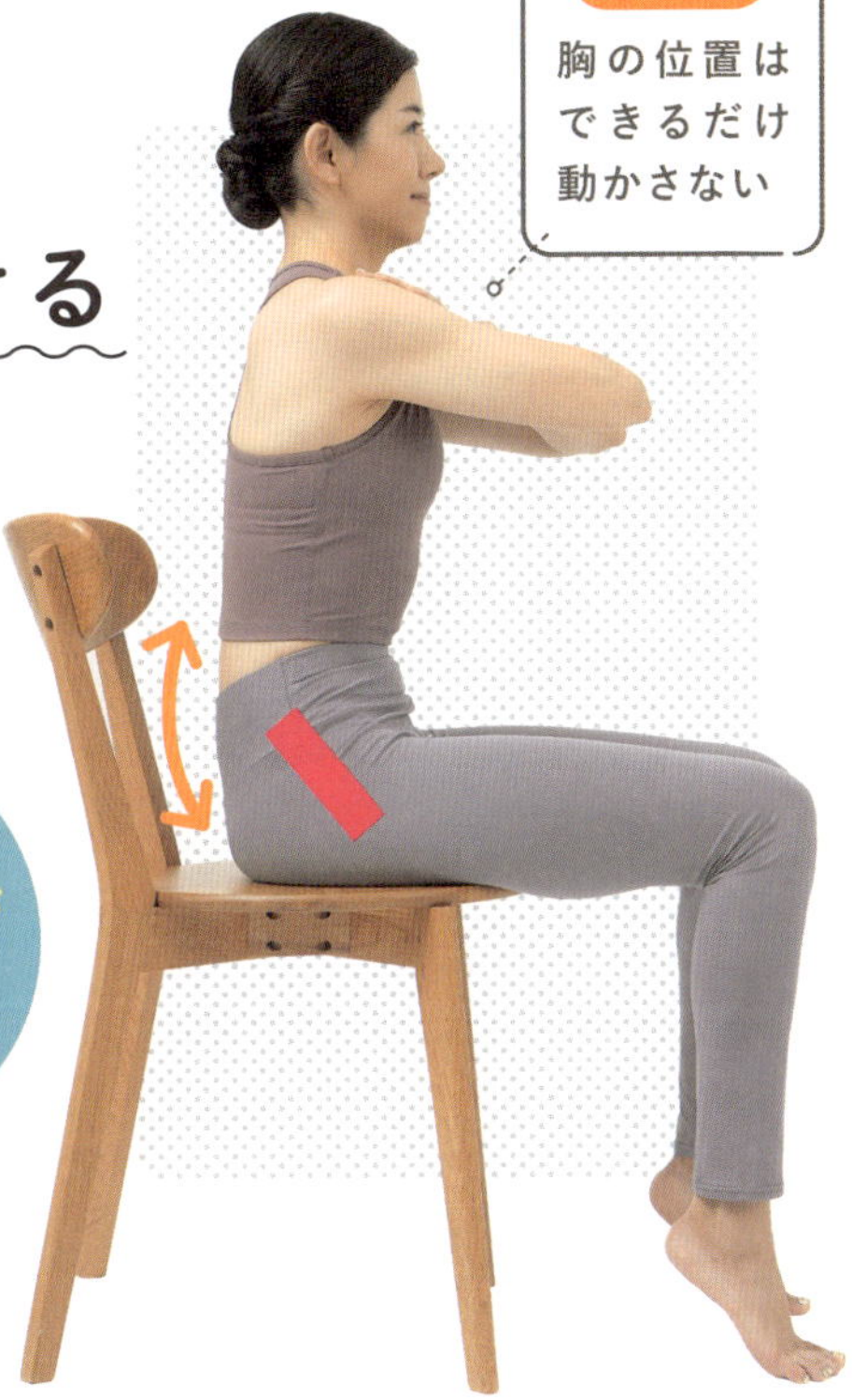

これが腰に最も負担がかからない姿勢！

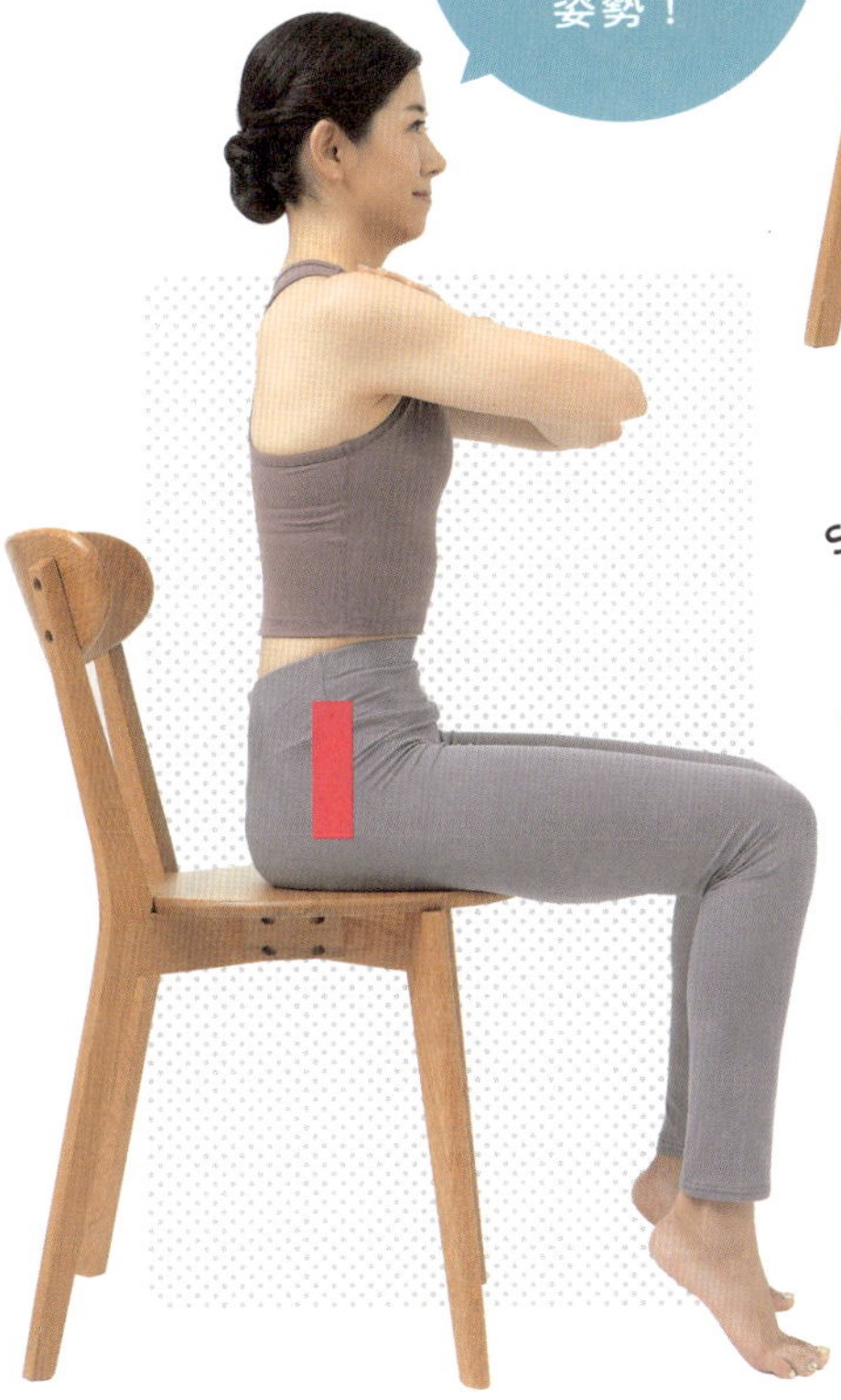

STEP 3 骨盤をまっすぐに立てる

骨盤をSTEP 1とSTEP 2の中間の位置に。このときの骨盤の角度が、最も腰に負担がかからない姿勢なので普段から意識するとよい。

次ページで「**骨盤立て**」をさらに詳しく解説！

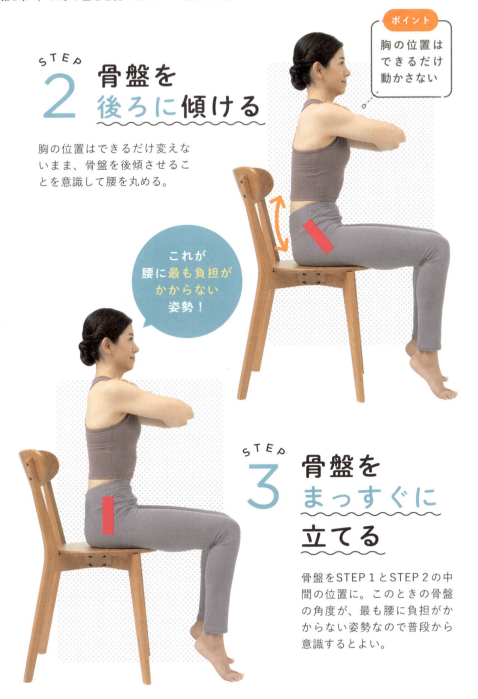

☑ 骨盤は背骨の土台。だから角度が重要

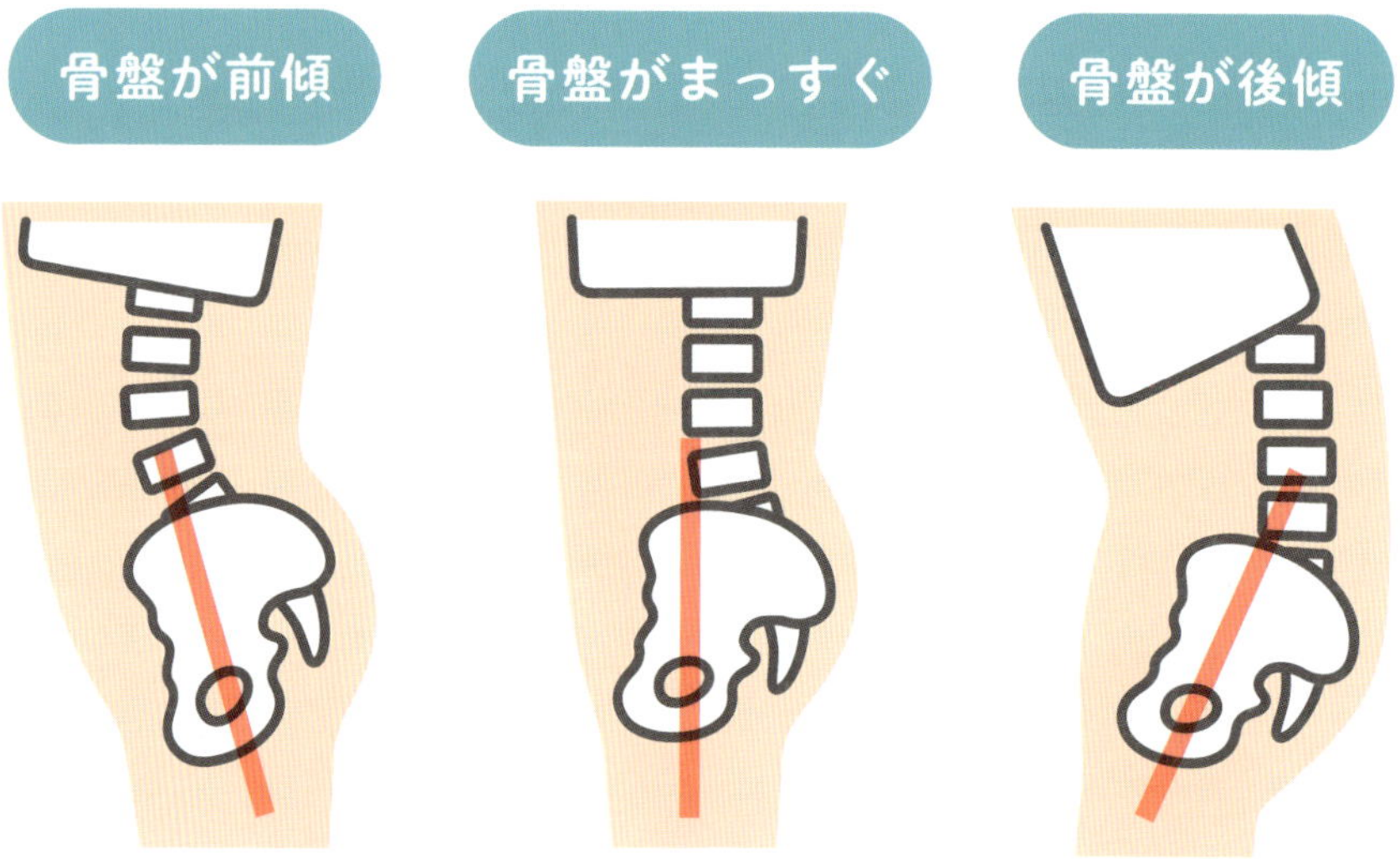
骨盤が前傾
骨盤がまっすぐ
骨盤が後傾

骨盤が傾くと背骨も動く。さまざまな姿勢や動作の際に背骨を安定させてしなやかに動かせるようになるためには、骨盤が安定し自在に動かせることがとても大切。

骨盤をうまく動かせれば腰痛改善に一歩近づく

骨盤は腰椎とつながっています。そのため**骨盤を動かすと腰椎の傾きも変わります。骨盤を前に傾ける（前傾）と腰が反り、骨盤を後ろに傾ける（後傾）と腰が丸まるといった具合です。**この動きにはインナーマッスルも関わっていて、**前傾のときは多裂筋が、後傾のときは腹横筋が働きます。**

この骨盤の動きを意識的にできるようになると、痛みがつらいときに骨盤の角度を変えることで痛みを和らげたり、日常生活のなかで腰に負担のかかる姿勢や動作を

回避したりすることができます。
腰痛持ちの人は「骨盤を動かして」と言ってもうまくできない人が少なくありません。次第にコツがつかめるようになるので、めげずに続けてみてください。

☑ 骨盤をうまく動かせない人はこうなりがち

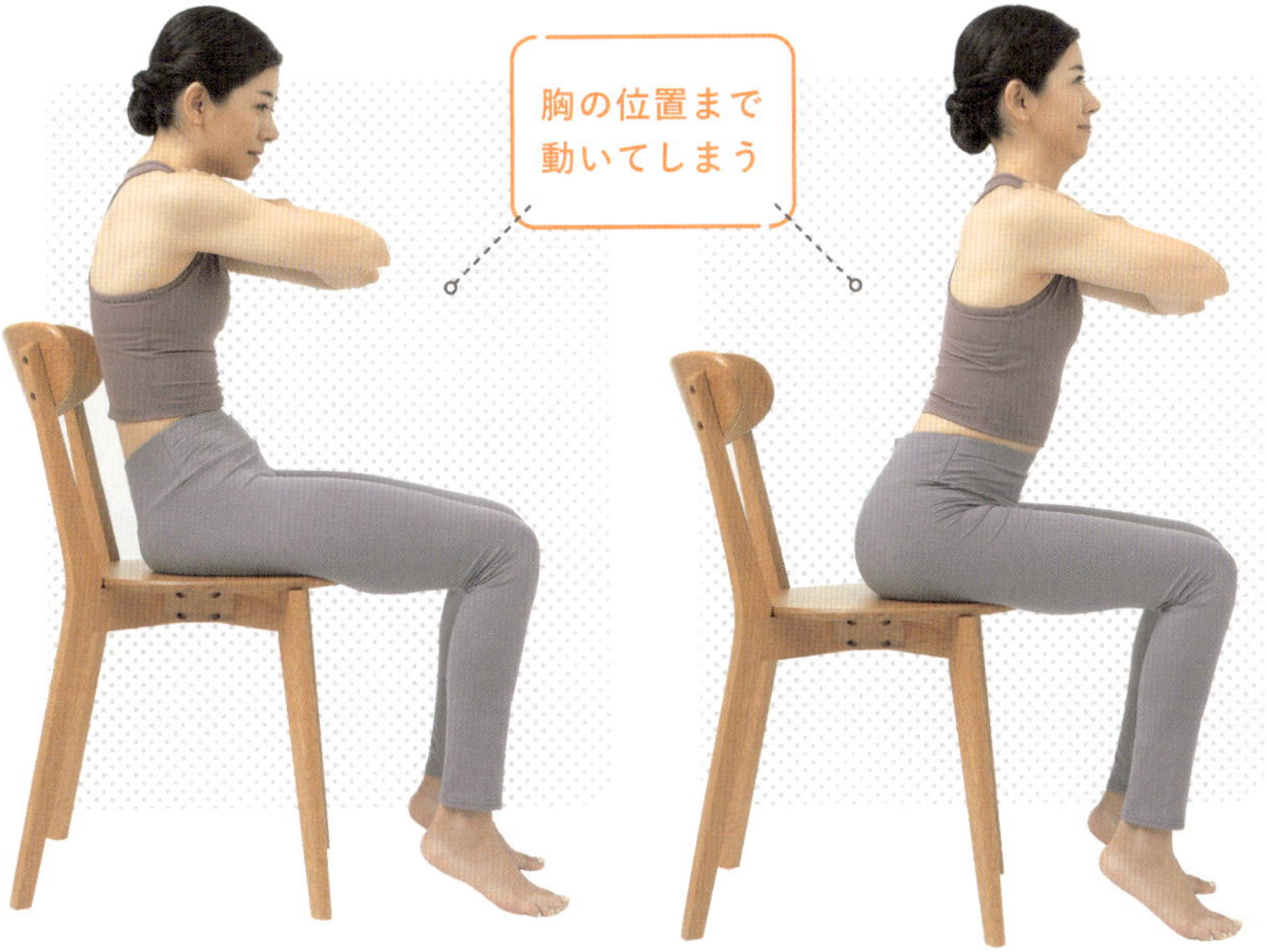

腰痛のある人が骨盤立てをやろうとすると、骨盤が十分に動かせずに胸の位置が動いてしまうことが多い。上の写真のようにならないように意識しながら取り組んで。

☑ 骨盤立てがどうしても難しい場合は

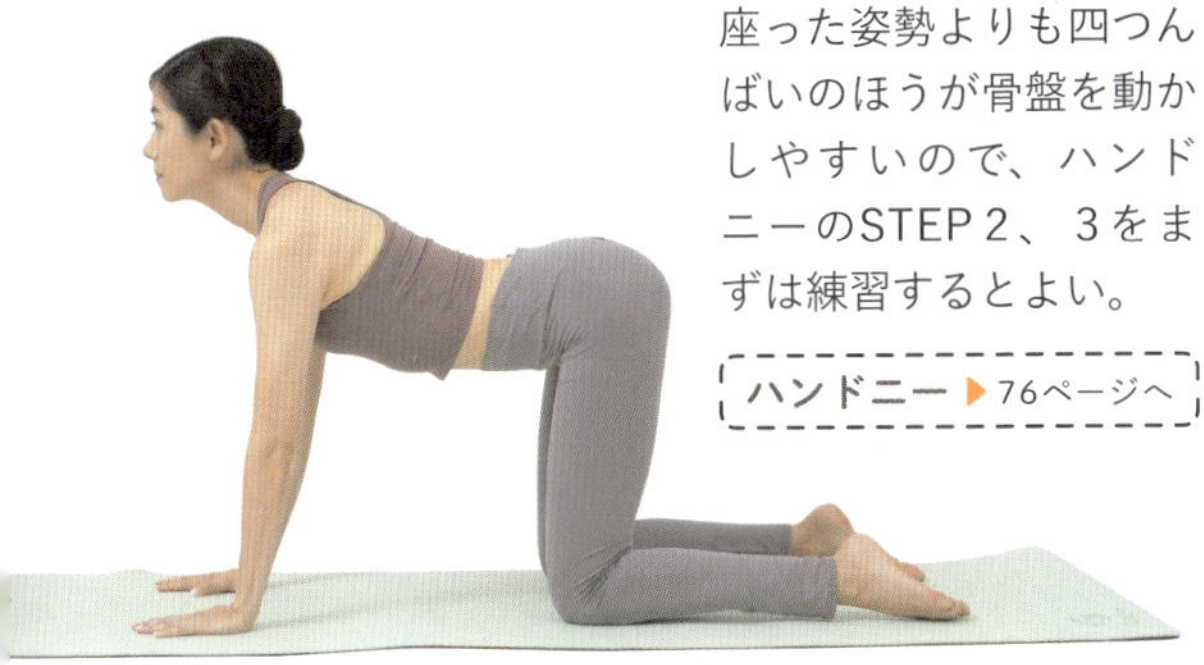

座った姿勢よりも四つんばいのほうが骨盤を動かしやすいので、ハンドニーのSTEP 2、3をまずは練習するとよい。

ハンドニー ▶ 76ページへ

EXERCISE

基本の体操 - ③

動画をチェック

ハンドニー

これがうまくできるかどうかで、インナーマッスルがズボラ筋になっているかがはっきりわかります。基本の７つの体操のなかでも特にやってほしい体操の一つです。

STEP 1 四つんばいになる

手は肩甲骨の真下、両ひざは股関節の真下にくるようにして四つんばいになる。

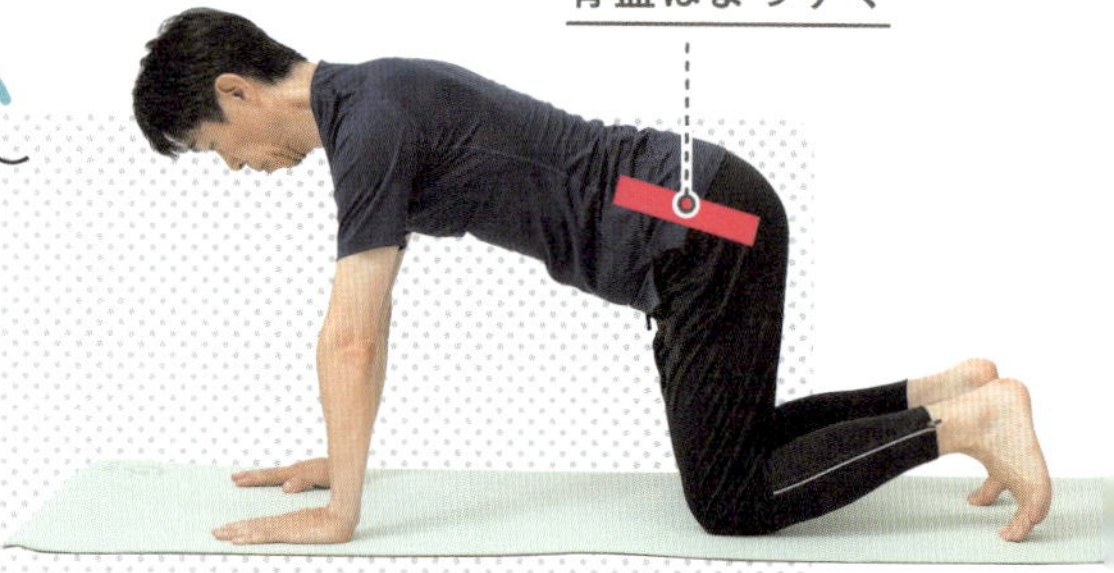

STEP 2 骨盤を後ろに傾ける

骨盤を最大限に後傾させることを意識して、背中から腰を大きく丸める。

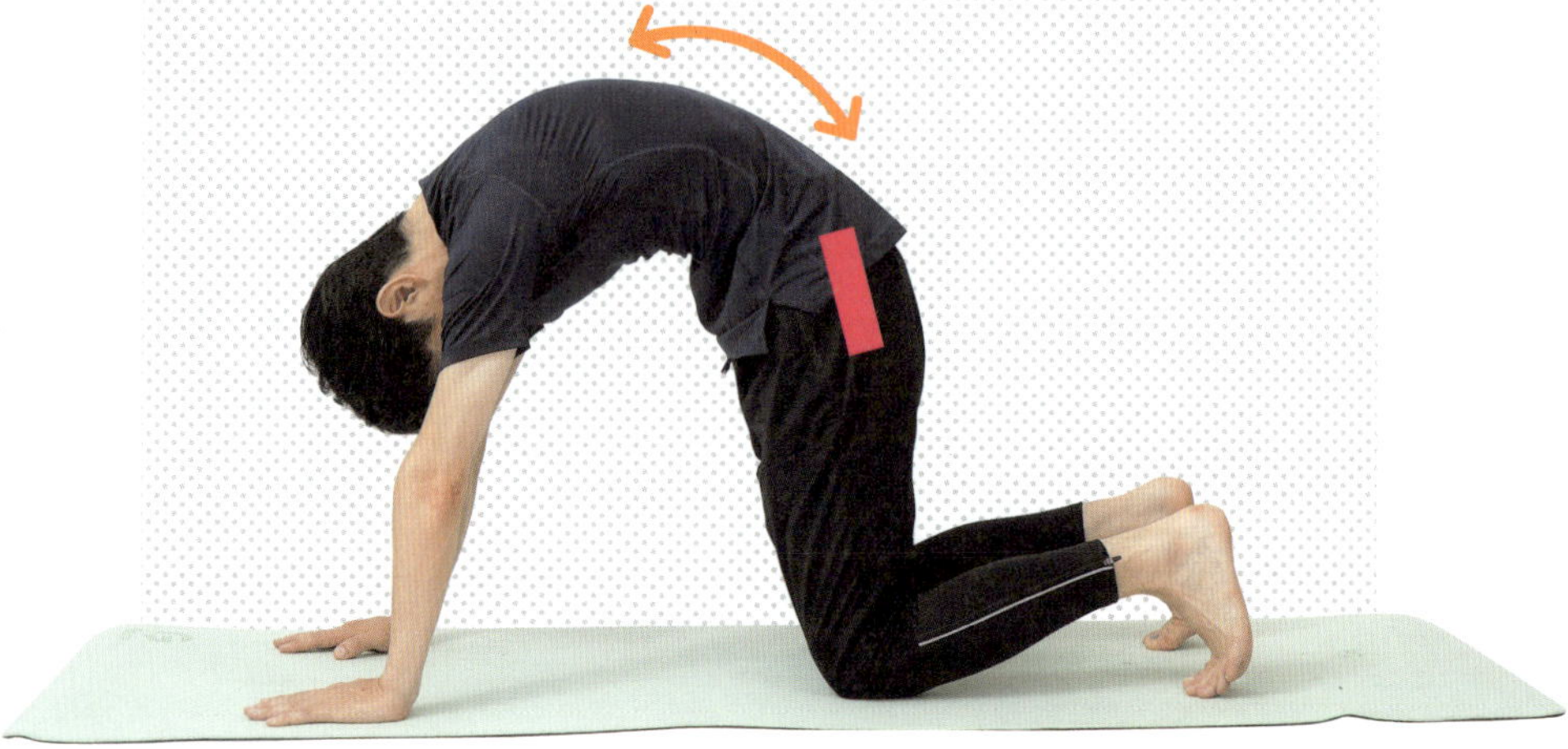

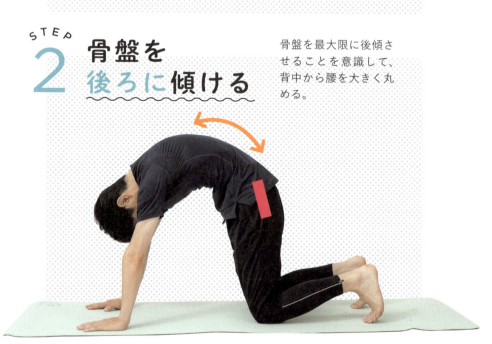

STEP 3 骨盤を前に傾ける

骨盤を最大限に前傾させることを意識して、背中から腰を大きく反らす。

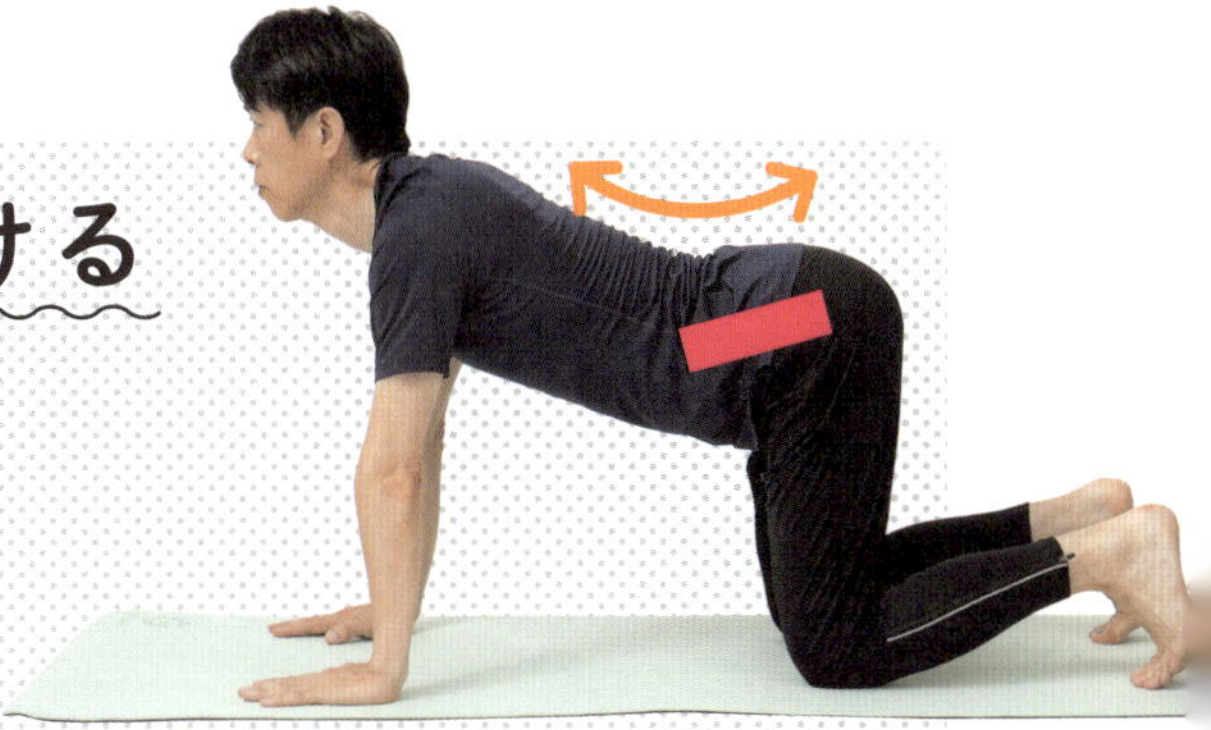

STEP 4 1の姿勢に戻してから、片方の腕を前方に上げる

腕を前に伸ばした姿勢を数秒キープしてから腕を下ろす。反対側の腕も同様に行う。

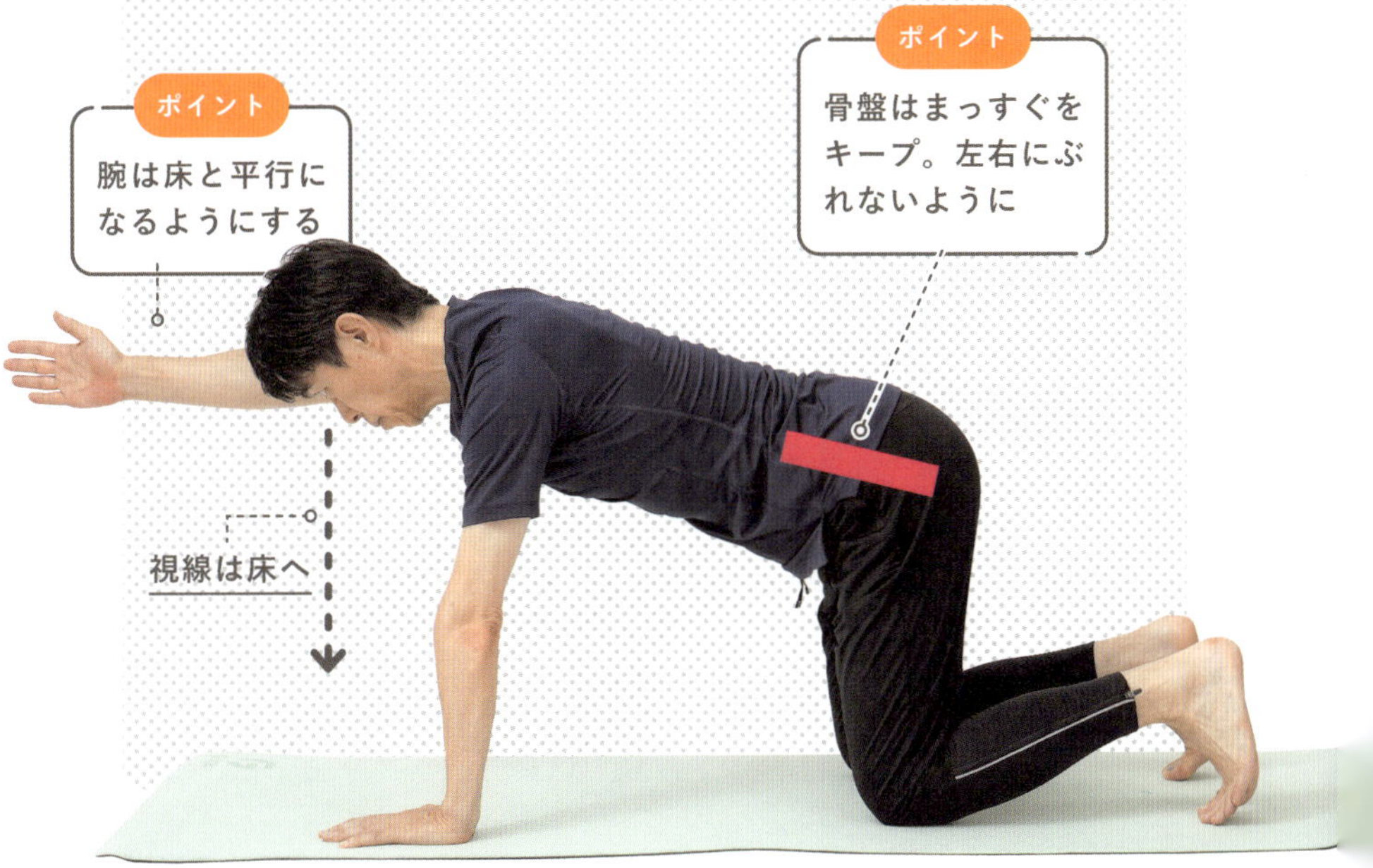
ポイント
腕は床と平行になるようにする
ポイント
骨盤はまっすぐをキープ。左右にぶれないように
視線は床へ

「ハンドニー」のやり方は次ページへ続きます

STEP
5 片方の脚を まっすぐ後方に 上げる

写真の姿勢を数秒キープしてから脚を下ろす。反対側の脚も同様に行う。

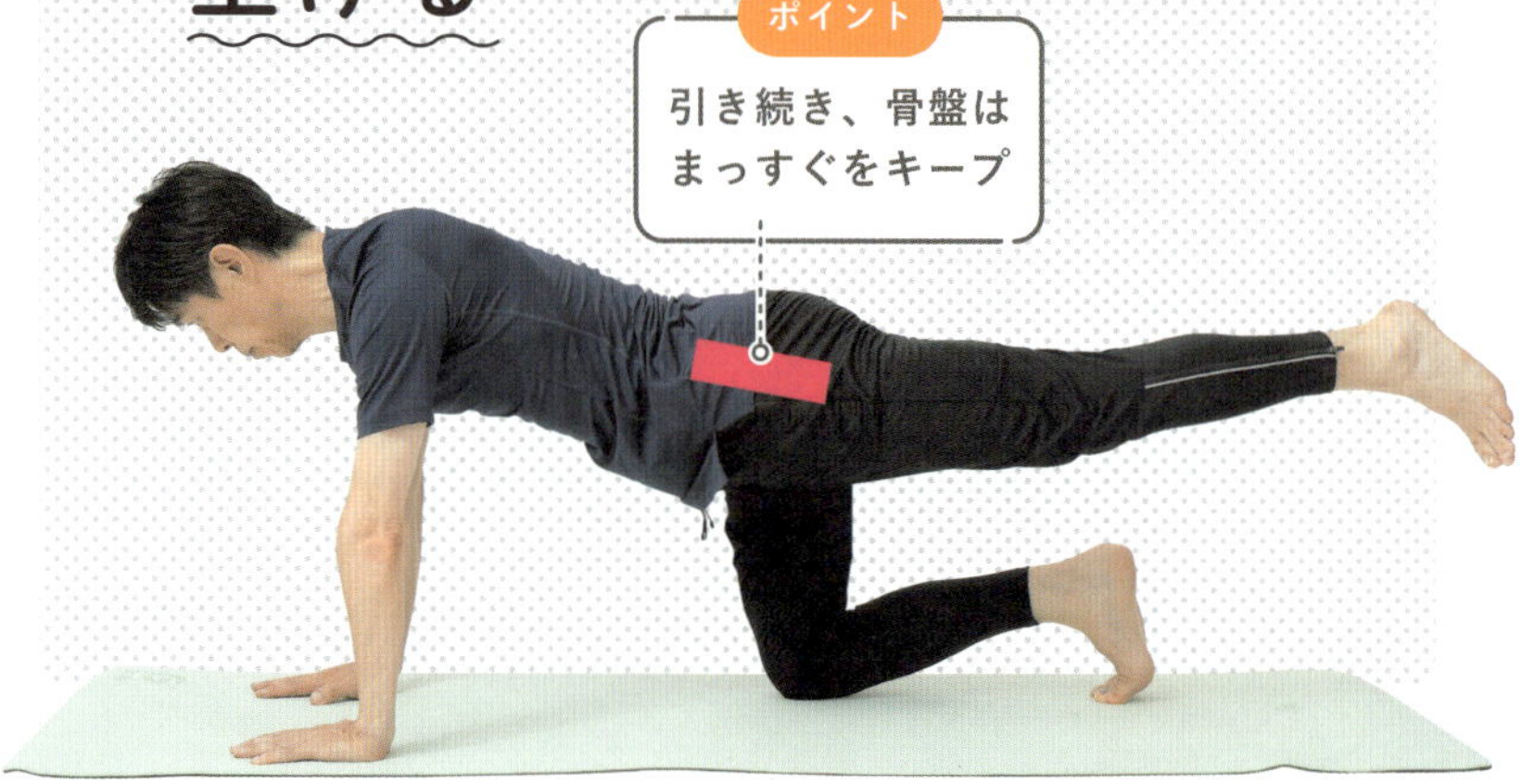
ポイント
引き続き、骨盤はまっすぐをキープ

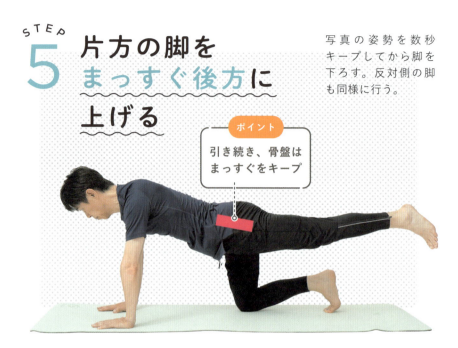

STEP
6 片方の腕と反対側の脚を 同時に上げる

写真の姿勢を数秒キープしてから腕と脚を下ろす。反対側の腕と脚でも同様に行う。

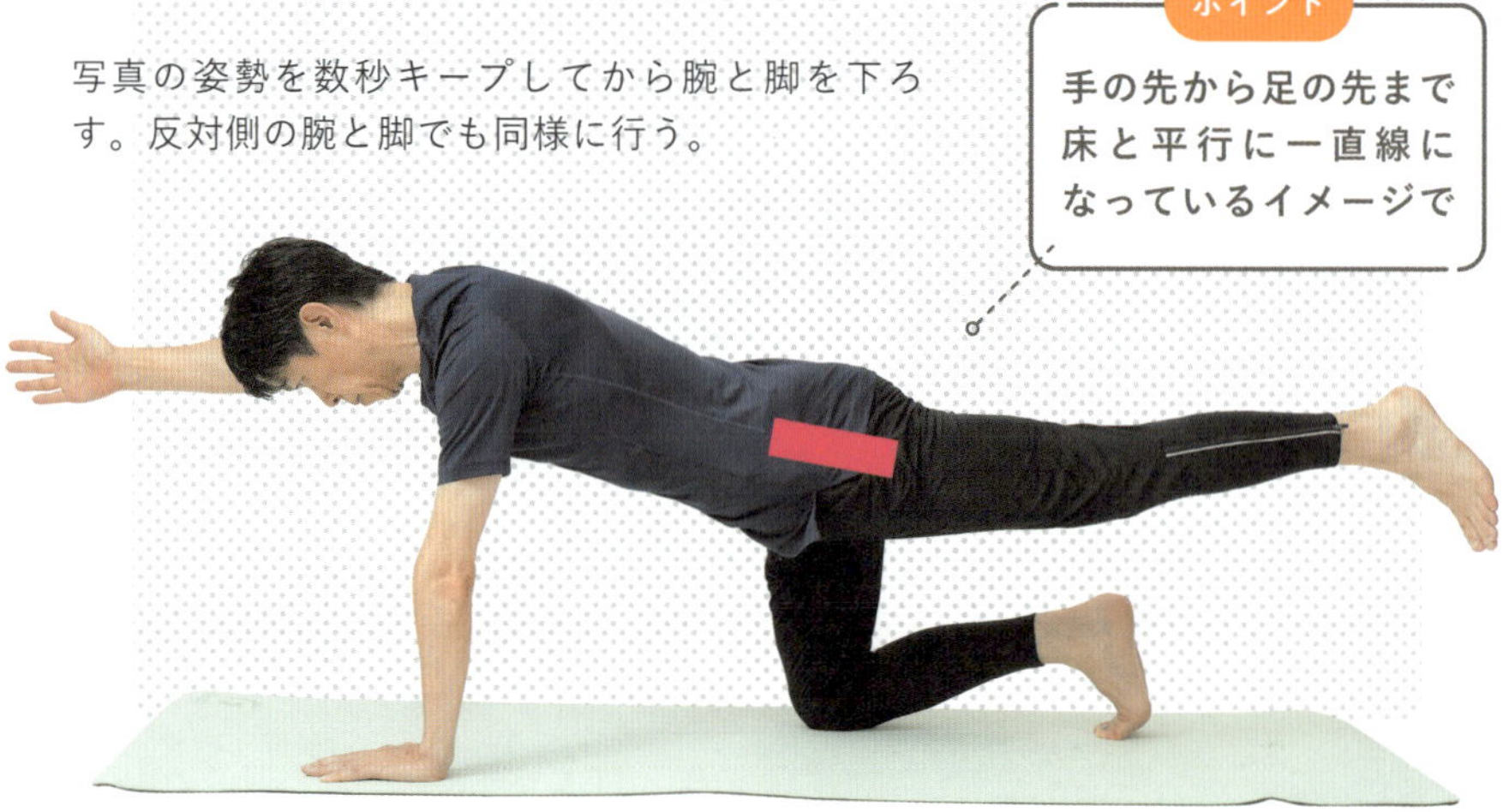
ポイント
手の先から足の先まで床と平行に一直線になっているイメージで

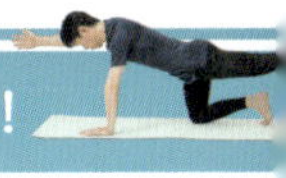

ハンドニー　ここをCheck!

☑ ドローインとハンドニーだけでも効果は抜群

慢性腰痛を持った研究参加者たちの痛み具合の変化

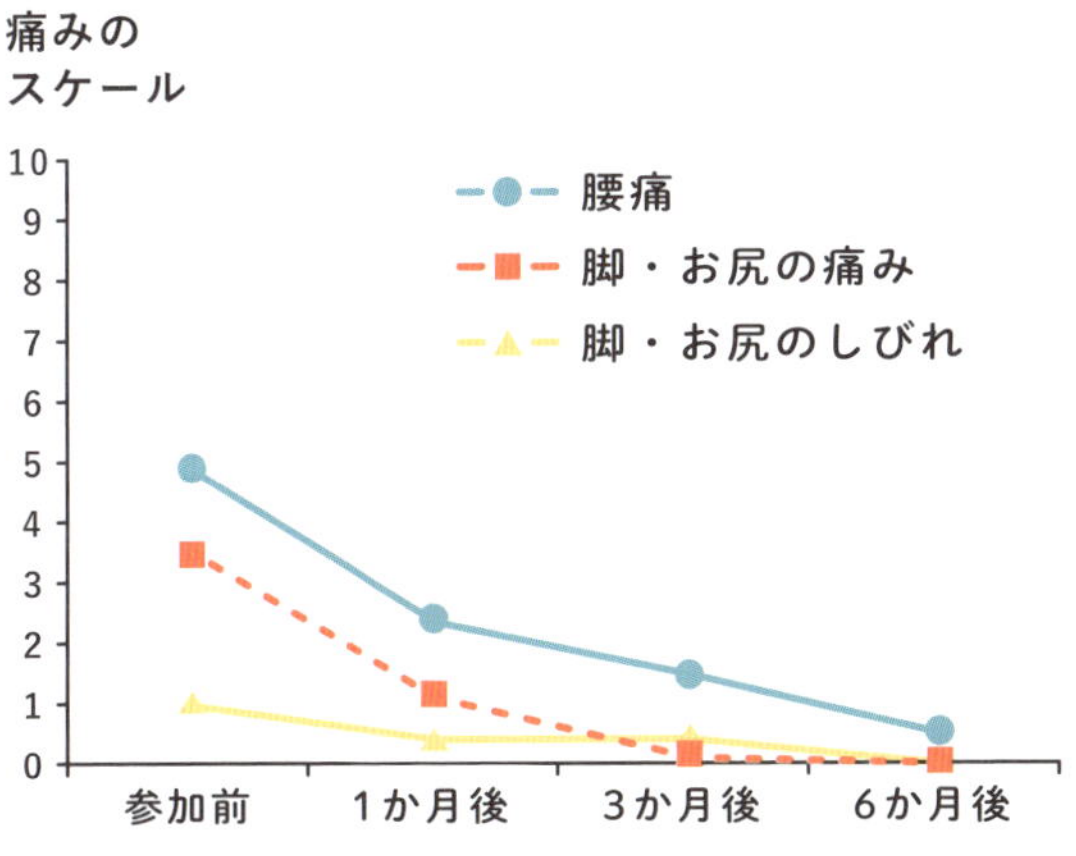

（Ota M,Kaneoka K et al.JPTS 2011）

6か月続けたら腰の痛みが激減！

40〜60代の男女18人の患者にドローイン(68ページ)とハンドニーを続けてもらったところ、「1か月で腰痛の痛みが平均5割減る」という結果が得られた。なかには1か月で痛みが9割減少した人も。6か月後には全体平均で痛みが8割も減少した。

ズボラ筋が働いているかこの体操で一目瞭然！

腰痛で受診した患者さんに、診察中まずやってもらうことの多い体操がハンドニーです。なぜなら**この体操をやってもらうことで、インナーマッスルがズボラ筋になっているかどうかを、チェックすることができる**からです。

ハンドニーはインナーマッスルを効率的に使うことのできる体操で、腕を前に伸ばしたときに主に腹横筋が、脚を後ろに伸ばしたときに主に多裂筋が働きます。**このとき骨盤の位置をできるだ**

☑ 骨盤が傾くのはズボラ筋が働いていない証

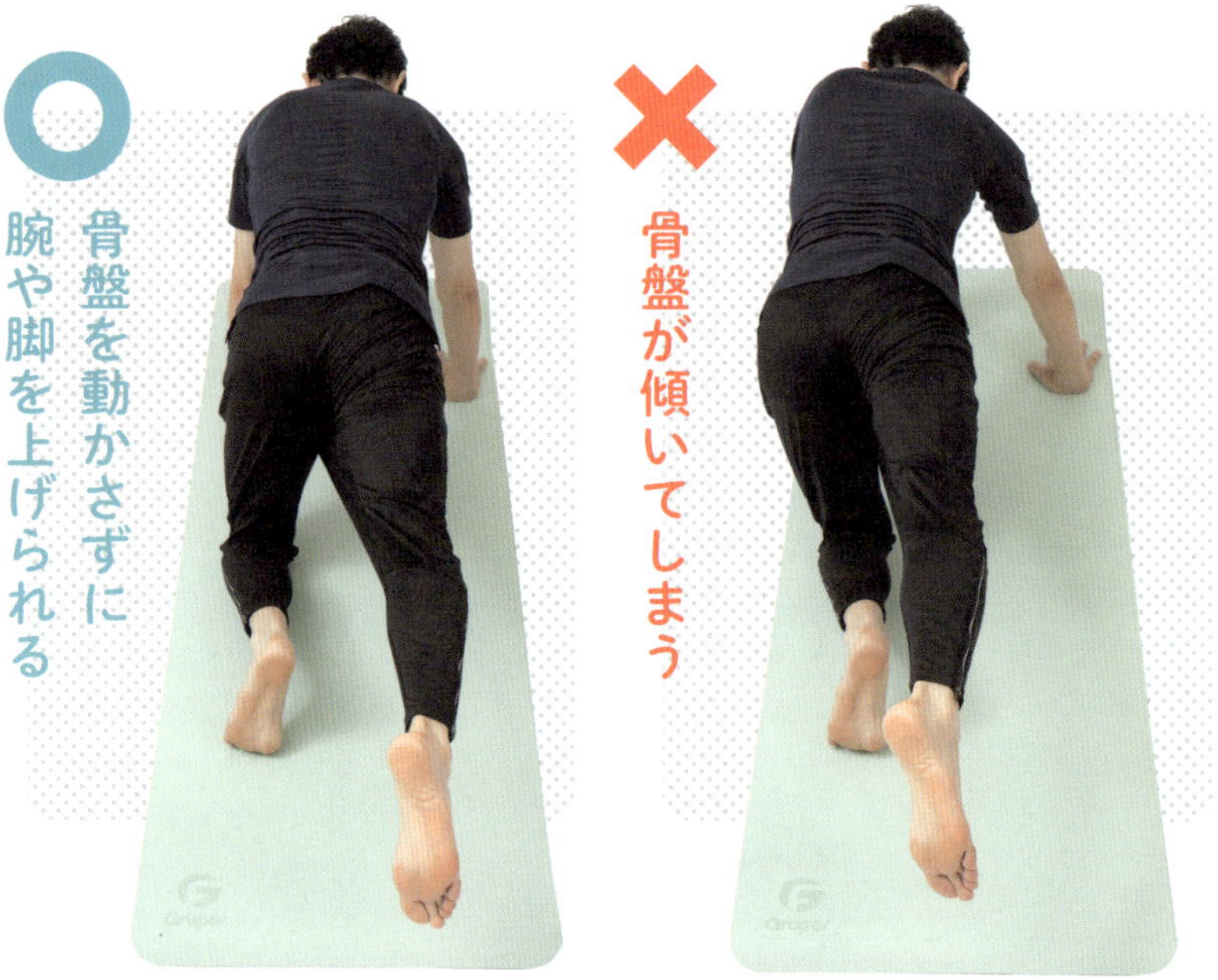
骨盤を動かさずに腕や脚を上げられる
骨盤が傾いてしまう

ハンドニーで手足を上げるとき、骨盤が左右に傾く腰痛患者は多い。体操を続けてズボラ筋が働くようになれば骨盤を動かさずにできるようになる。

け動かさないようにすることが大切で、骨盤が動いてしまう場合には腹横筋や多裂筋がうまく働いていないということなのです（上の写真参照）。

ちなみに優れたアスリートは、「四つんばいになって脚を上げて」と言うだけでほかには何も言わないのに、骨盤を動かさずにスッと脚を上げます。普段からインナーマッスルを使っているかどうかということがこの体操でわかるのです。

最初はうまくできなくても大丈夫。意識して続けるうちに体の変化を感じられるようになります。

CASE

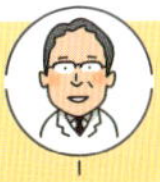

10年来苦しんだ腰の痛みがハンドニーで治った！

74歳女性の場合

10年ほど前から腰痛に苦しんでいた74歳のBさん。**通院していた病院では椎間板に問題があると診断されて治療を受けていたものの、症状が改善されなかったため**に私の診療先を受診しました。画像検査で椎間板を含む背骨の変形が確認できましたが、診察の結果、痛みが起きているのはそこではなく、筋・筋膜タイプの腰痛であることが判明。そこで運動療法としてハンドニーを指導しました。**「骨盤を動かさずに脚を上げてください」と伝えても最初のうちはどうしてもうまくできませんでした**が、地道に続けてもらった結果、**3か月後には骨盤を動かさずにハンドニーができるようになり**、その頃には10年来の腰痛も治っていました。

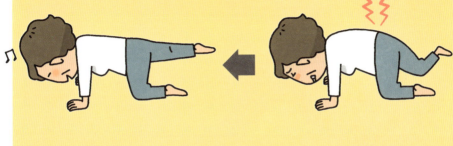

EXERCISE

基本の体操 - ④

動画をチェック

背骨ロール

少し難しいかもしれませんが、できるだけ取り組んでほしいのが背骨ロール。
きちんとできればモーターコントロールがかなりできるようになっているといえます。

STEP 1

ひざを立てて座る

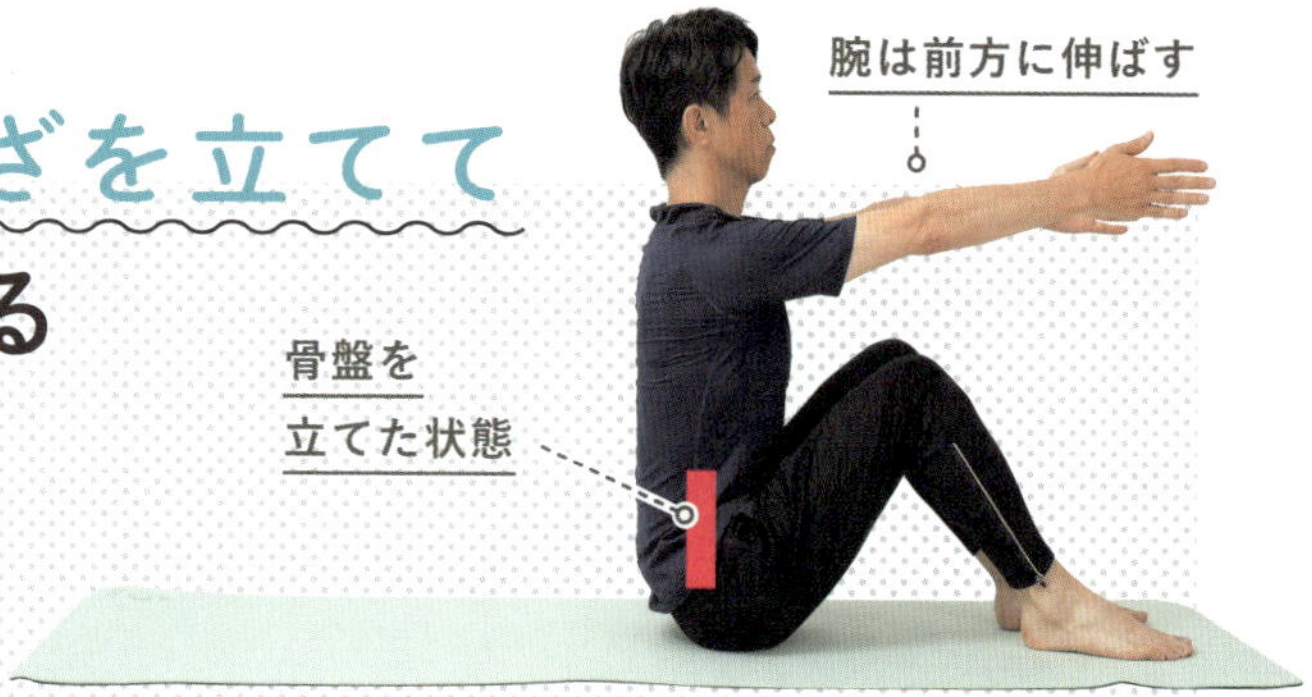

腕は前方に伸ばす
骨盤を立てた状態

STEP 2

骨盤から体をゆっくり倒していく

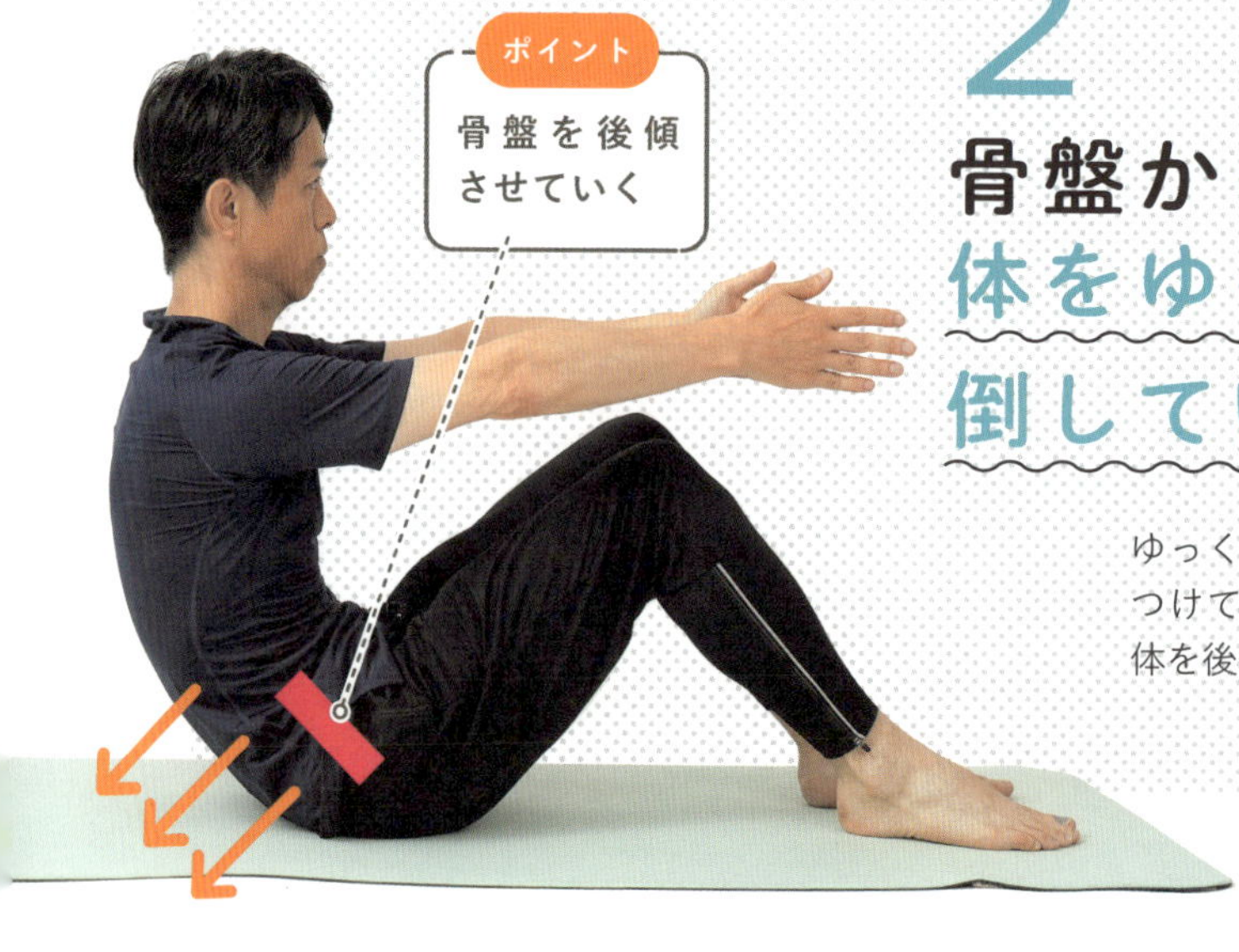

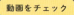

ポイント
骨盤を後傾させていく

ゆっくりと骨盤を床につけていくイメージで体を後ろに倒していく。

STEP

3 さらに倒す。背骨の骨を1つずつ床につけていくイメージで

腰→胸→首の順に骨1つずつをゆっくり床につけていく。背骨をしなやかに動かすことが目的なので、この1つずつ動かすイメージを上体が倒れきるまで持ち続けて。

ポイント

パタンと一気に倒れないように

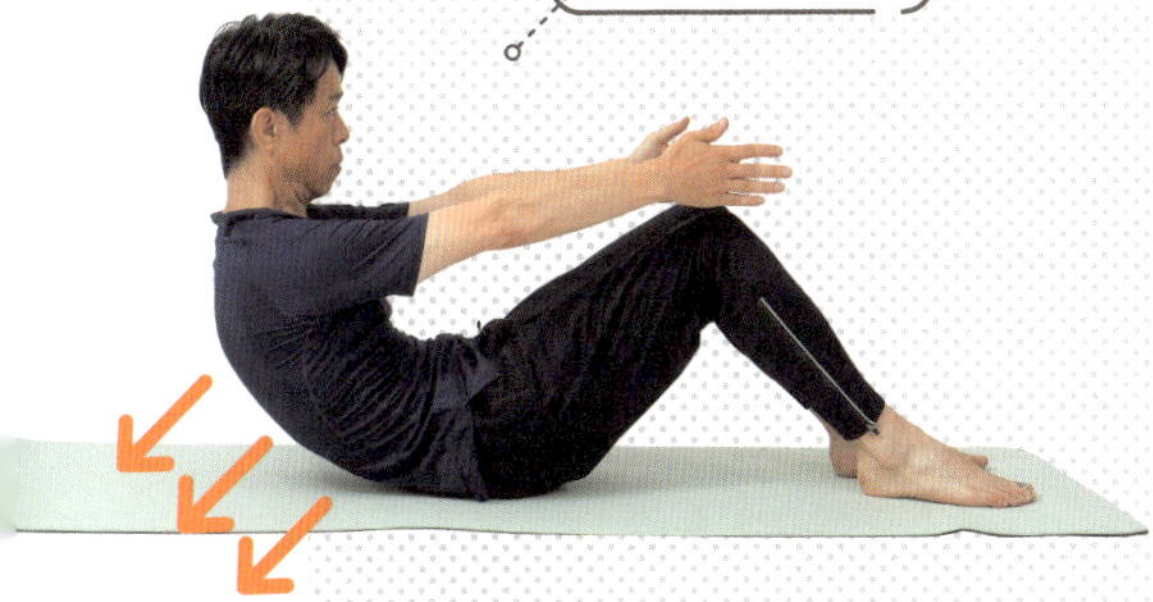

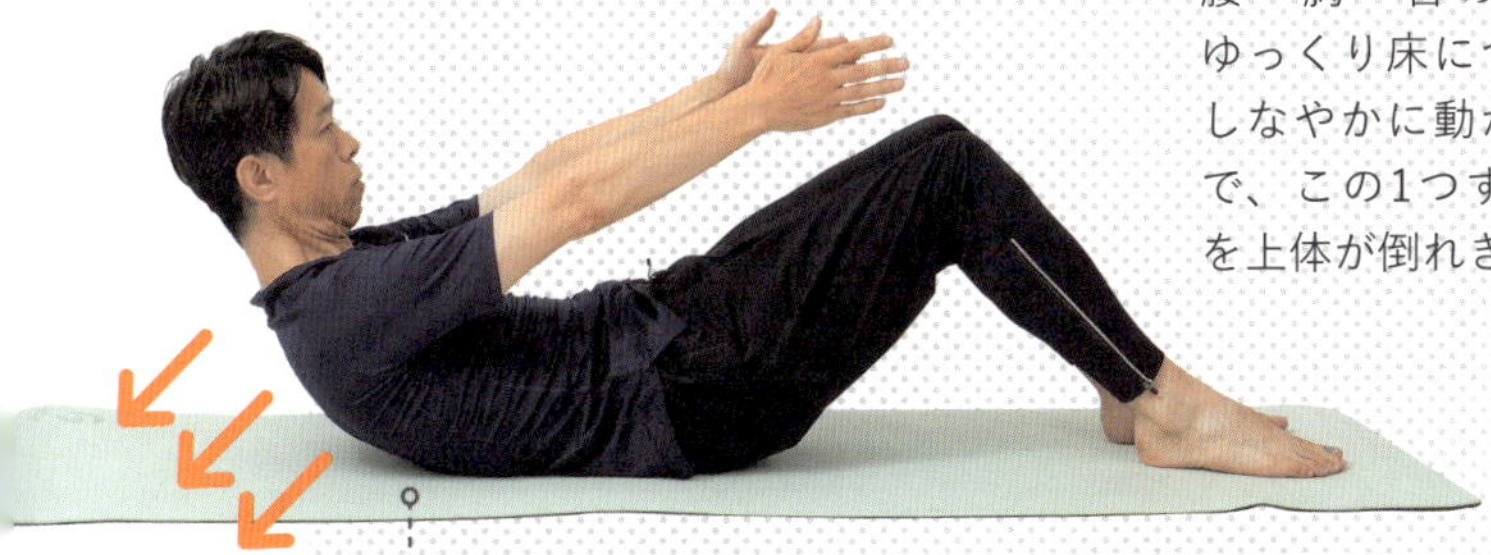

ポイント

最後の首の骨まで骨1つずつを意識し続ける

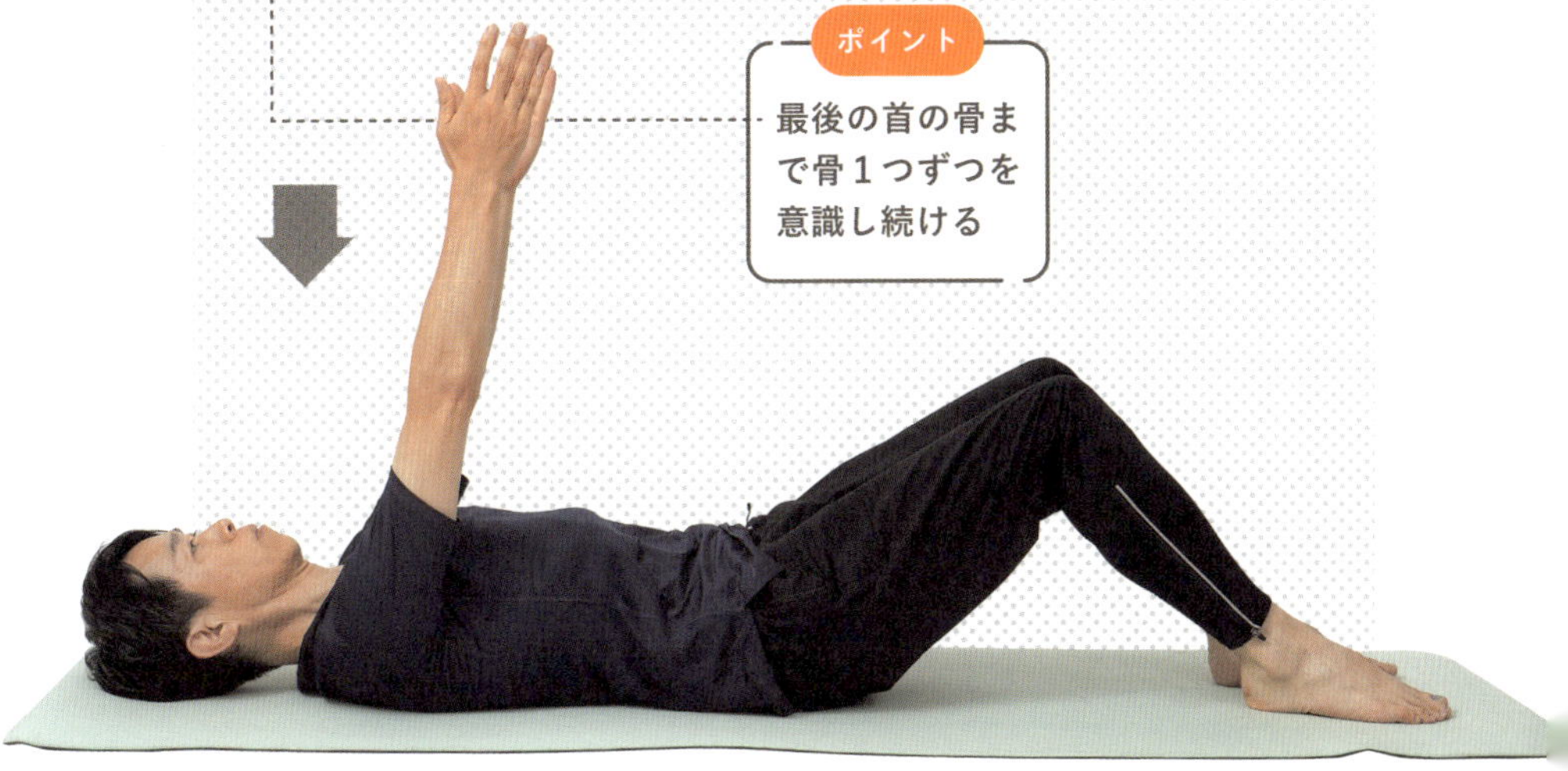

次ページで「**背骨ロール**」をさらに詳しく解説！

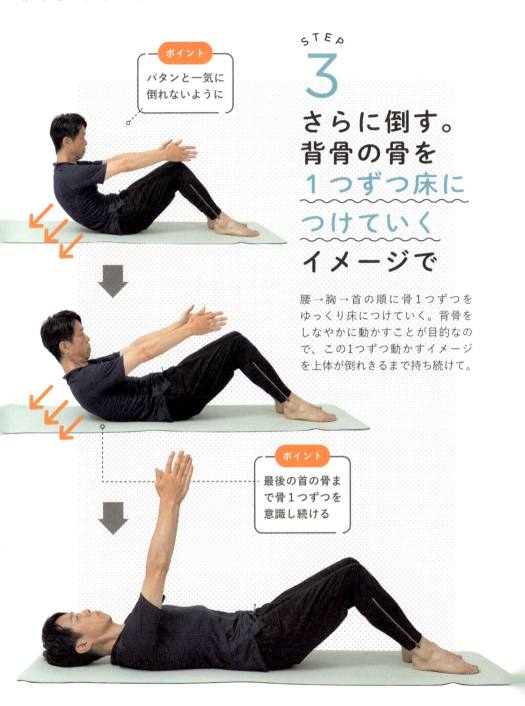

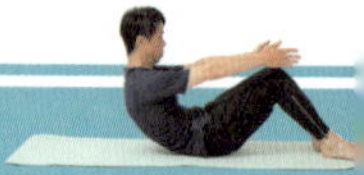

☑ 椎骨1つずつを意識して背骨を動かす

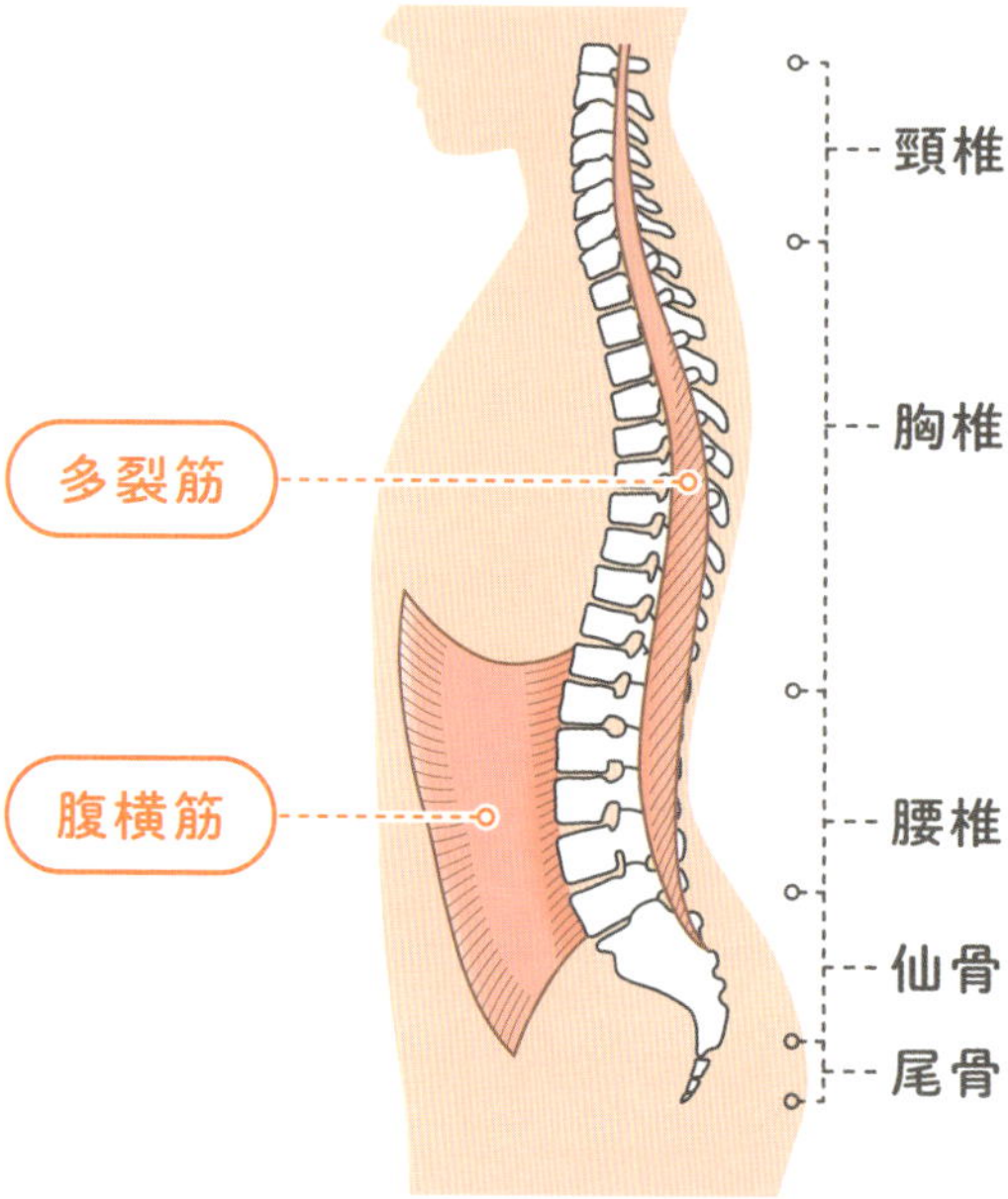

背骨は24個の椎骨、仙骨、尾骨から成る

「脊椎」とも呼ばれる背骨は、7個の頸椎、12個の胸椎、5個の腰椎、そして仙骨、尾骨から成り、人の全身を支える柱となっている。腹横筋と多裂筋はこれらの骨を安定させる働きがある。特に多裂筋は背骨の一つひとつを動かす働きをもっており、背骨ロールは多裂筋を働かせて1つずつの骨を動かす体操。

まるでヘビのように背骨をしなやかに動かす

ヨガの達人が背中を波打たせるようにくねくねと動かしているのを見たことがないでしょうか。背骨ロールで目指すのは、あんなふうに自在に動く背骨です。**ヘビや魚の背骨のようなしなやかな動きをイメージするのもよいでしょう。**

多裂筋は背骨の上から下まで沿うようについていて、それぞれの骨を動かしています。背骨一つひとつを動かすのを意識するということは、多裂筋を意識するということでもあるのです。

応用編

もっとできる人は

STEP 3のあとに

体をゆっくり起こす体操に挑戦！

ポイント

まずあごを引いて首の骨を持ち上げる

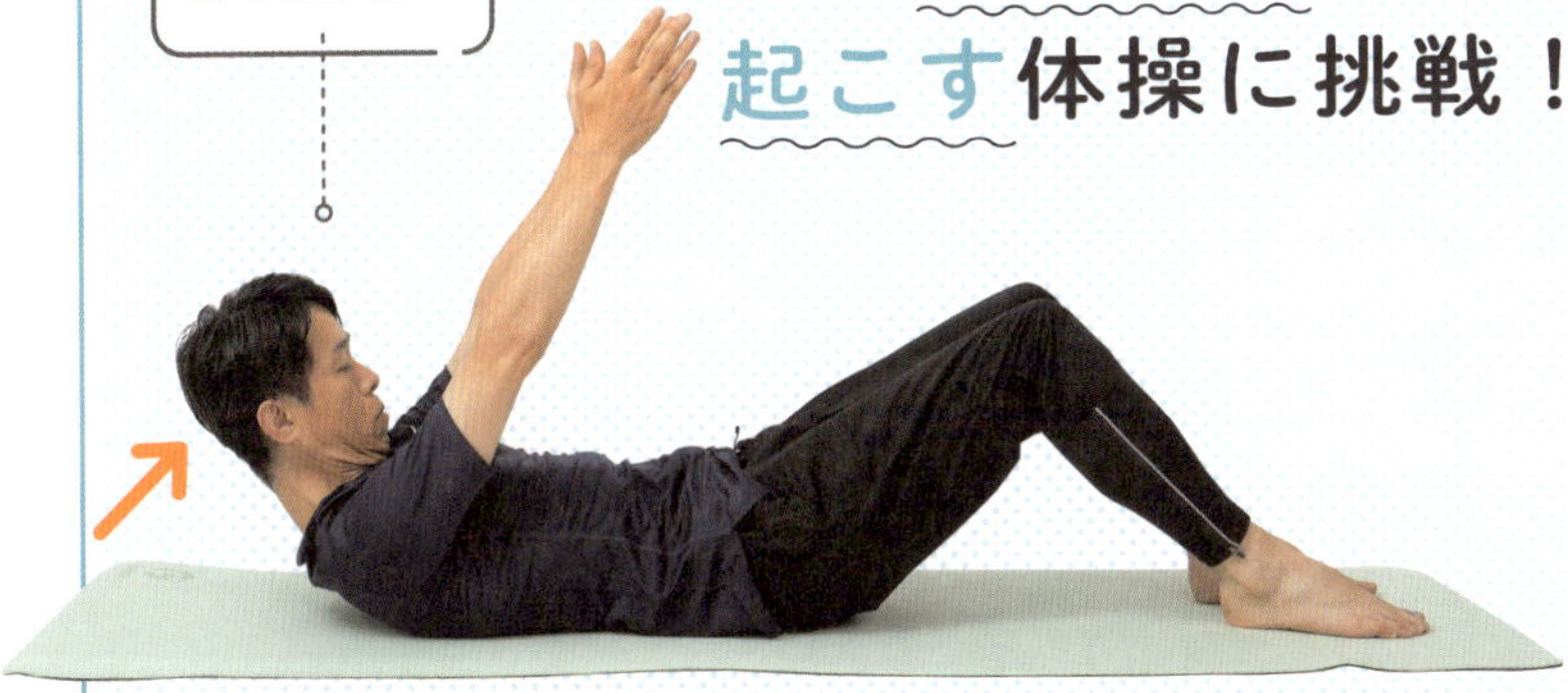

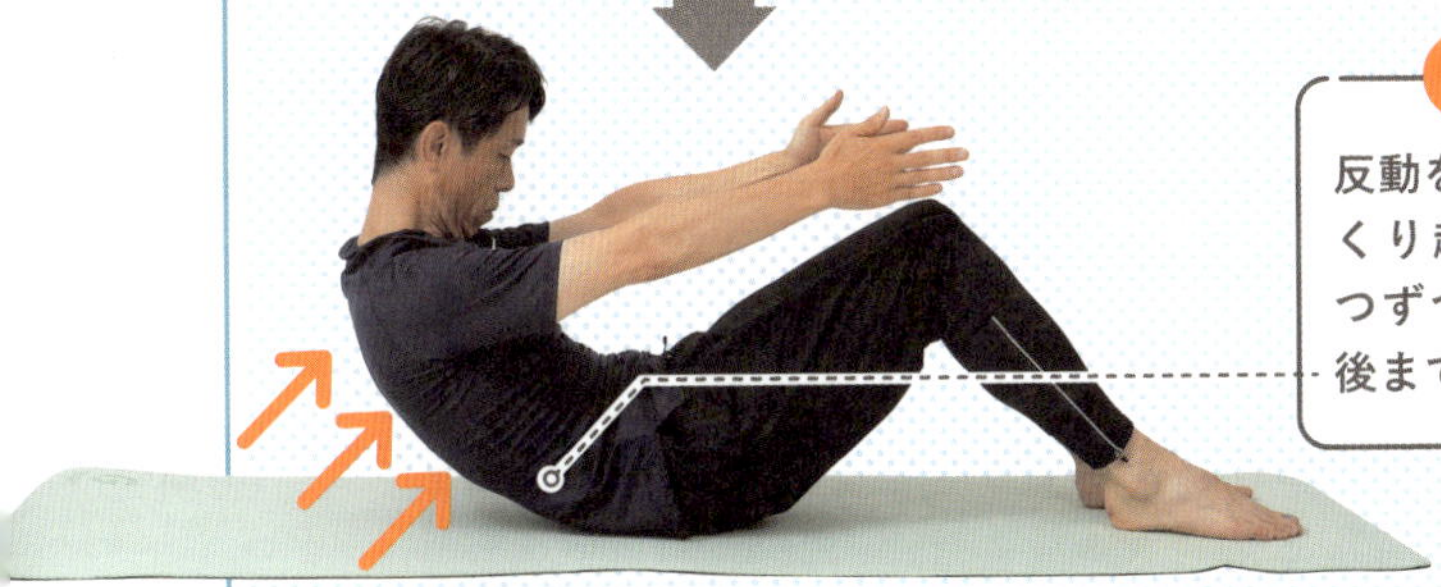

ポイント

反動をつけずにゆっくり起こす。「骨1つずつ」の意識を最後まで忘れない

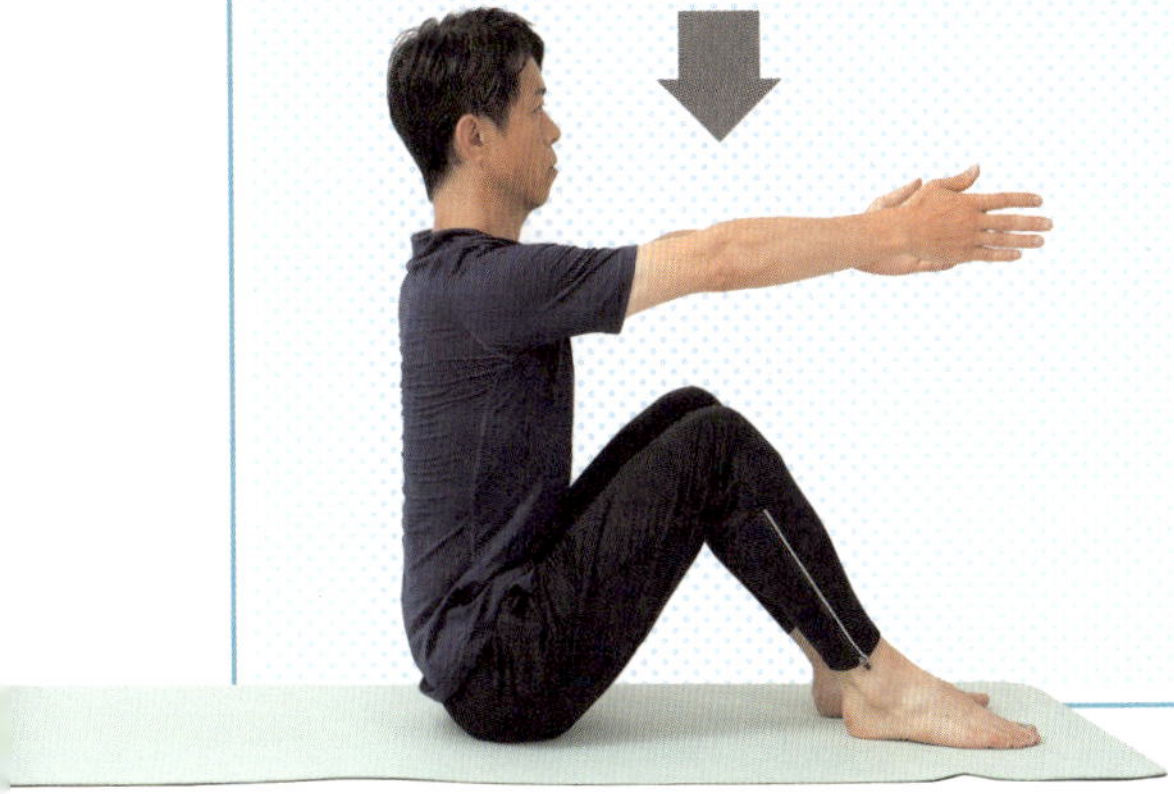

83ページのSTEP 3から起き上がる体操。倒すときと同様に背骨1つずつを意識することが大切。最後まで起き上がれない場合は無理をせず、途中でまたゆっくりと体を倒していくようにする。

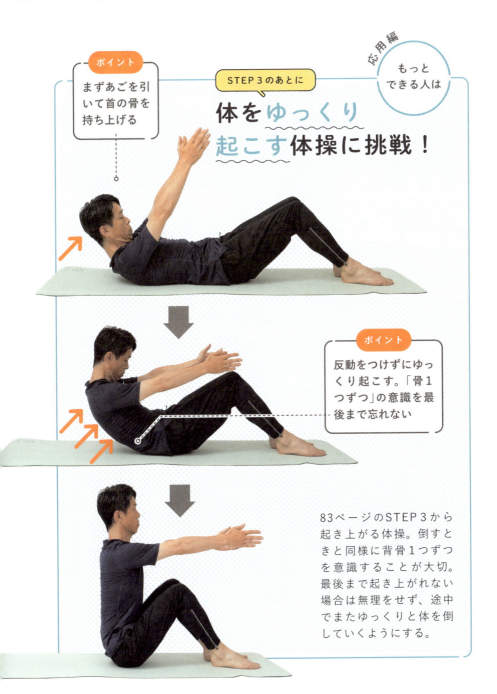

EXERCISE

基本の体操 - 5

サイドブリッジ

横向きの姿勢でも骨盤を正しい位置に保てるようにすることが目的で、左右の腹横筋に特に強く働きかけます。横向きなのでテレビを見ながらでも気軽にできる体操です。

STEP 1 横向きになり、下側のひじをついて上体を支える

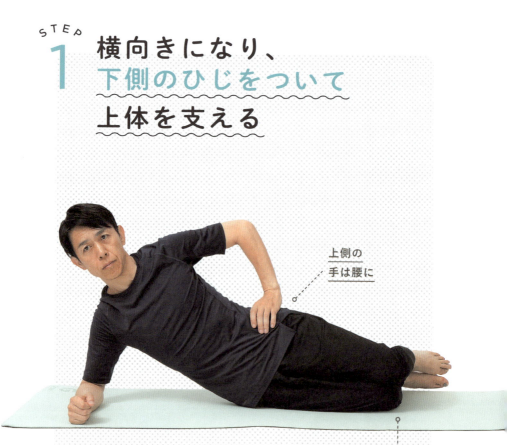

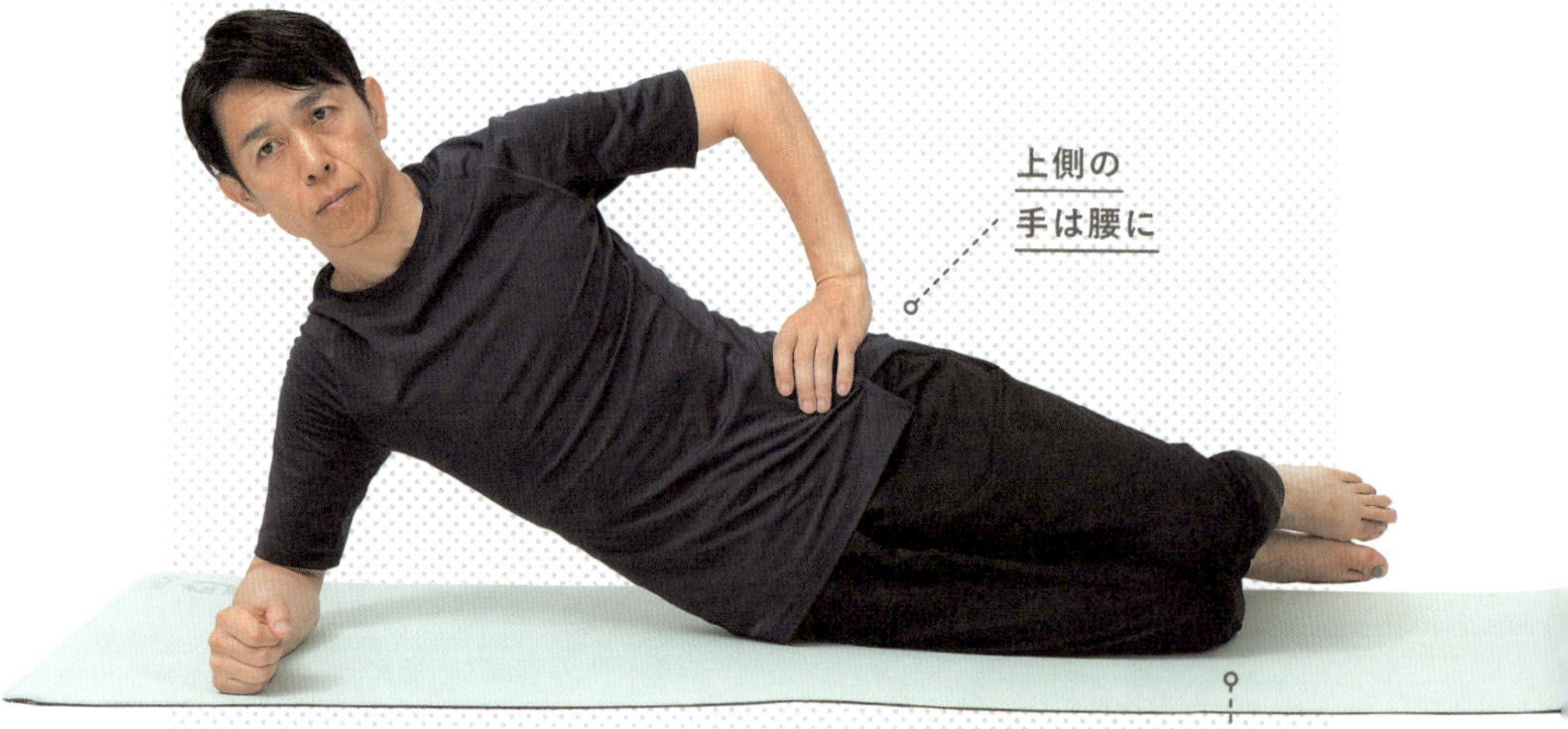

STEP 2 腰を持ち上げて数秒キープ

床についていた腰を、頭からひざまでが一直線になるように持ち上げる。数秒キープして元に戻す。

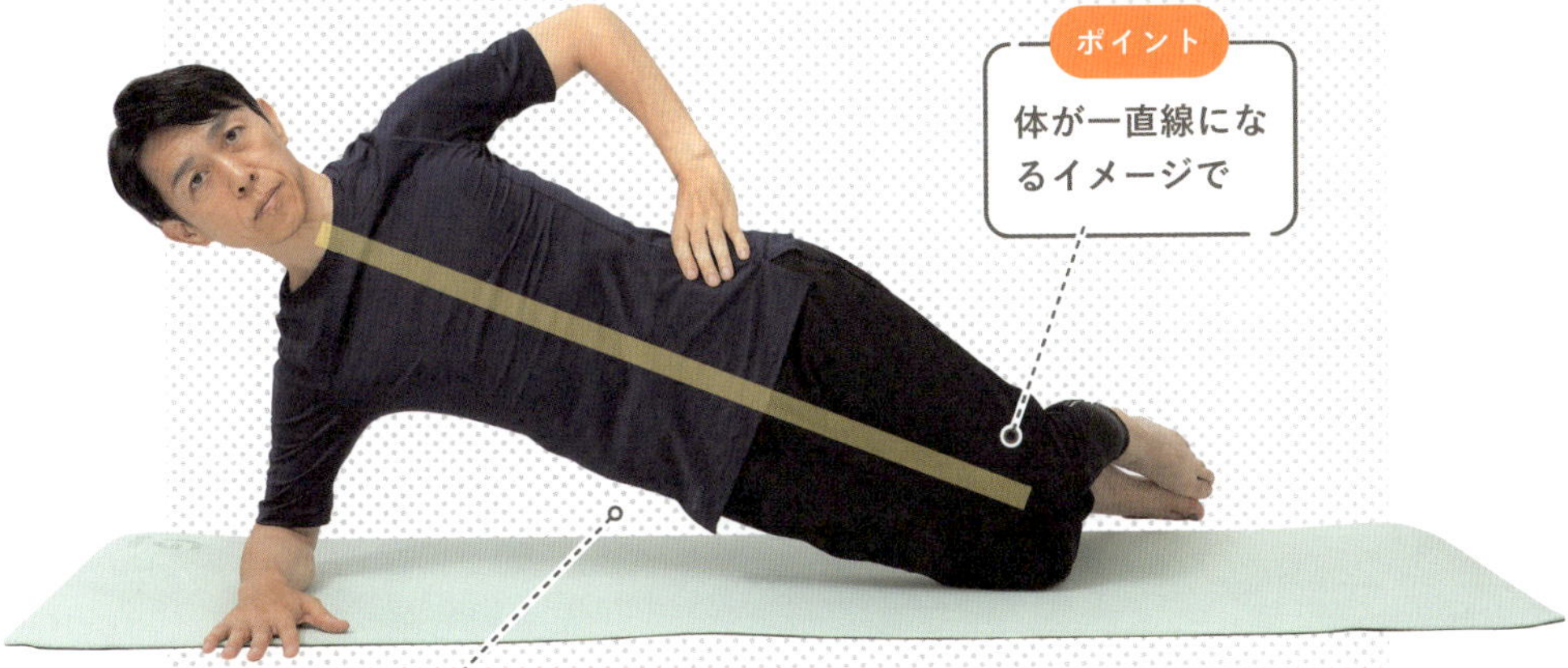
ポイント
体が一直線になるイメージで
ポイント
下側の腹横筋を意識する

STEP 3 体の向きを変えて反対側も同様に行う

応用編　もっとできる人は

STEP 2のときに

片手上げに挑戦！

慣れてきたら少し難易度を上げるため、STEP 2で腰に当てていた手を上に伸ばすとよい。

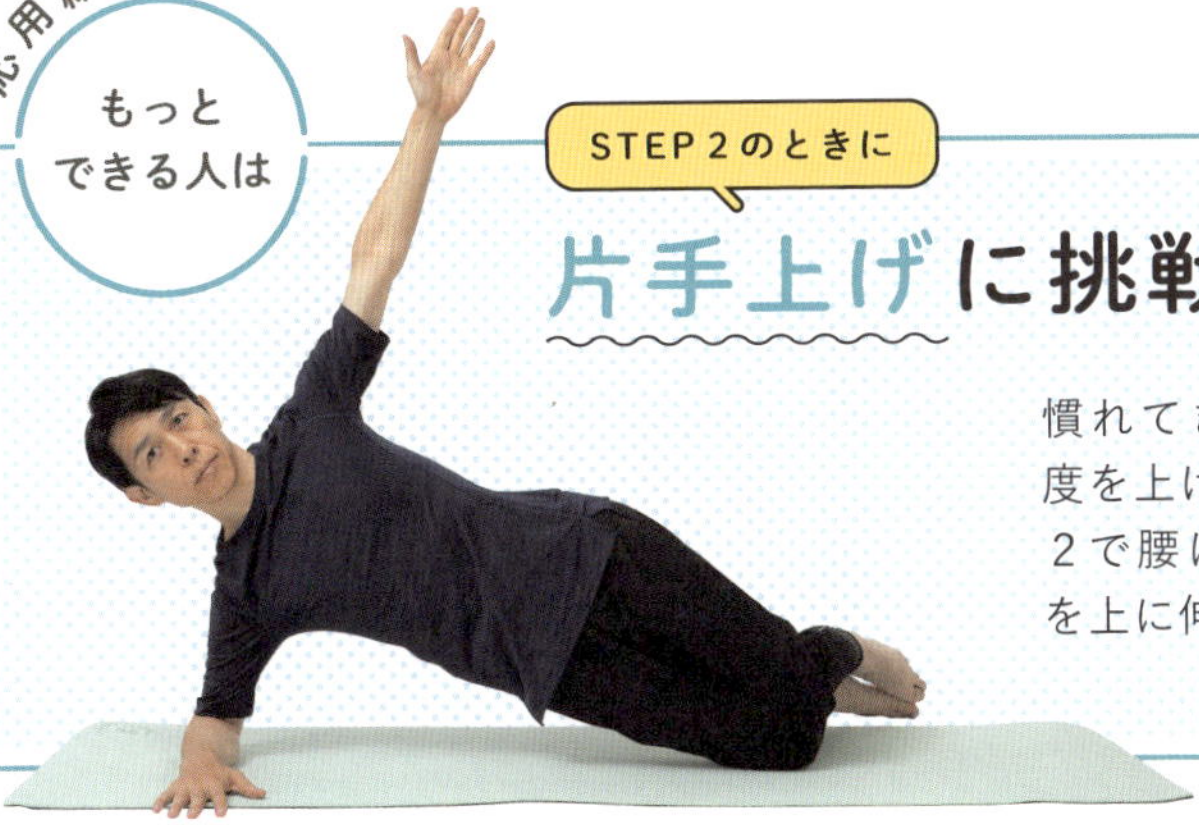

次ページで「サイドブリッジ」をさらに詳しく解説！

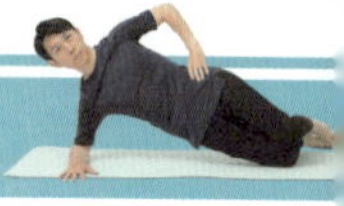

☑ サイドブリッジを極めれば歩くのがラクに

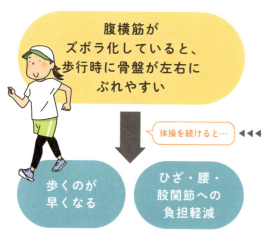

腹横筋が
ズボラ化していると、
歩行時に骨盤が左右に
ぶれやすい

体操を続けると…

歩くのが
早くなる

ひざ・腰・
股関節への
負担軽減

骨盤のぶれに強くなる体操

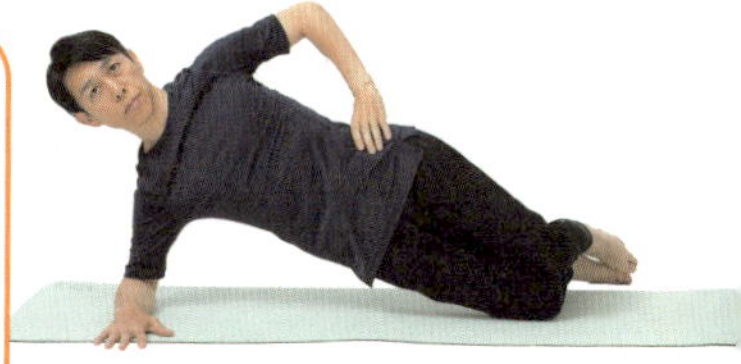

サイドブリッジ

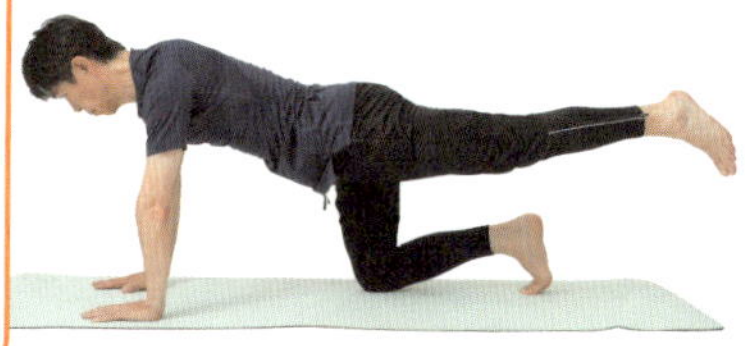

ハンドニー ▶76ページへ

腹横筋が働かないと歩行時に骨盤が安定せず、歩行速度は遅くなり、ひざ、腰、股関節への負担が大きくなる。サイドブリッジなどを続ければ、左右のぶれに強くなり、歩くのがラクに。

腹横筋を鍛えることで早く歩けるようになる

サイドブリッジやハンドニーを続けると、**腰痛改善だけでなく、歩行にもいい影響があります。**

歩くという動作はいってみれば、片足立ちの繰り返し。そのたびに体が不安定な状態に置かれます。**このとき腹横筋が働かないと、骨盤がグラグラと左右にぶれて、ヨタヨタと歩くことになってしまいます。**腹横筋がきちんと働くようになれば骨盤は安定し、体のぶれは抑えられ、歩くスピードも早くなります。階段も一段抜かしで上がれるようになるほどです。

応用編

もっとできる人は

脚を伸ばした サイドブリッジに挑戦！

脚を伸ばして横向きになったら、腰を床から持ち上げて数秒キープ。

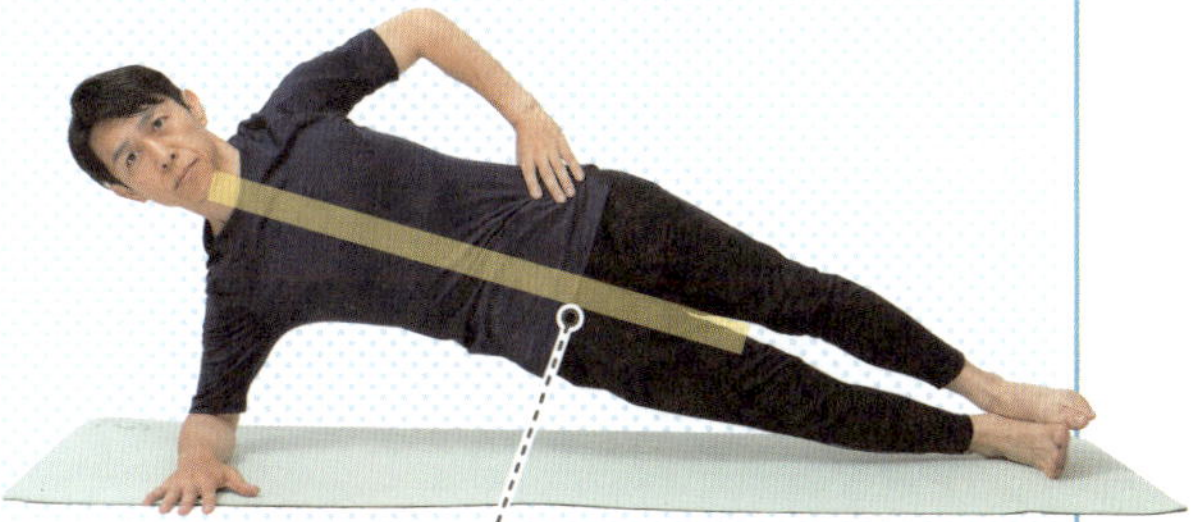

ポイント
体が一直線になるイメージで

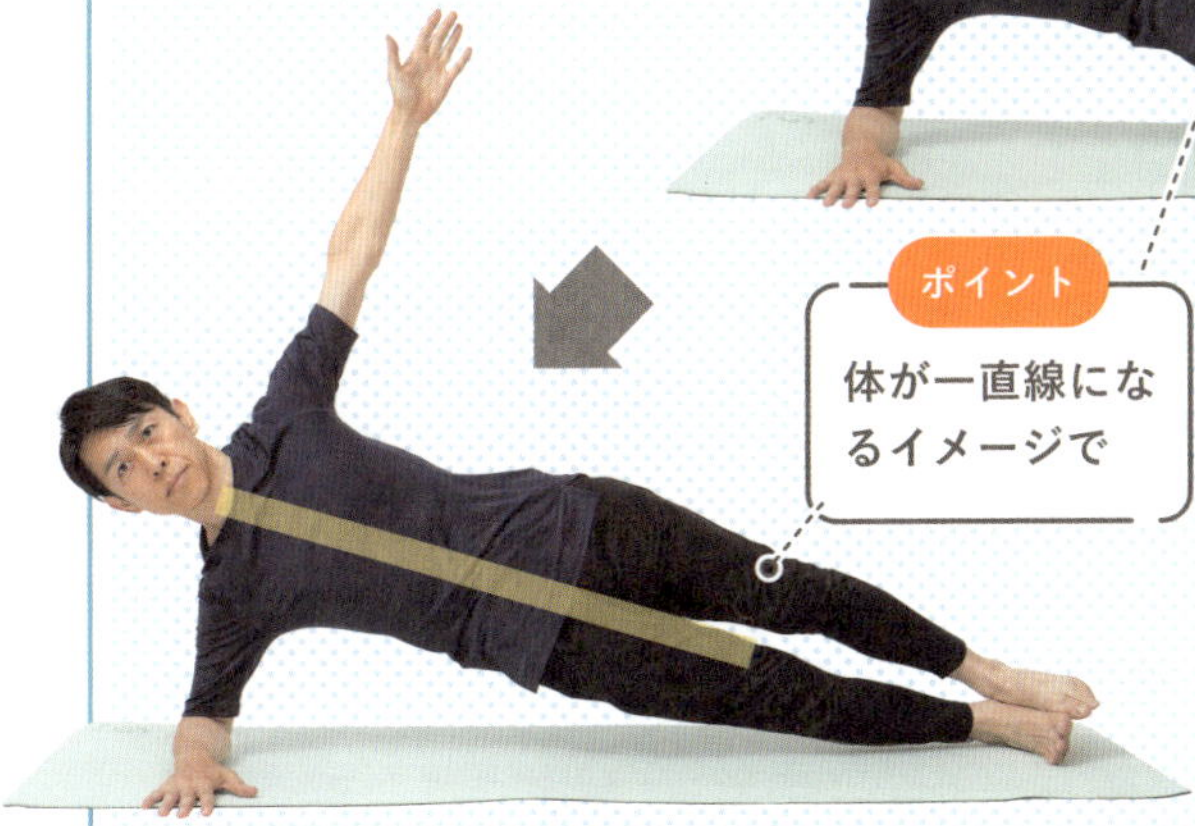

腰を持ち上げたときに、腕を上げるとより負荷がアップする。

さらに上側の脚を上げて前回し、後ろ回しをする。より難易度が上がるので無理せずできる場合に行って。

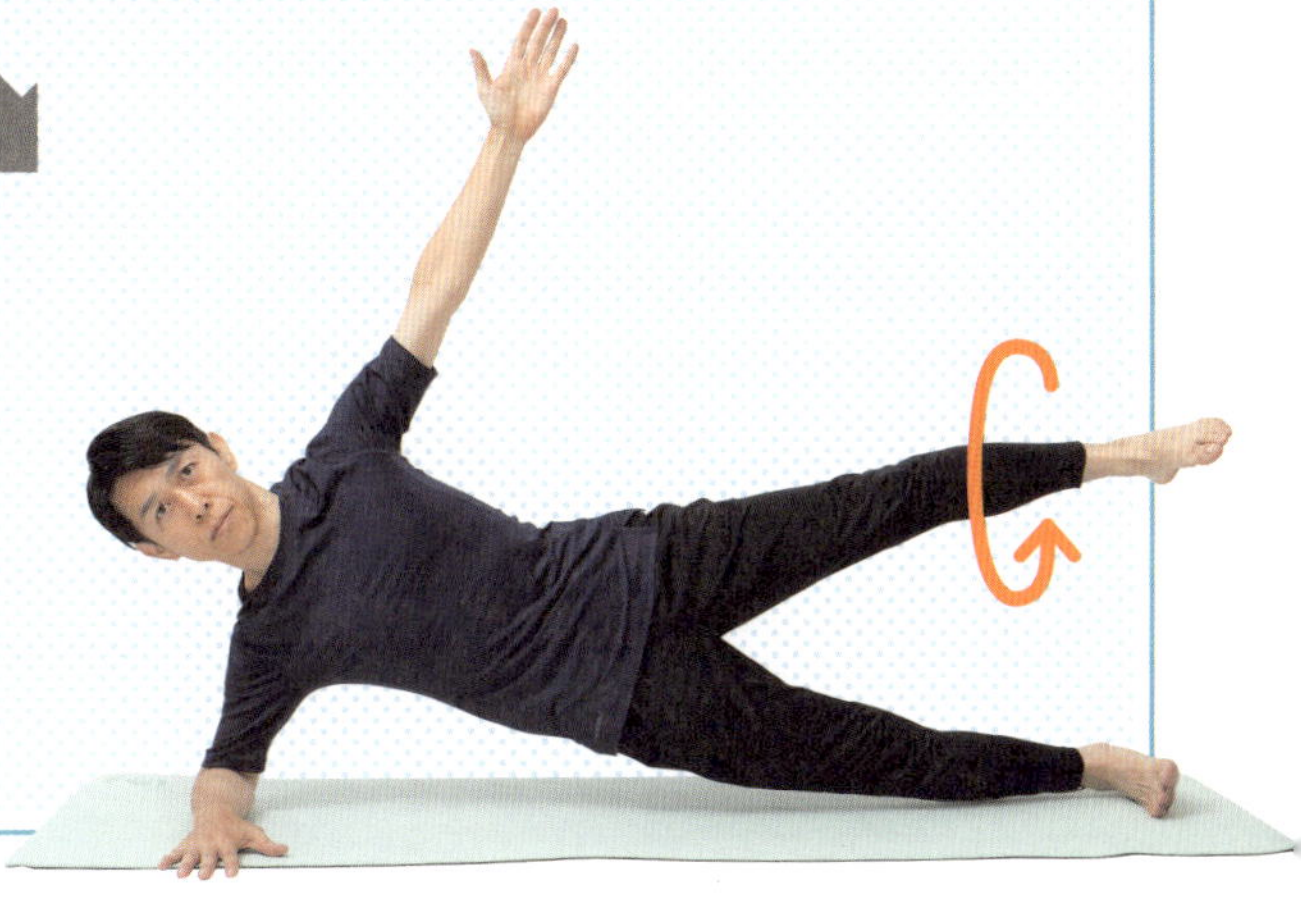

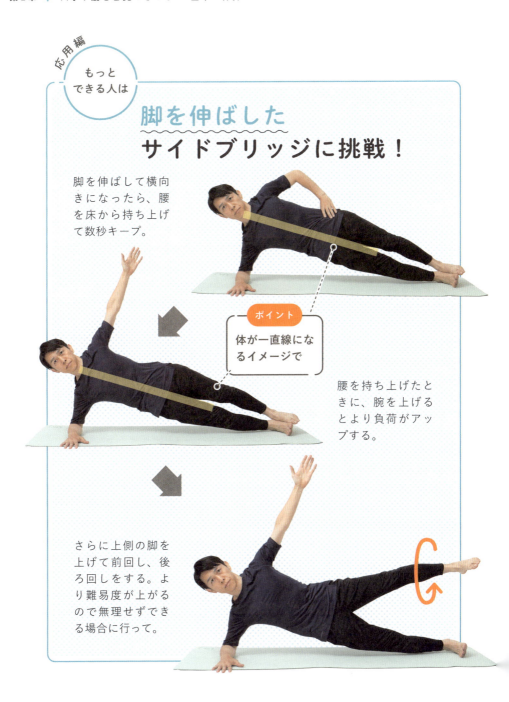

EXERCISE

基本の体操-6

スフィンクス

背中側についているインナーマッスルである多裂筋の使い方を身につけると同時に、腰と深い関わりのある胸椎のストレッチをしてその可動域を広げるための体操です。

STEP 1 うつ伏せになる

足は肩幅に開く

ひじを曲げて手を顔の横へ

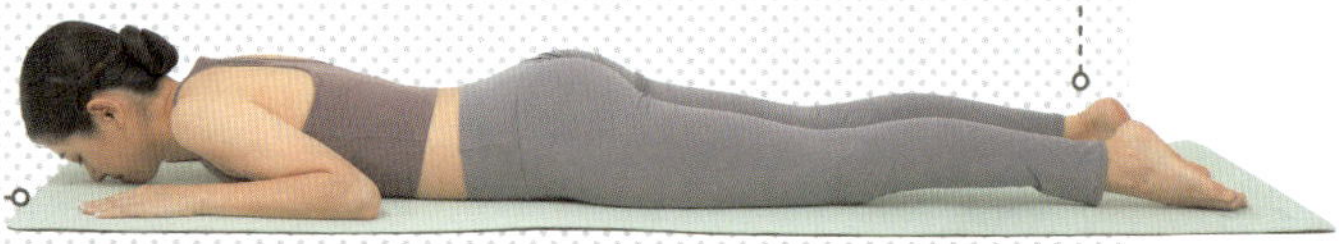

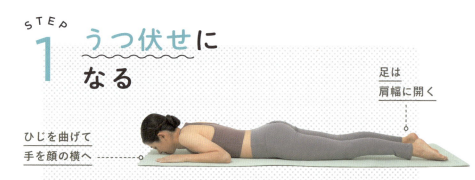

STEP 2 顔→首→胸の順に背骨の骨を1つずつ動かすイメージで体を持ち上げる

頸椎（背骨の首の部分）を意識して顔を持ち上げ、背骨の骨を上から順番に1つずつ動かすイメージで床から体を離していく。

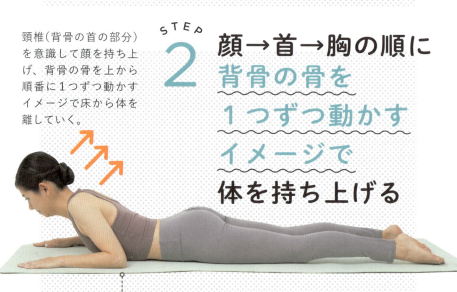

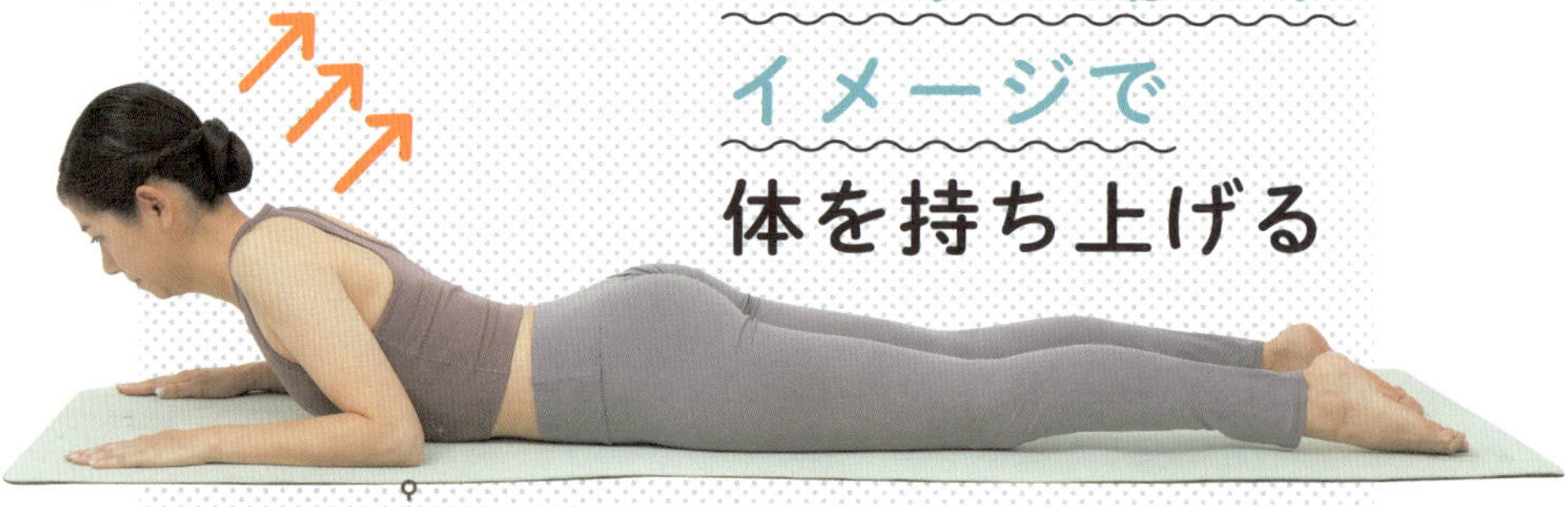

ひじはついたまま

STEP 3 胸を持ち上げきったら数秒キープ

反らすのは胸椎（背骨の胸の部分）までで腰は反らさないように気をつける。顔はまっすぐ前に向けて、この状態で数秒キープする。

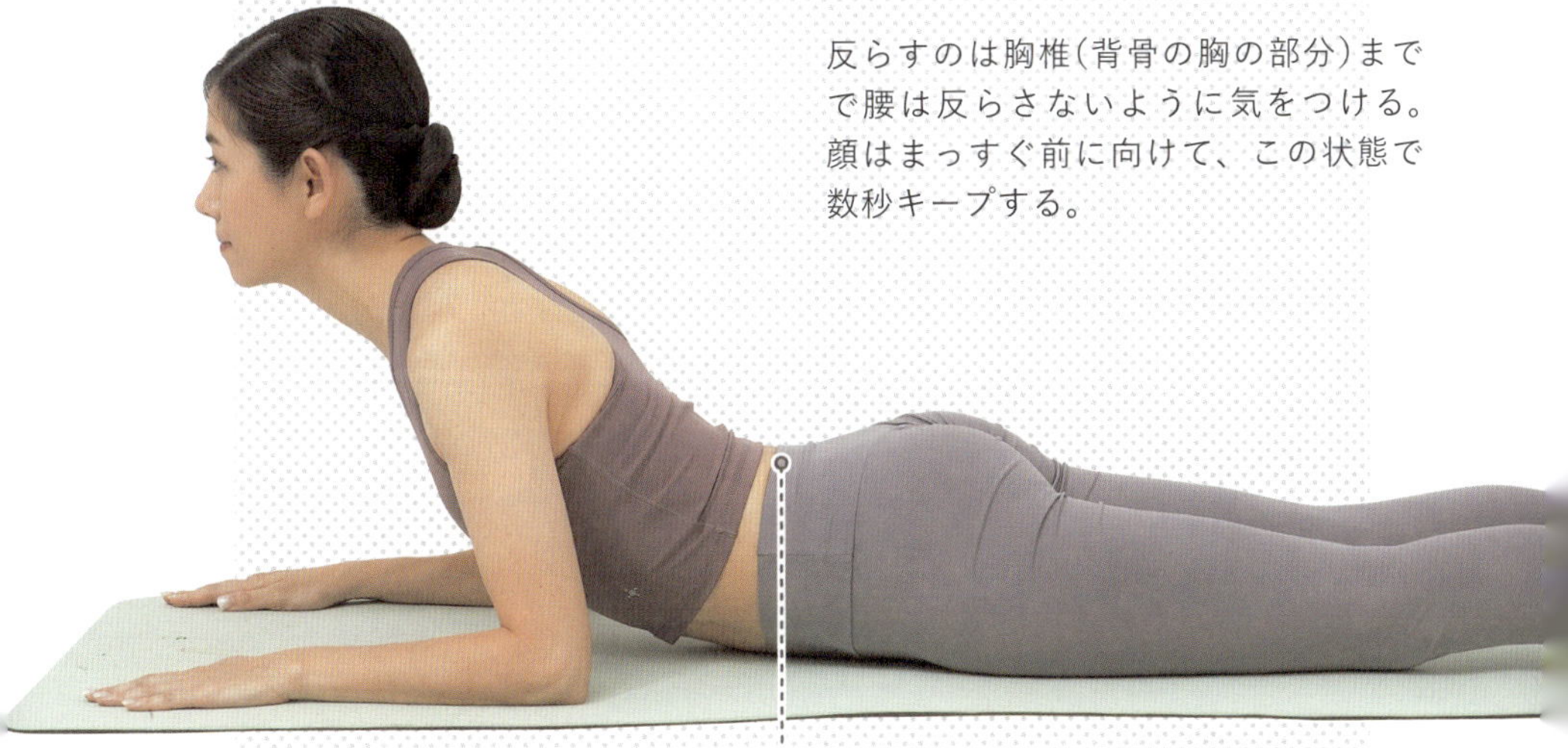

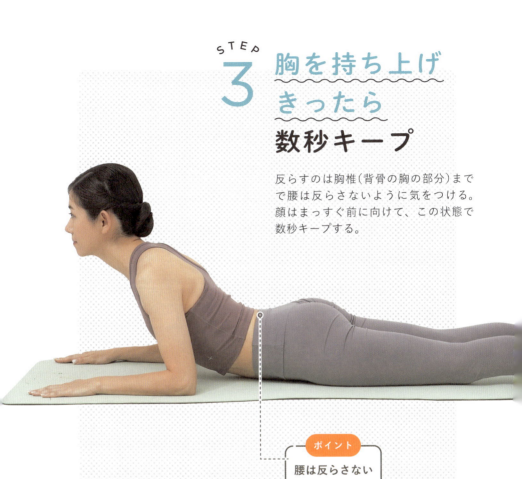

ポイント
腰は反らさないようにする

STEP 4 ゆっくりと1の姿勢に戻す

STEP 1～3と逆の動きで、胸、首、顔の順に骨を1つずつ動かすことを意識しながらゆっくりと元の姿勢に戻す。

次ページで「スフィンクス」をさらに詳しく解説！

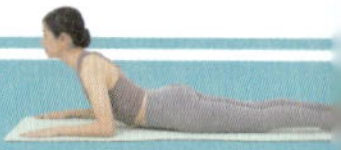

☑ 猫背改善にもスフィンクスは効果的

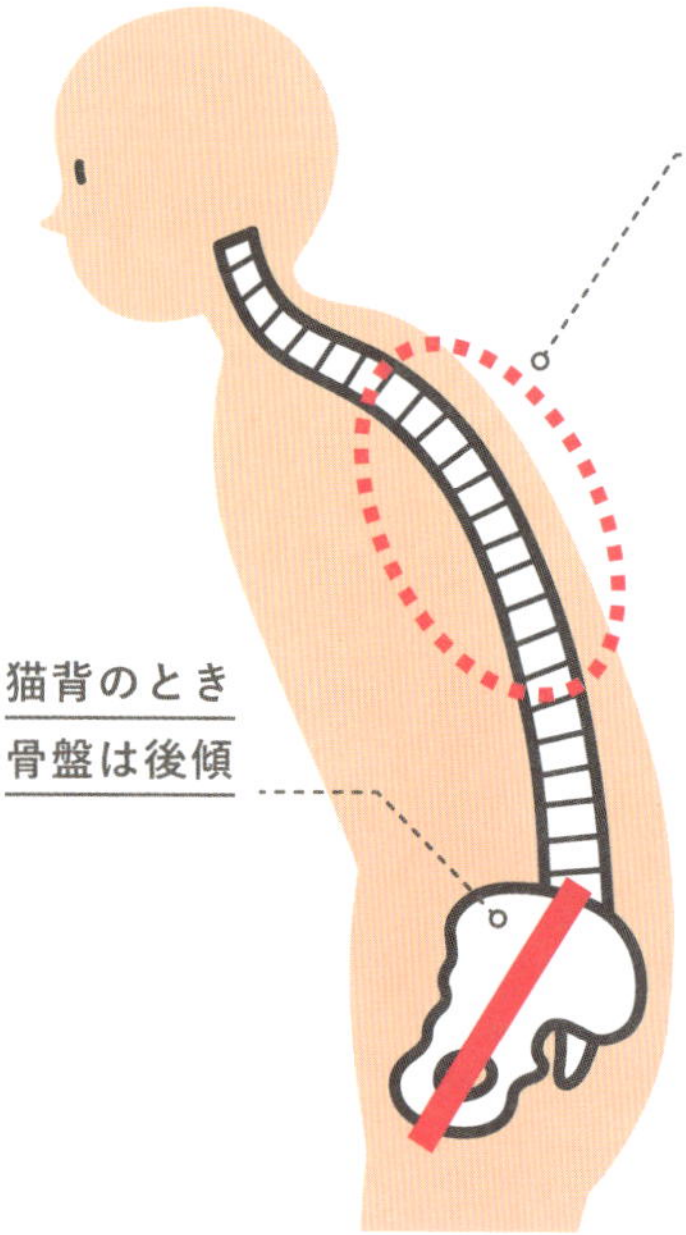

猫背がクセになると
胸椎が固まってしまう

↓

体操を続けると…

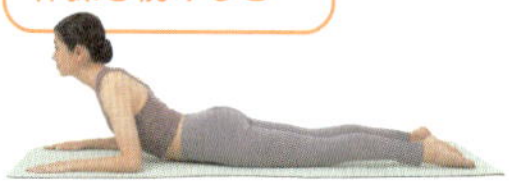

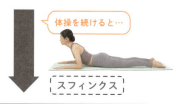

スフィンクス

胸椎の動きがよくなり
姿勢も改善

猫背の姿勢が習慣になると胸椎（背骨の胸の部分）が固まって動かしにくくなってしまう。スフィンクスを行うことで、胸椎の丸まりが解消され、よい姿勢がとりやすくなる。

スフィンクスを行えば上体反らしも怖くない！

スフィンクスは、多裂筋を働かせて特に胸椎（背骨の胸の部分）の動きをよくするための体操です。腰痛持ちの人のなかには、猫背姿勢が習慣化していることなどにより、胸椎が丸まったまま固まって動きが悪くなってしまっている人も少なくありません。実は、**胸椎の動きの悪さは腰に負担をかける要因の一つ**なのです。

たとえば高い所に置いてある物を取ろうとして体を反らすとき、胸椎が動かないと腰だけで体を反らすことになります。このと

☑ 胸椎の動きが腰にも影響している

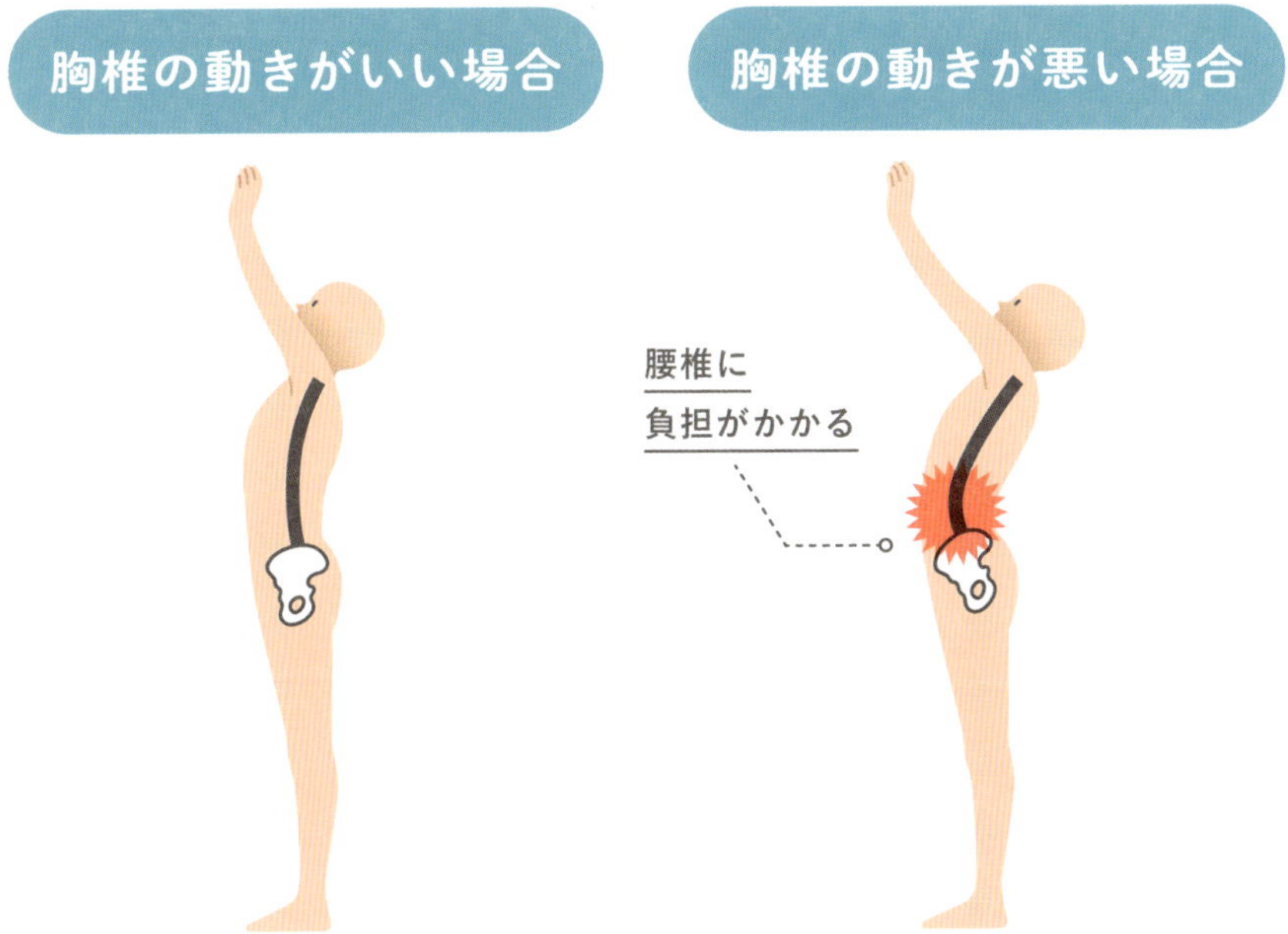
胸椎の動きがいい場合
胸椎の動きが悪い場合
腰椎に
負担がかかる

たとえば上にある物を取るような動作の場合、胸椎の動きが悪くうまく反らすことができないと、腰だけに反りが集中することになり過度な負担がかかってしまう。

き当然、腰には大きな負担がかかります(上のイラスト参照)。

逆に**胸椎がきちんと動くと、背骨がしなやかなカーブを描くように上体を反らすことができ、負担も分散されます。**

日常生活のなかで体を反らせるときは、スフィンクスの動きのように、まず頸椎(首の部分の骨)、胸椎と反らせていき、最後に腰椎を反るのが体への負担の少ない正しいやり方だということを覚えておきましょう。

スフィンクスは、椎間板への負担が大きい猫背姿勢を改善するためにもおすすめです。

EXERCISE

基本の体操 - ⑦

動画をチェック

バックブリッジ

背骨ロールと同様に、多裂筋を働かせて背骨の骨１つずつを動かすことが目的。
背中をただ持ち上げるだけでは意味がないので、背骨に意識を集中しましょう。

STEP 1 あお向けになってひざを立てる

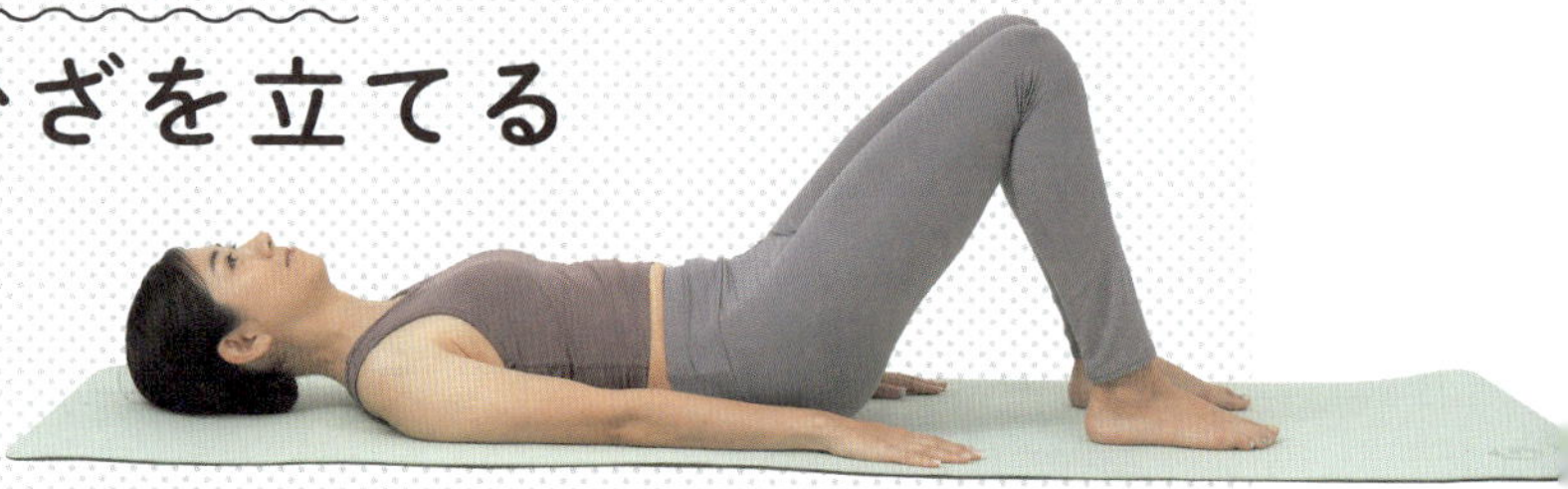

STEP 2 まず骨盤を後傾させるようにお尻から体を持ち上げていく

お尻をただ持ち上げるのではなく、骨盤を後傾しながら持ち上げるイメージで。

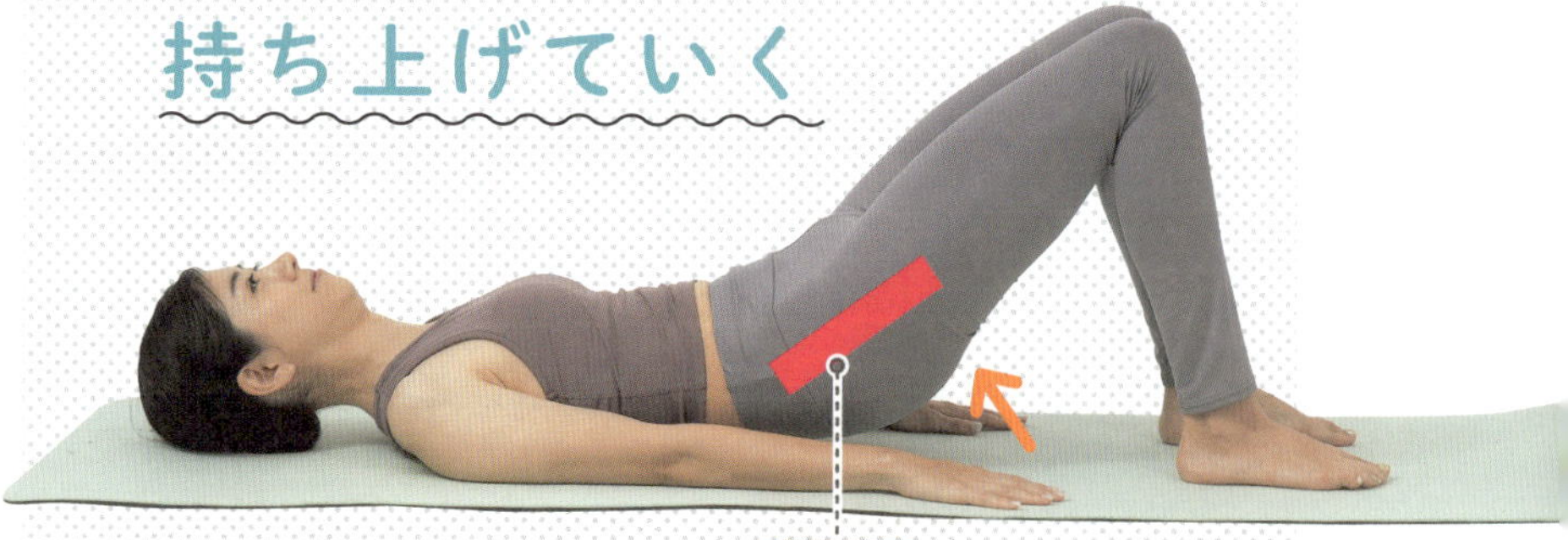

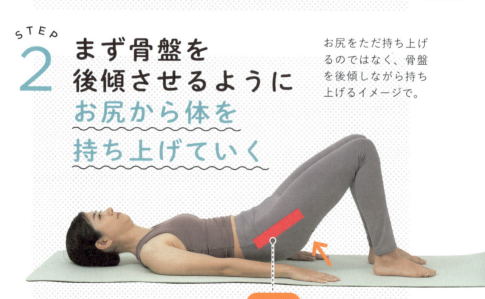

ポイント
骨盤を意識する

STEP 3 背骨の骨を1つずつ順番に床から離していく

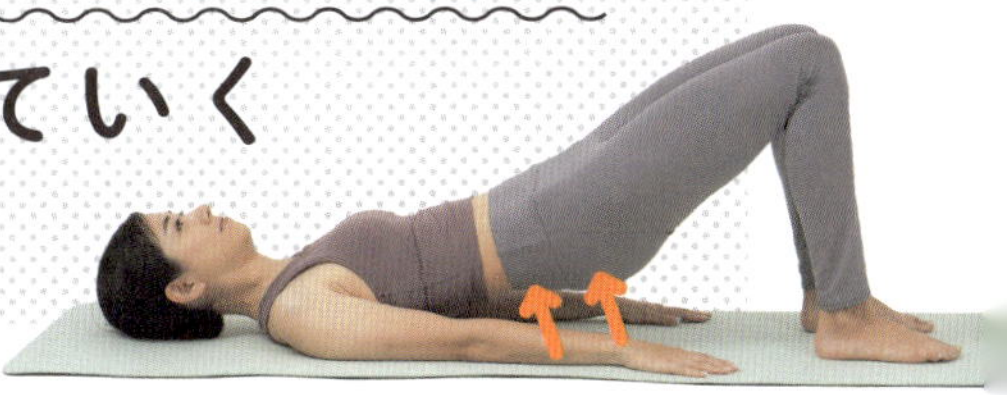

STEP 4 持ち上げきったところで数秒キープ

背中が床から離れて体が一直線になるところまで持ち上げたら、その姿勢のまま数秒キープする。

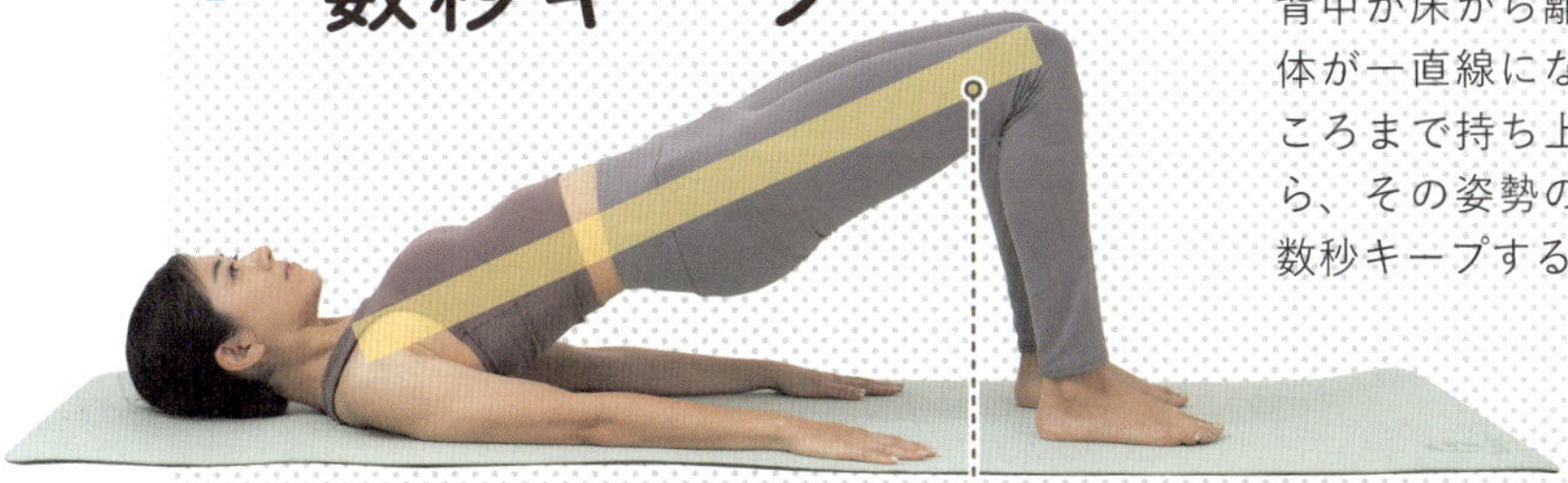

ポイント
肩・骨盤・脚が一直線になるように

応用編
もっとできる人は

STEP 4のときに

片方の脚上げにも挑戦！

片方の脚を上げるとより負荷が増す。このとき、肩から足まで一直線になるようにする。

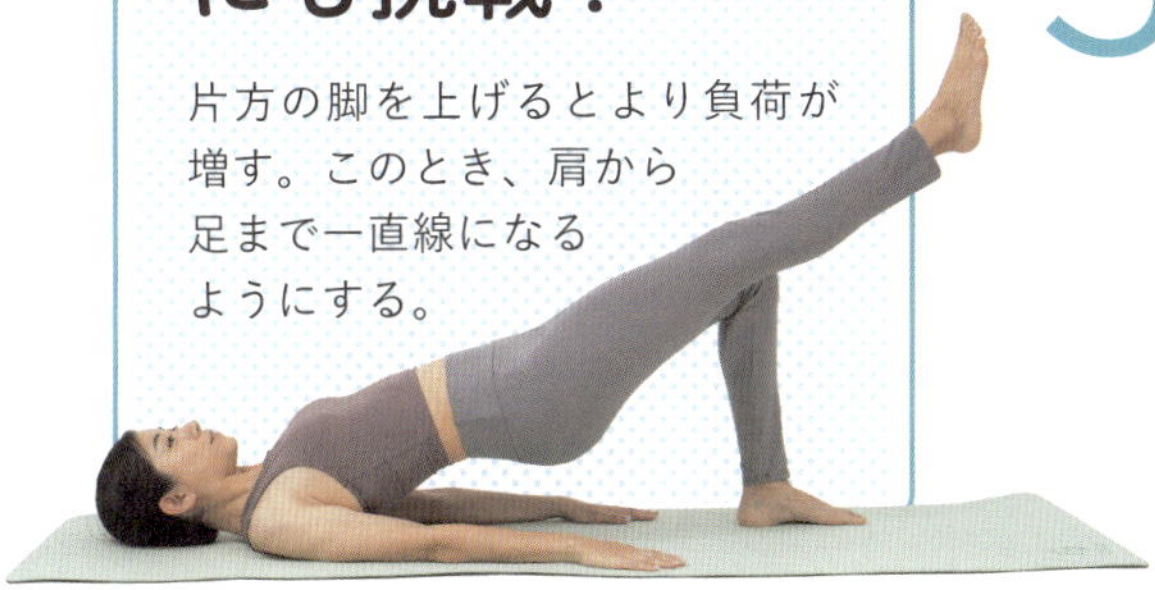

STEP 5 ゆっくりと1の姿勢に戻す

STEP 1～4と逆の動きをするように骨1つずつを意識しながらゆっくりと元の姿勢に戻していく。

次ページで「バックブリッジ」をさらに詳しく解説！

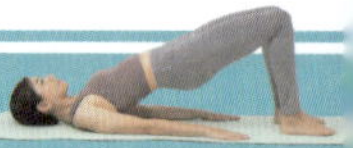

☑ 多裂筋を働かせて「一直線」をキープ

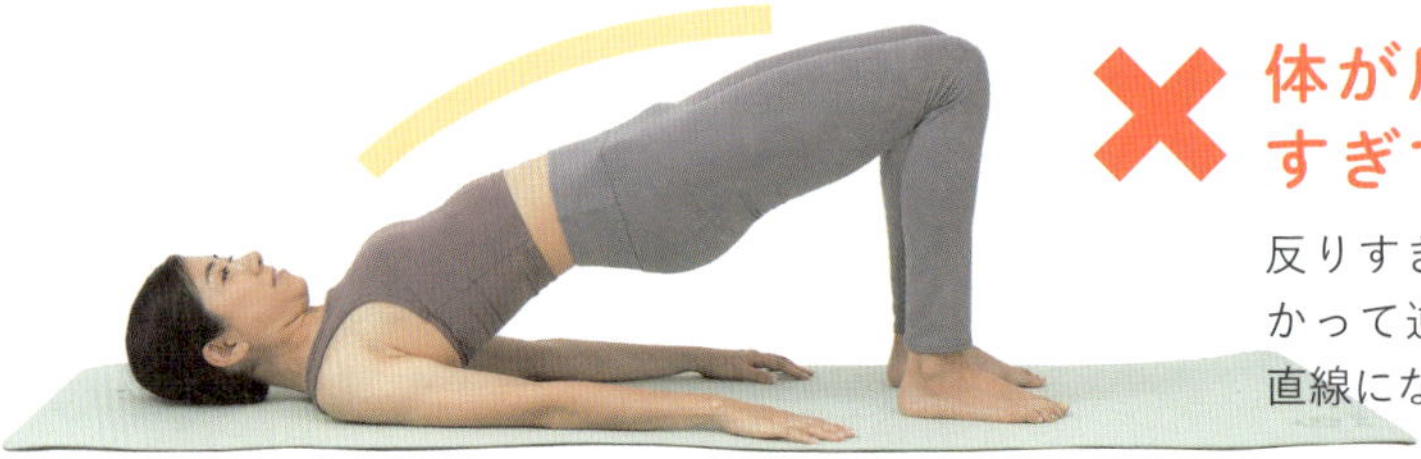

✖ 体が反りすぎている

反りすぎは腰に負担がかかって逆によくない。一直線になるように調節を。

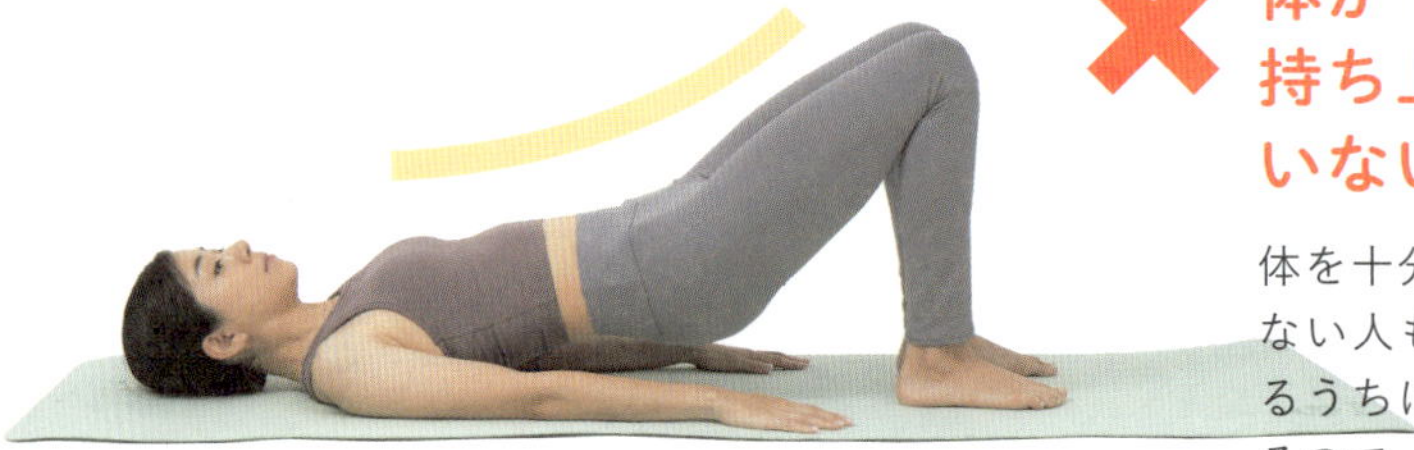

✖ 体が十分に持ち上がっていない

体を十分に持ち上げられない人も多い。続けているうちにできるようになるので一直線を目指して。

お尻、太ももの筋肉の強化にもおすすめ

バックブリッジも背骨ロールやスフィンクスと同様に、**多裂筋を動かして背骨の可動域を最大限に使うための体操**です。

体操のポーズの最終形だけを見て、お尻をただくっと上げただけでできたつもりになっている人もいますが、それでは意味がありません。**骨を一つひとつ動かしていく過程が大切ということを必ず心に留めておいてください**。

お尻の筋肉である大臀筋《だいでんきん》や、太ももの裏側の筋肉であるハムストリングスの強化にもなります。

ADVICE

体操でいちばん難しいのは続けること

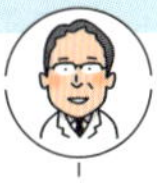

体操は、慣れてきたらわざわざ時間を取ってやる必要はありません。「いすに座るときは骨盤立てを」「テレビを見るときはサイドブリッジを」と日常に取り込んでいただくと続けやすくなるでしょう。

私が体操を指導する立場として悩ましく感じているのが、この「毎日続けてもらうこと」です。どうしても患者さんの「やる気」の問題になってしまうからです。

診療にいらっしゃった方に体操を教えて「1か月後にきちんとできるようになったかチェックします」とお伝えしても、やらない人は本当にやらない。そういう方にいかにやっていただくかには、とても労力を使います。

そんなときは体操の必要性をできるだけ丁寧に説明し納得していただくようにするのですが、それと同時に、言い方は悪いのですが、ちょっと脅したりもしています。**「そんなんだから腰痛になるんです」「このままだと歩けなくなりますよ。最後には寝たきりが待っています」**と。

先に紹介した北海道東川町の研究では、参加者76名のうち途中離脱したのは9名で、その継続率は88％でした。これはこういった研究では珍しいほど高い率です。地域のみなさんで週に一度集まってエクササイズを行う時間をとったことや、日常のなかでたとえば「車をバックさせるときに後ろを振り向きやすくなった」など体のよい変化を自覚できたことが、継続のモチベーションとなったのではないかと見ています。

同様に考えると、たとえば家族に「一緒にやらないか」と誘ってみるのは仲間を作るという面でいいかもしれません。また体の変化を実感するという面では、「骨盤立てで骨盤を大きく前後に傾けられるようになってきたか」や「ハンドニーで骨盤を動かさずに手脚を上げられるようになってきたか」をチェックすると変化がわかりやすいのではないかと思います。一方で、効果を実感できるようになるまでにはある程度時間がかかるものです。**なかなか変化を感じられなくても、しばらくは続けてほしいとも思います**。

私の〝脅し〟によって最初は渋々だった患者さんも、体操がうまくできるようになり腰痛に改善が見られると本当に嬉しそうにしてくれるものです。ぜひ前向きに取り組んでみてください。

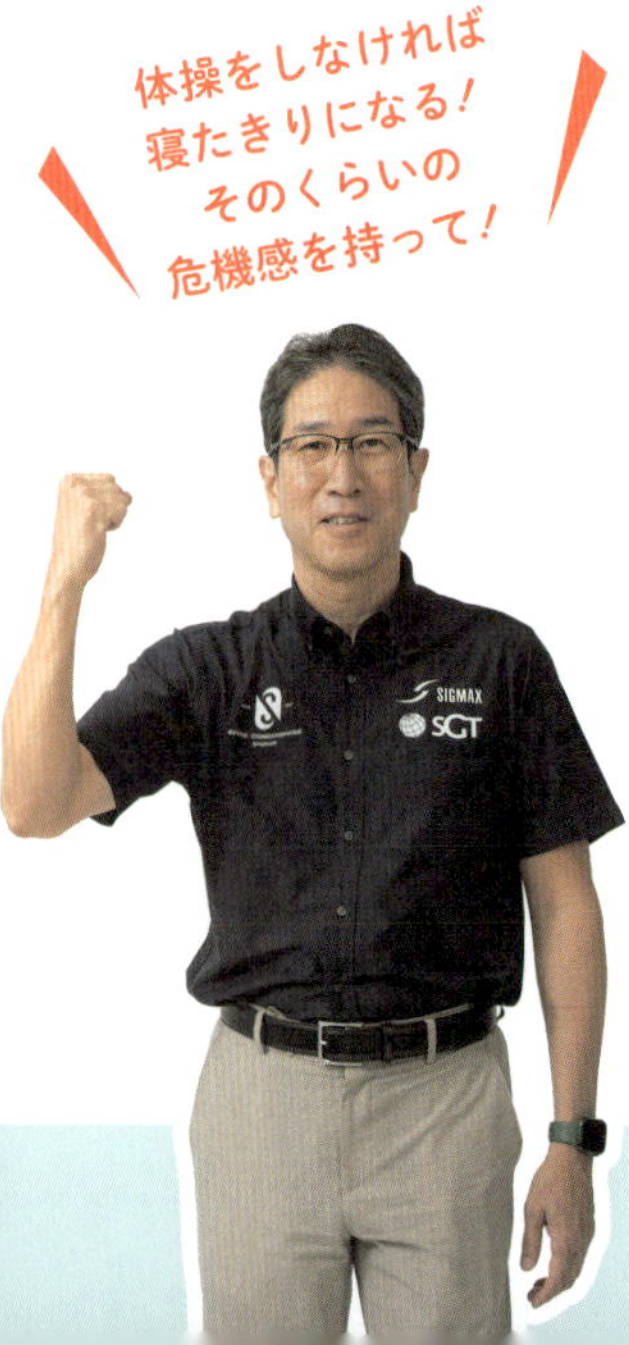
体操をしなければ
寝たきりになる！
そのくらいの
危機感を持って！

第3章

自分に合ったものを選んで

＋αの体操で、腰痛と永遠にオサラバ！

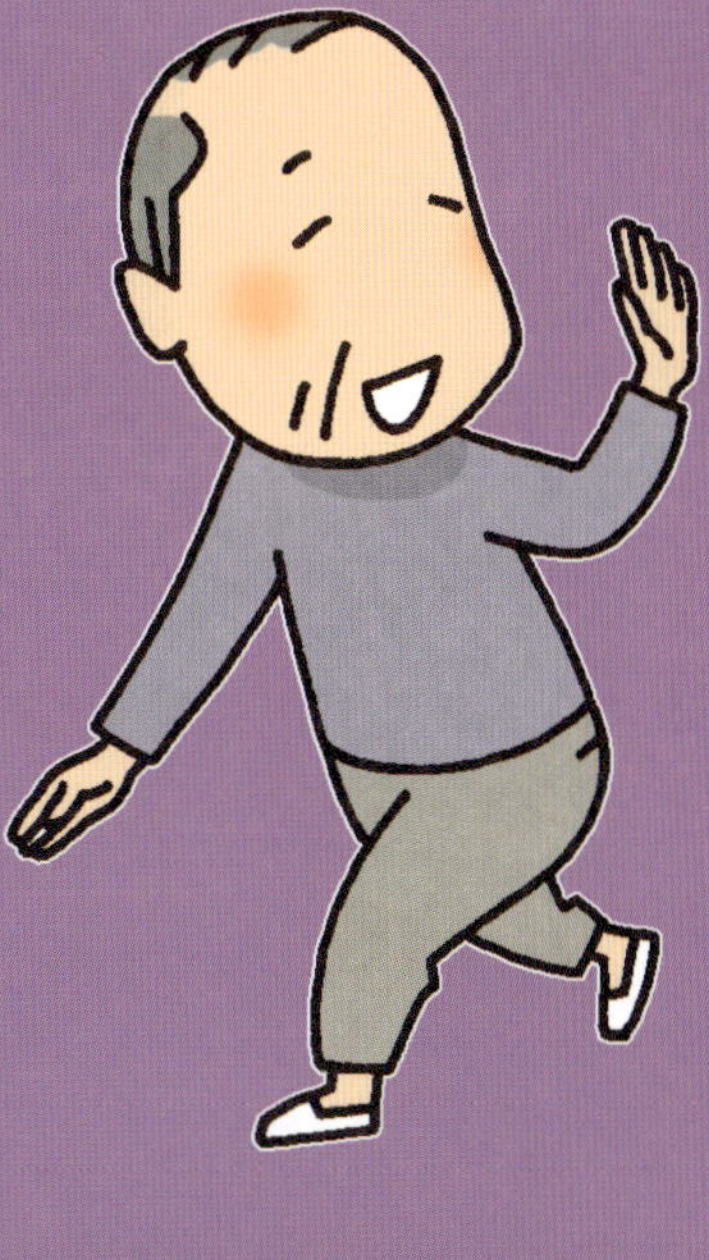

脊柱管狭窄症の場合は？ヘルニアは？
＋αの体操の選び方

本書では第2章、そしてこの第3章でさまざまな体操を紹介していますが、紹介されている体操を全部やらなくてはいけないと思い込んでめげてしまう人もいるかもしれません。しかし、全部やる必要はありません。自分に必要だと思うものを選んでください。

ただし、**第2章で紹介したズボラ筋を目覚めさせる体操については、7つの基本の体操すべてをできるようになることを目指しましょう**。腰痛を改善する効果は十分にありますから、とにかくこれだけをじっくり取り組むのでもいいでしょう。

そのうえで、余裕のある人はこの章で紹介する＋αの体操から自分に合うものを選んで取り入れてみてください。先に紹介した北海道東川町の研究で取り入れられたエクササイズを中心に紹介します。腰痛を治し再発を防ぐため、ひいては健康寿命を延ばすために、より効果的に体作りができるはずです。

＋αの体操には、モーターコントロールエクササイズだけでなく、筋トレやストレッチの要素が強い体操も盛り込んでいます。**取り組むうえで知っておいてほしいのが、運**

筋トレにストレッチ……理想はさまざまな運動をバランスよく

運動は大きく下の４つの要素に分けられる。
１つの体操のなかに複数の要素が組み合わさっている場合もある。

筋トレ

筋肉に負荷をかけることで、筋力を向上させるエクササイズ。本書で紹介するなかではプランク(116ページ)が筋トレ要素が強い体操。

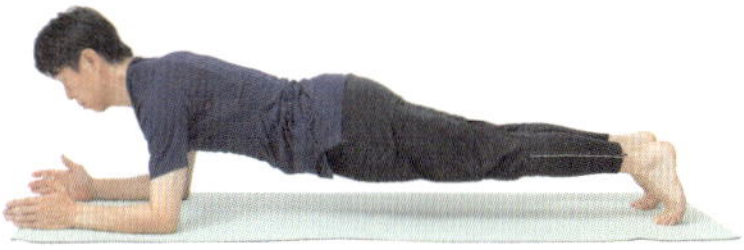

モーターコントロールエクササイズ

第２章で紹介してきた、神経系や筋肉、関節を協調させて、背骨の安定性を保ちながらしなやかに体を動かせるようにするためのエクササイズ。

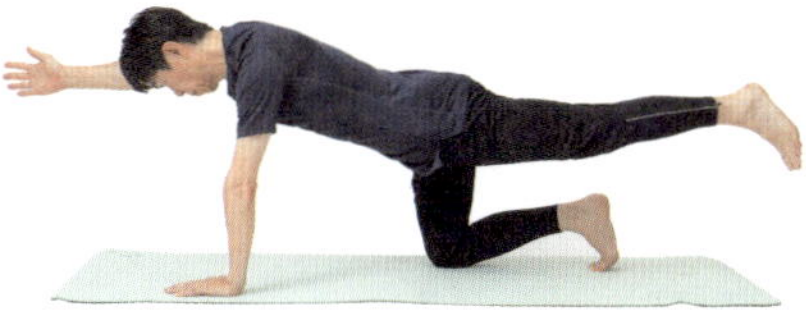

有酸素運動

ウォーキング、ジョギング、水泳、エアロビクスなど。心肺機能を高めて、持久力を向上させる運動。肥満を解消する効果も高い。

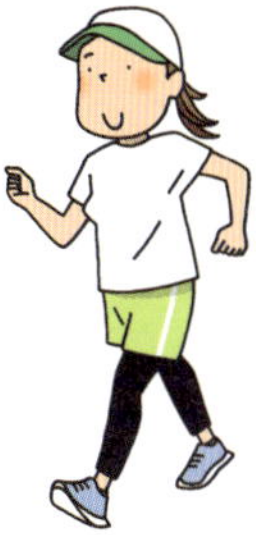

ストレッチ

筋肉の柔軟性を向上させ、関節の可動域を広げる体操。腸腰筋ストレッチ(104ページ)、太もも倒し(108ページ)はストレッチ要素が高い。

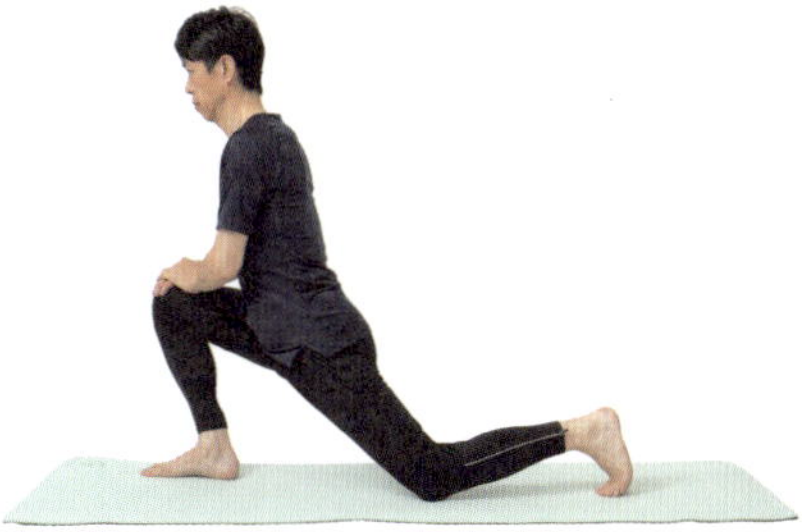

動にはいくつかの要素があるということ（101ページ参照）。そして、**それぞれに役割が違い、食事をとるときに栄養バランスを考えるのと同じように、それらをバランスをとりながら組み合わせるのが理想的**だということです。

運動の4つの要素のうち、モーターコントロールエクササイズについては第2章の説明のとおりですが、ストレッチについては、腰痛の改善にとって骨盤の動きをよくするために大切です。また、年齢を重ねて体を動かさないでいると可動域は固まっていきがちです。今ある可動域をキープするためには、1日に1回は可動域を動かすメンテナンスをしたほうがいいのです。

一方で筋トレは、筋力の低下を防ぐために大切です。全身の筋肉量は、男性では40歳ごろまで緩やかに増加した後に減少し、女性では50歳ごろまで横ばいで推移した後に減少していくというデータがありますが、筋トレを行うことで衰えるスピードを緩やかにすることができるのです。

また、セルフチェック（44〜50ページ参照）で絞り込んだ腰痛のタイプ別にも体操選びのポイントがあるので、左のページを参考にしてください。椎間板ヘルニアの人は椎間板タイプ、脊柱管狭窄症の人は椎間関節タイプです。タイプ別に負担のかかっている部位をカバーする体操をすることで、効率よく腰痛の起きない体に近づきましょう。

腰痛のタイプ別！おすすめ & NGの体操

TYPE 1

椎間板タイプの場合（椎間板ヘルニア含む）

前かがみ姿勢（骨盤後傾）を改善すべく、多裂筋を働かせて骨盤を前傾させる体操を行うとよい。

おすすめ
- いすのポーズ 120ページ

TYPE 2

椎間関節タイプの場合（脊柱管狭窄症含む）

骨盤が前傾すると神経の圧迫が強くなるタイプ。腹横筋を働かせて骨盤を後傾させる体操を行うとよい。

おすすめ
- 腸腰筋ストレッチ 104ページ
- 四つんばい正座 110ページ

TYPE 3

筋・筋膜タイプの場合

アウターマッスルの使いすぎが原因なので、脊柱起立筋をほぐす体操を行うとよい。

おすすめ
- 四つんばい正座 110ページ
- アップドッグ 114ページ

TYPE 4

仙腸関節タイプの場合

仙腸関節に負担がかかる体操を避ける。また、腹横筋の働きが重要なタイプなのでドローインを意識する。

NG
- 腸腰筋ストレッチ
- 太もも倒し

EXERCISE

+α の体操 - ①

動画をチェック

腸腰筋ストレッチ

腸腰筋は、腰椎から太ももの骨に伸びる筋肉で、股関節の動きに関わります。
股関節の動きが悪いと骨盤の動きが妨げられるため、このストレッチも大切です。

こんな人に
特におすすめ

□ 椎間関節タイプ
（脊柱管狭窄症含む）の人

□ 歩くのが
速くなりたい人

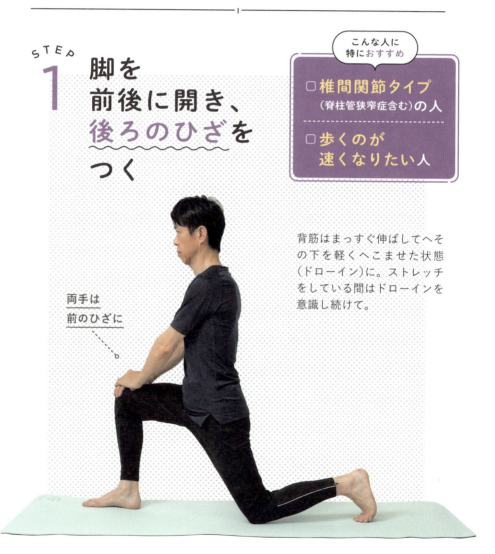

STEP 1 脚を前後に開き、後ろのひざをつく

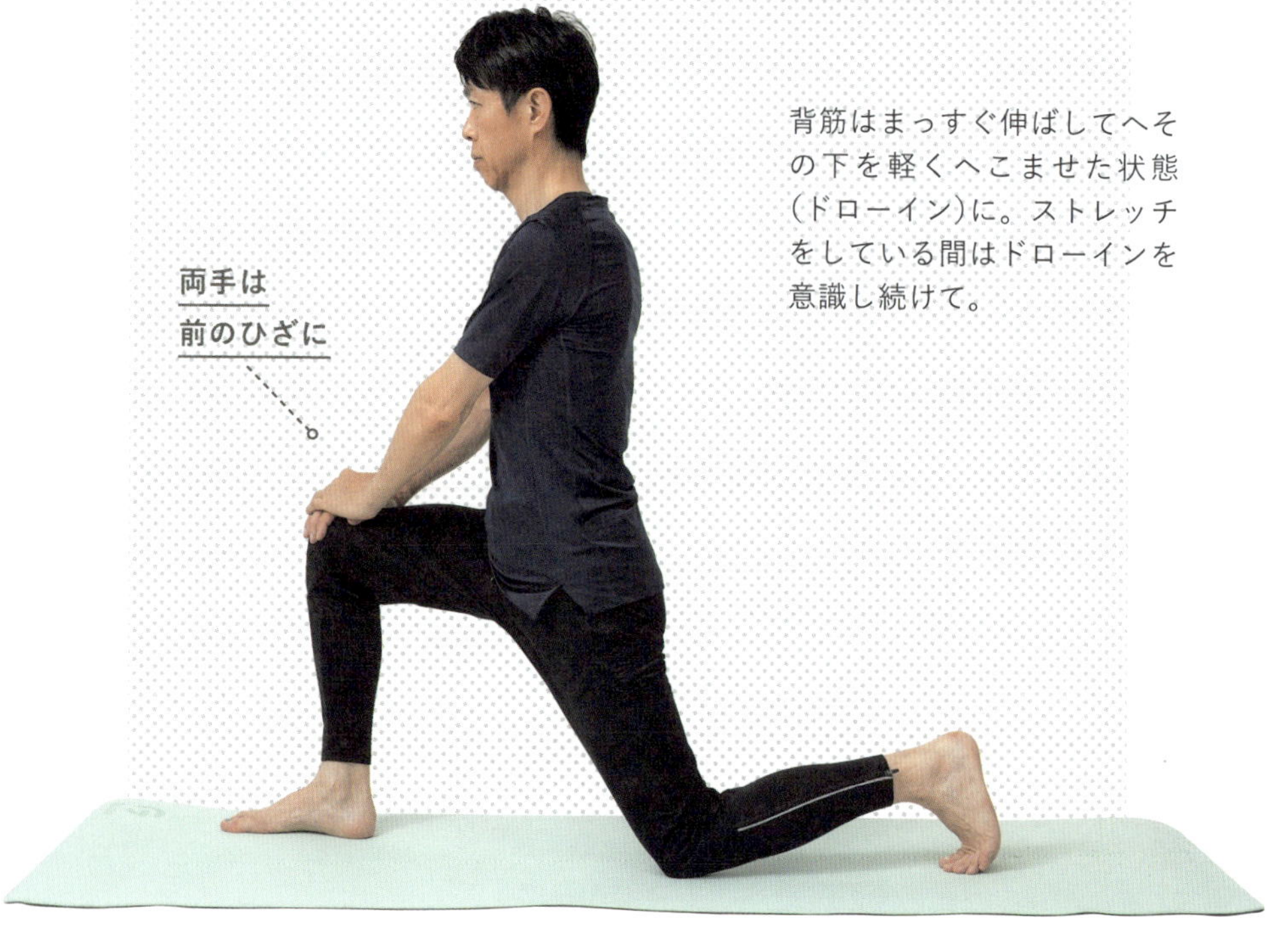

背筋はまっすぐ伸ばしてへその下を軽くへこませた状態（ドローイン）に。ストレッチをしている間はドローインを意識し続けて。

両手は
前のひざに

STEP 2 前の脚に体重を移す

このときひざを床についている側の股関節と太ももの前側の伸びを感じながら数秒キープし、STEP 1の姿勢に戻す。

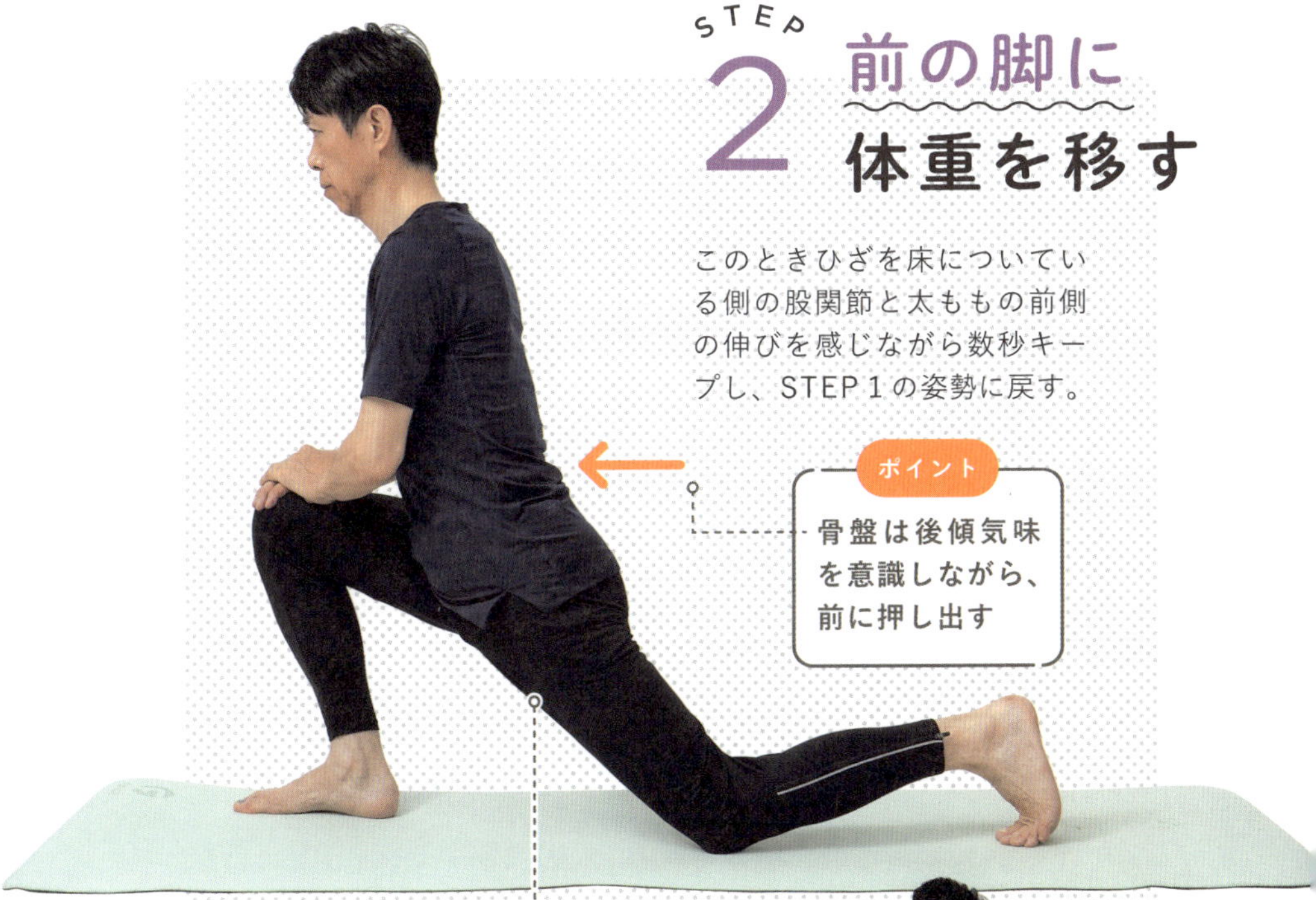

ポイント
骨盤は後傾気味を意識しながら、前に押し出す

ポイント
股関節と太ももの前側の伸びを意識

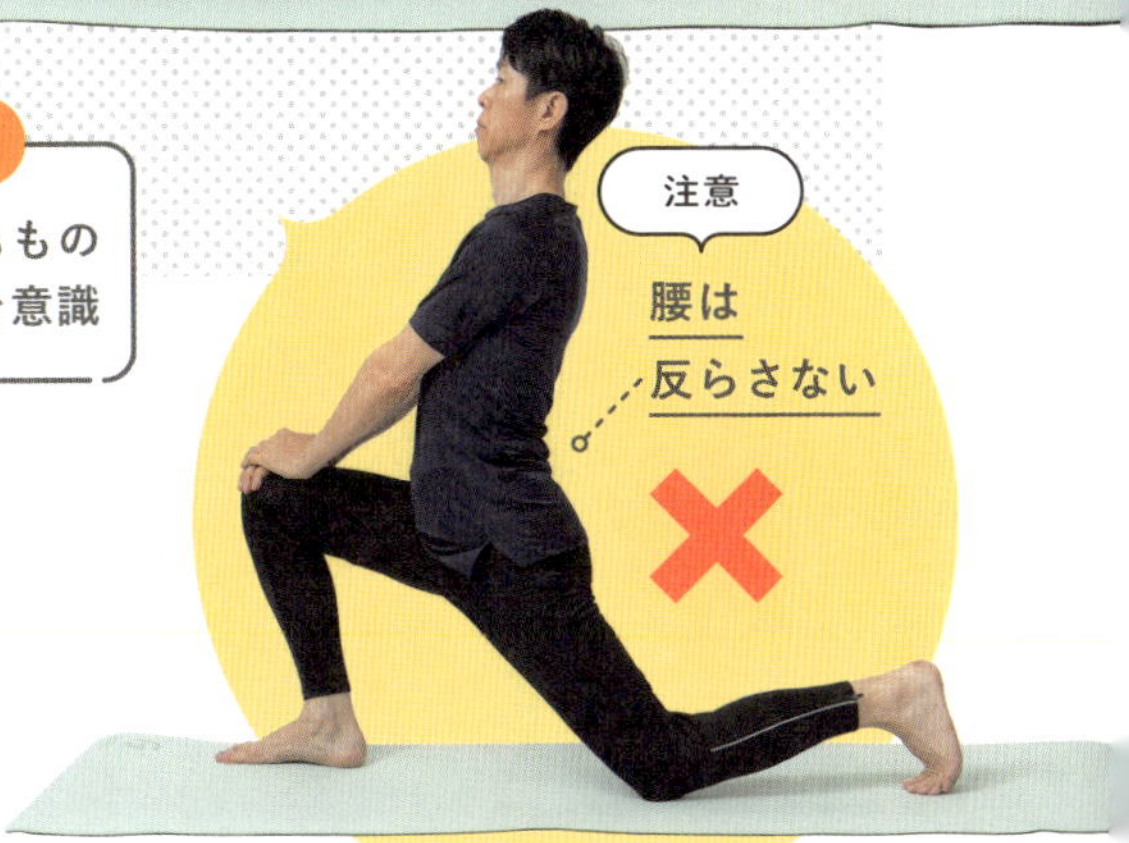

STEP 3 反対側も同様に行う

次ページで「腸腰筋ストレッチ」をさらに詳しく解説！

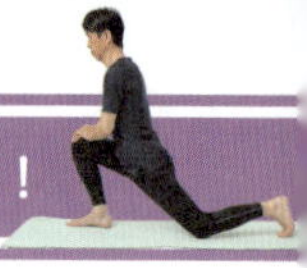

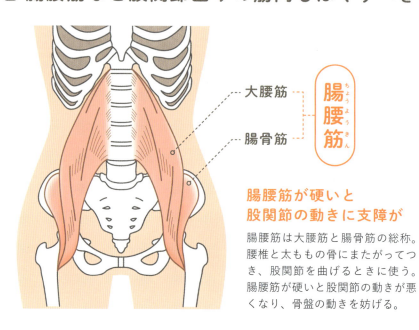

☑ 腸腰筋など股関節回りの筋肉もほぐすべき

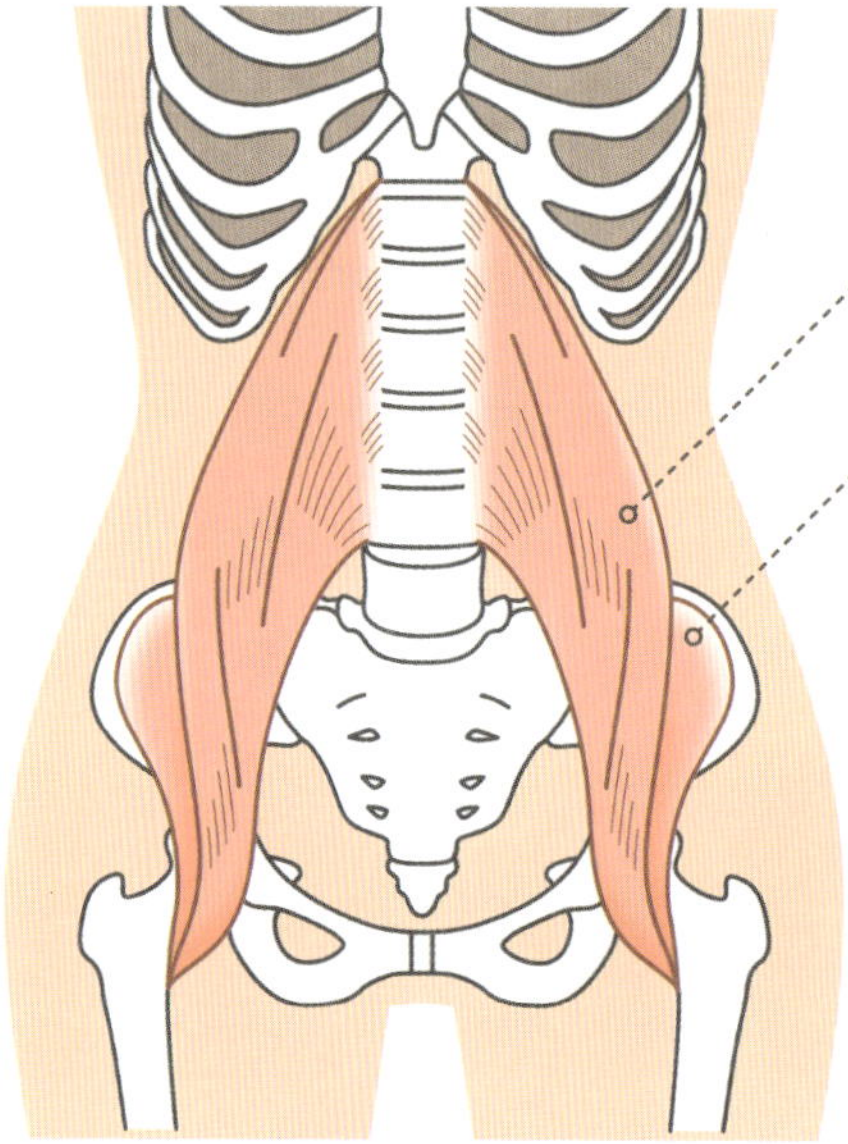

腸腰筋が硬いと股関節の動きに支障が

腸腰筋は大腰筋と腸骨筋の総称。腰椎と太ももの骨にまたがってつき、股関節を曲げるときに使う。腸腰筋が硬いと股関節の動きが悪くなり、骨盤の動きを妨げる。

股関節の動きの悪さも腰に負担をかける要因

胸椎の動きが悪くなると腰の負担が大きくなることはお話ししましたが、同じように**股関節の動きも腰へ影響を及ぼします。**

股関節は骨盤と太ももの骨（大腿骨）をつないでいる関節ですが、**股関節の動きが悪いと骨盤が前後に傾く動きが妨げられ、体を反ったり前かがみになったりするときに腰椎だけに負担が集中してしまう**のです。

腸腰筋ストレッチは、腸腰筋と太ももの前側の筋肉である大腿直筋を伸ばして、骨盤を後傾

応用編
もっと
できる人は

STEP 2のときに

腕を上げるのに挑戦！

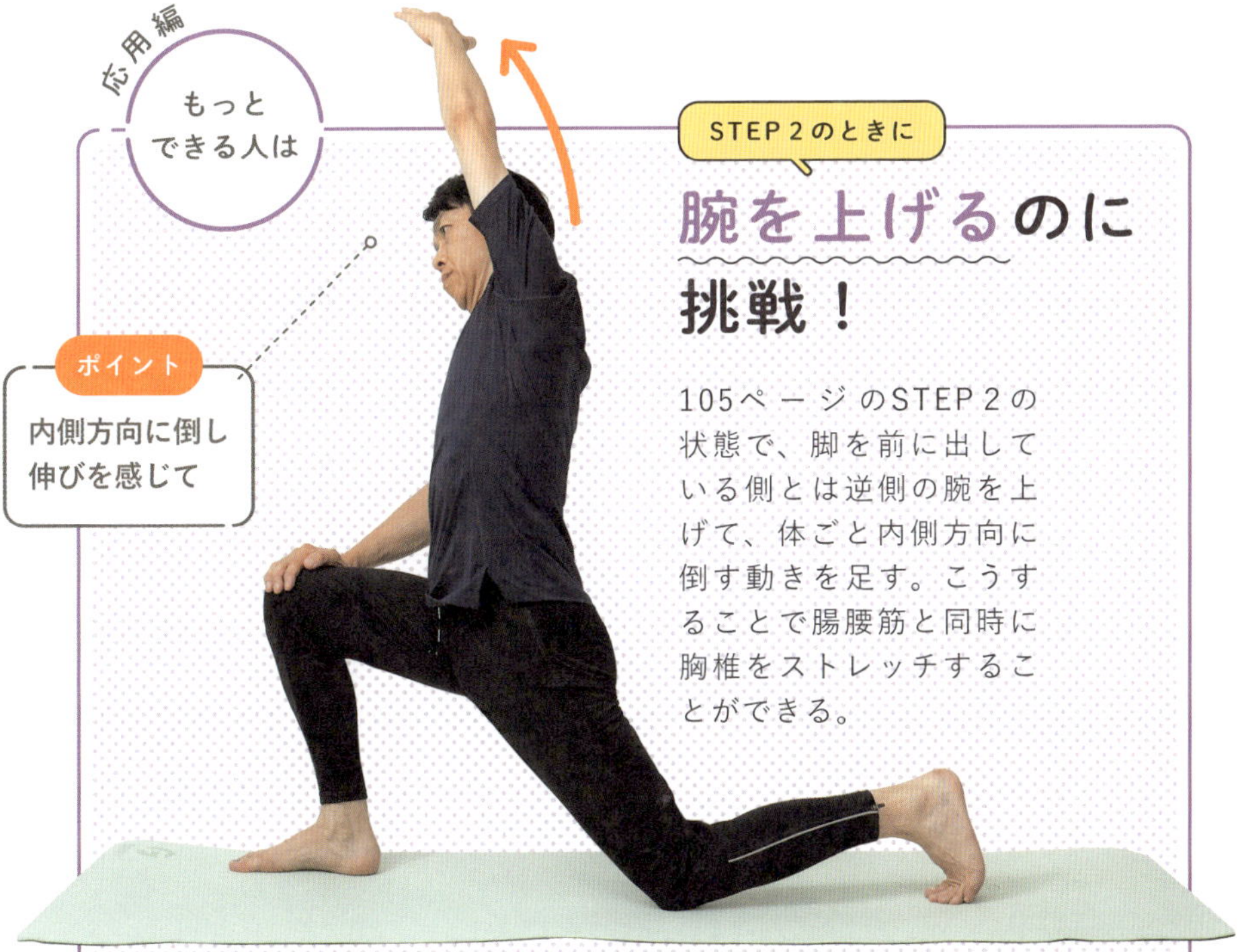

ポイント
内側方向に倒し
伸びを感じて

105ページのSTEP 2の状態で、脚を前に出している側とは逆側の腕を上げて、体ごと内側方向に倒す動きを足す。こうすることで腸腰筋と同時に胸椎をストレッチすることができる。

しやすくすることが目的です。

ちなみに骨盤を前傾しやすくするには太ももの後ろ側のハムストリングスの柔軟性が必要です。その場合、いすのポーズ(120ページ)がおすすめです。

また股関節は歩くときや走るとき、階段を上るときなどに大きく動く必要があります。股関節の動きが小さいと、歩くときに大きく踏み出すことができず、すり足のように歩くことになりますが、このような歩き方は腰に過度な負担がかかります。**歩き方改善のためにも、腸腰筋ストレッチはおすすめ**です。

EXERCISE

＋α の体操 - ②

太もも倒し

股関節回りの筋肉をストレッチすることに加えて、腕を伸ばすことで
胸椎のストレッチにもなります。寝床でも気軽にできる体操です。

こんな人に
特におすすめ

□ 柔軟性を
高めたい人

□ 寝床で
運動をしたい人

STEP 1 あお向けになり、片方のひざを曲げる

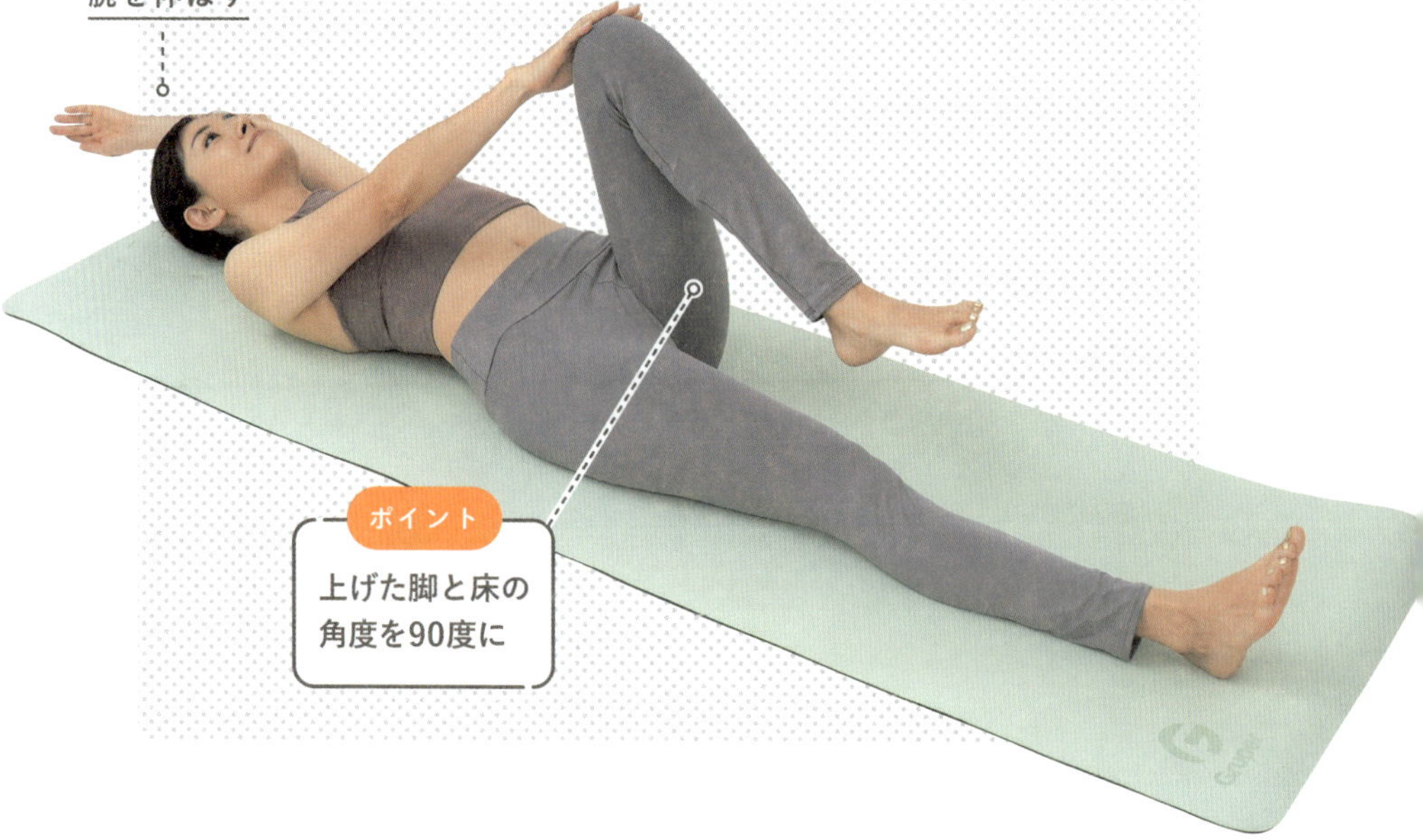

反対側の手を
ひざにかける
脚を上げた側の
腕を伸ばす
ポイント
上げた脚と床の
角度を90度に

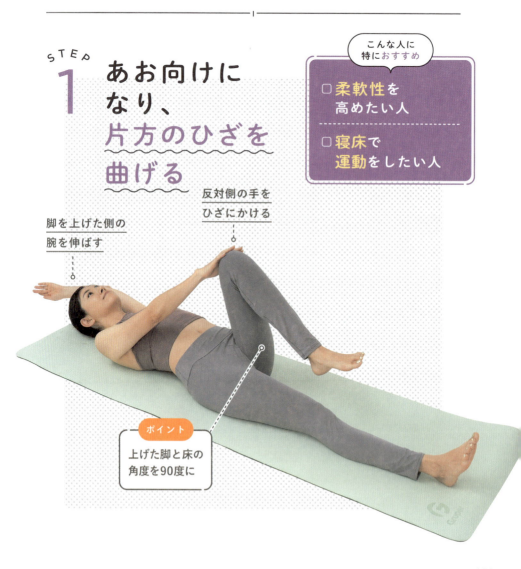

STEP 2 曲げたひざを体の反対側に倒す

胸椎の回りや太もも、お尻の回りの筋肉まで全身の伸びを感じながら写真の姿勢を数秒キープして元に戻す。

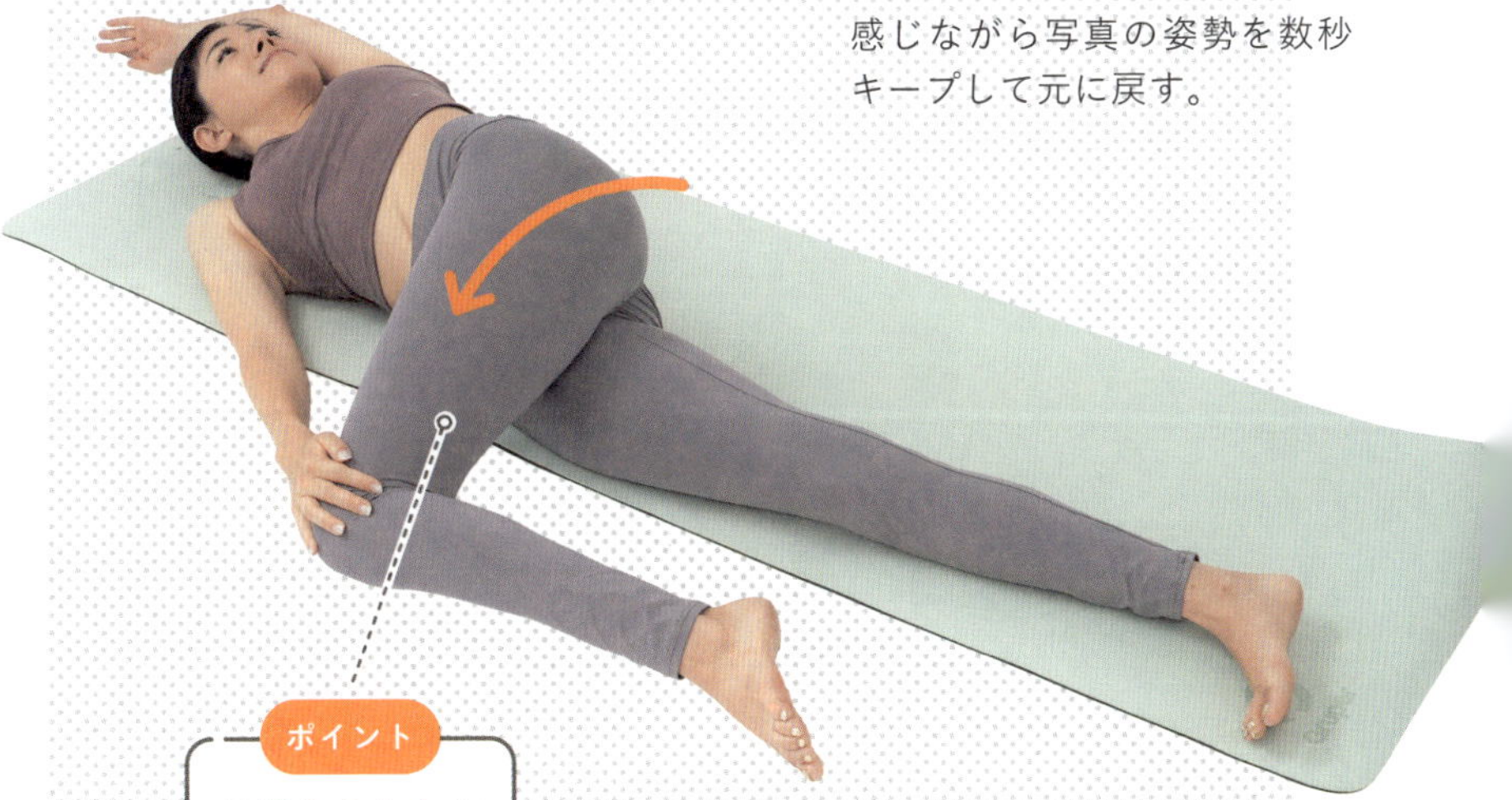

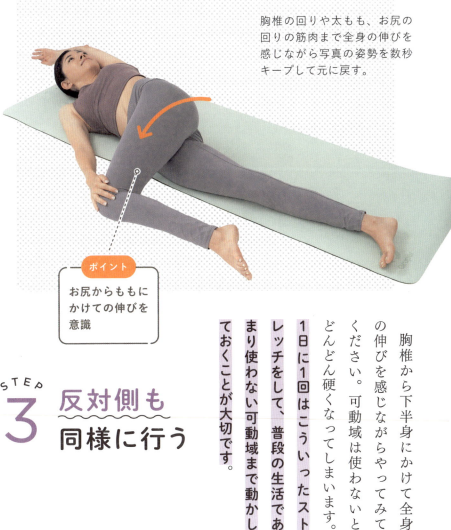

ポイント
お尻からももにかけての伸びを意識

STEP 3 反対側も同様に行う

胸椎から下半身にかけて全身の伸びを感じながらやってみてください。可動域は使わないとどんどん硬くなってしまいます。**1日に1回はこういったストレッチをして、普段の生活であまり使わない可動域まで動かしておくことが大切です。**

EXERCISE

＋α の体操 - ③

四つんばい正座

脊柱管狭窄症の人に特にやってほしいのがこの体操。背中を大きく丸める動きをすると狭まっていた脊柱管を広げることができるので、痛みやしびれの症状が和らぎます。

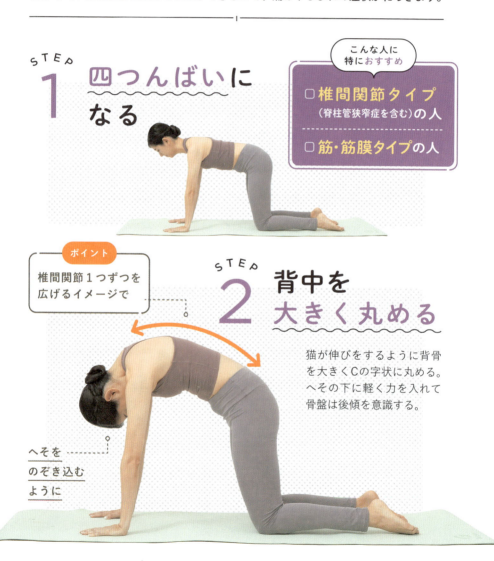

こんな人に特におすすめ

□ 椎間関節タイプ（脊柱管狭窄症を含む）の人

□ 筋・筋膜タイプの人

STEP 1 四つんばいになる

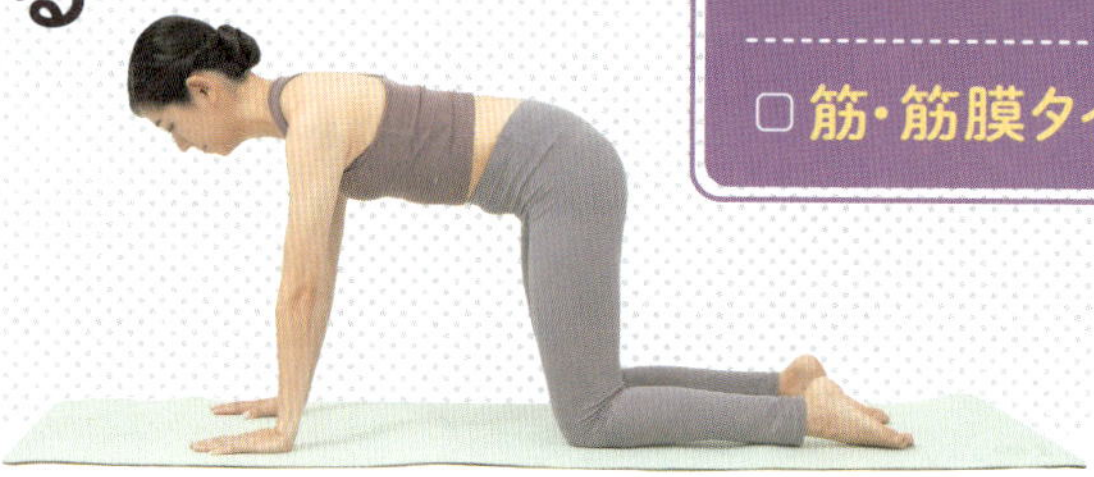

ポイント

椎間関節１つずつを広げるイメージで

STEP 2 背中を大きく丸める

猫が伸びをするように背骨を大きくCの字状に丸める。へその下に軽く力を入れて骨盤は後傾を意識する。

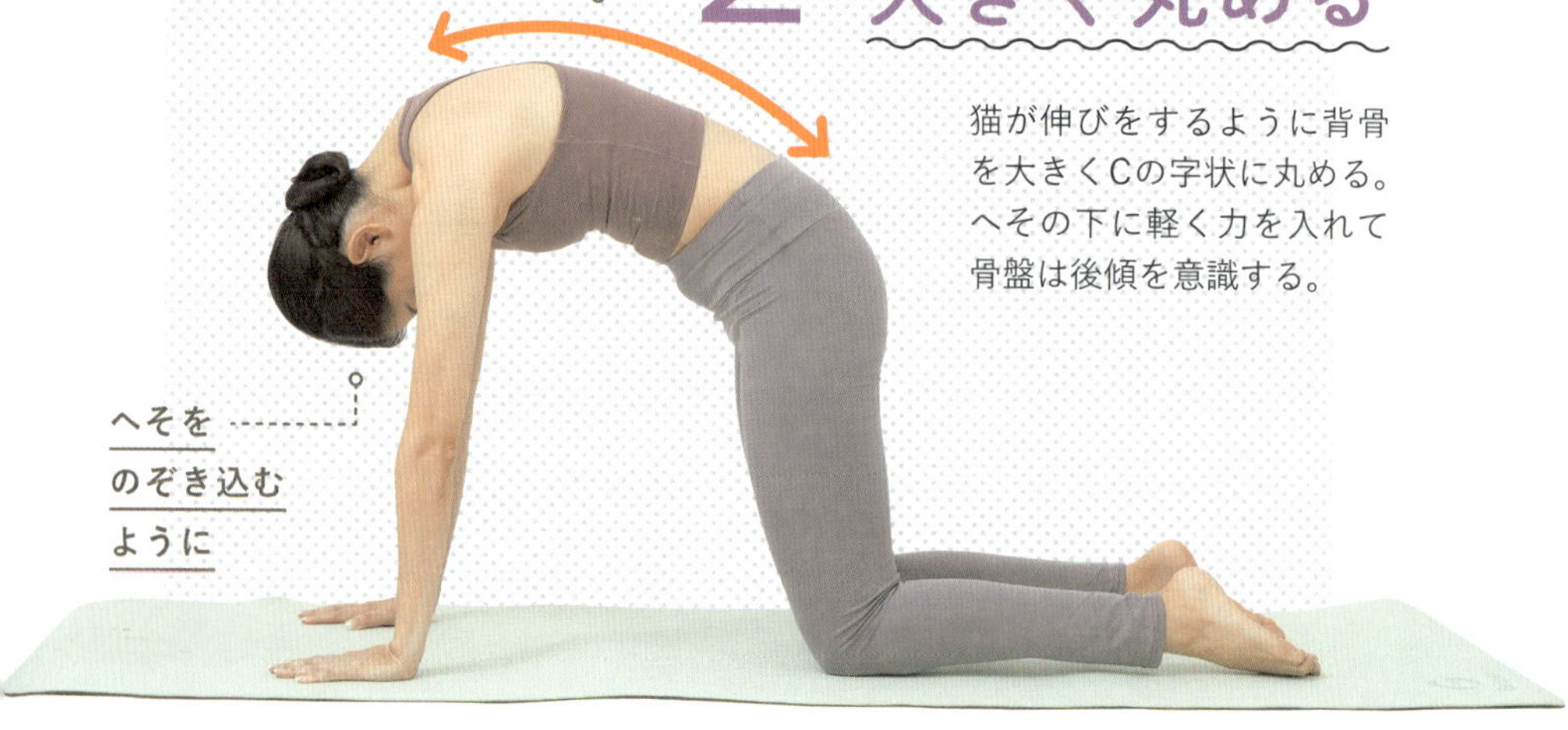

へそをのぞき込むように

STEP
2 そのまま お尻を落とす

背中は丸めた状態のまま、手の位置は変えずに、お尻をゆっくり足のほうに落としていき、足についたら数秒キープ。背中の筋肉が伸びていることを意識して。

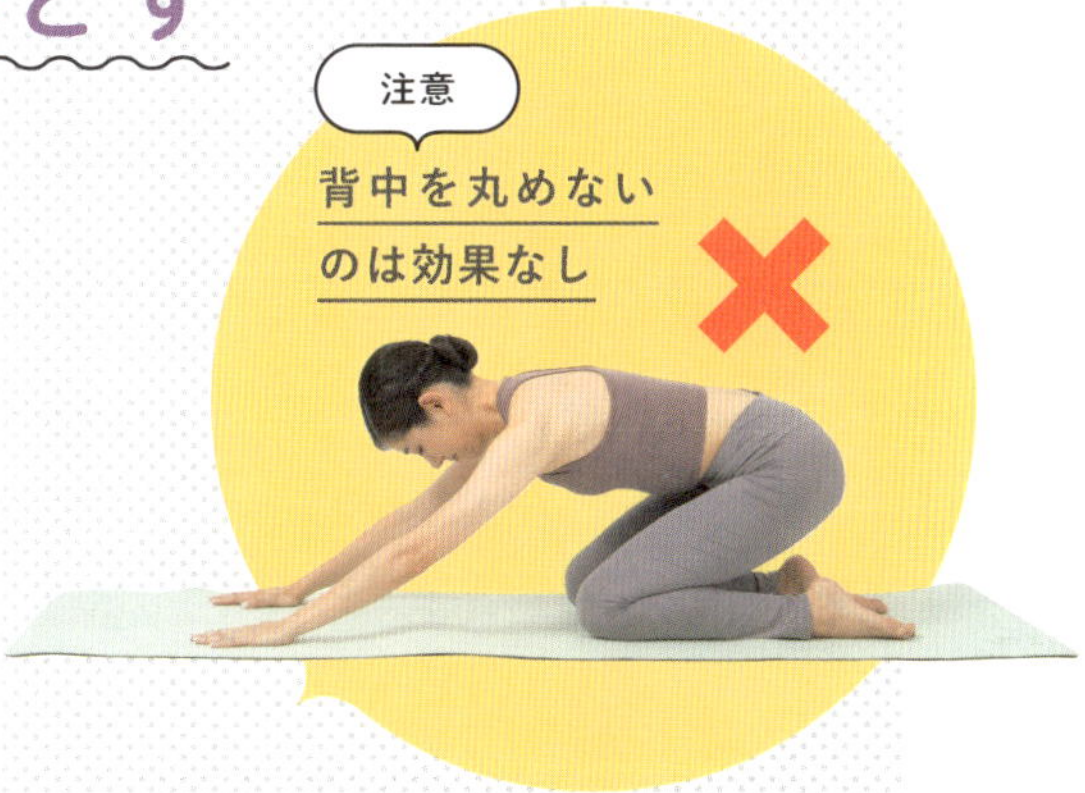
注意
背中を丸めない
のは効果なし

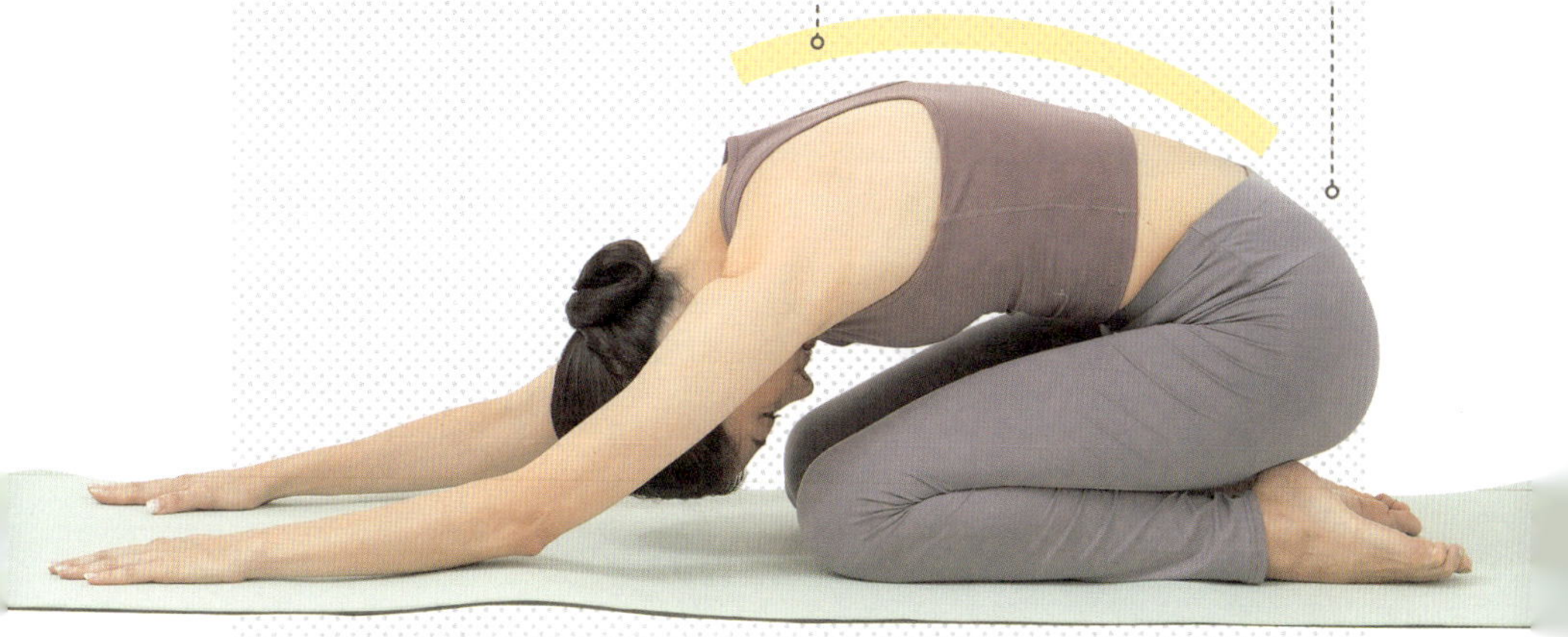
ポイント
背中は
丸めたまま
お尻が足に
つくまで落とす

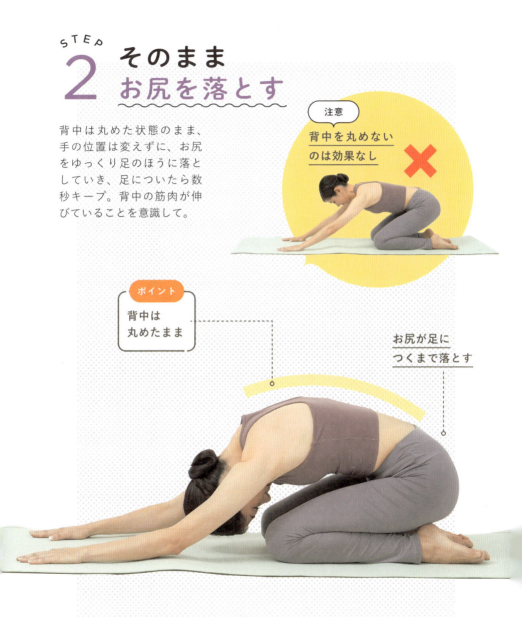

次ページで「四つんばい正座」をさらに詳しく解説！

☑ 脊柱管狭窄症の人に特におすすめな理由

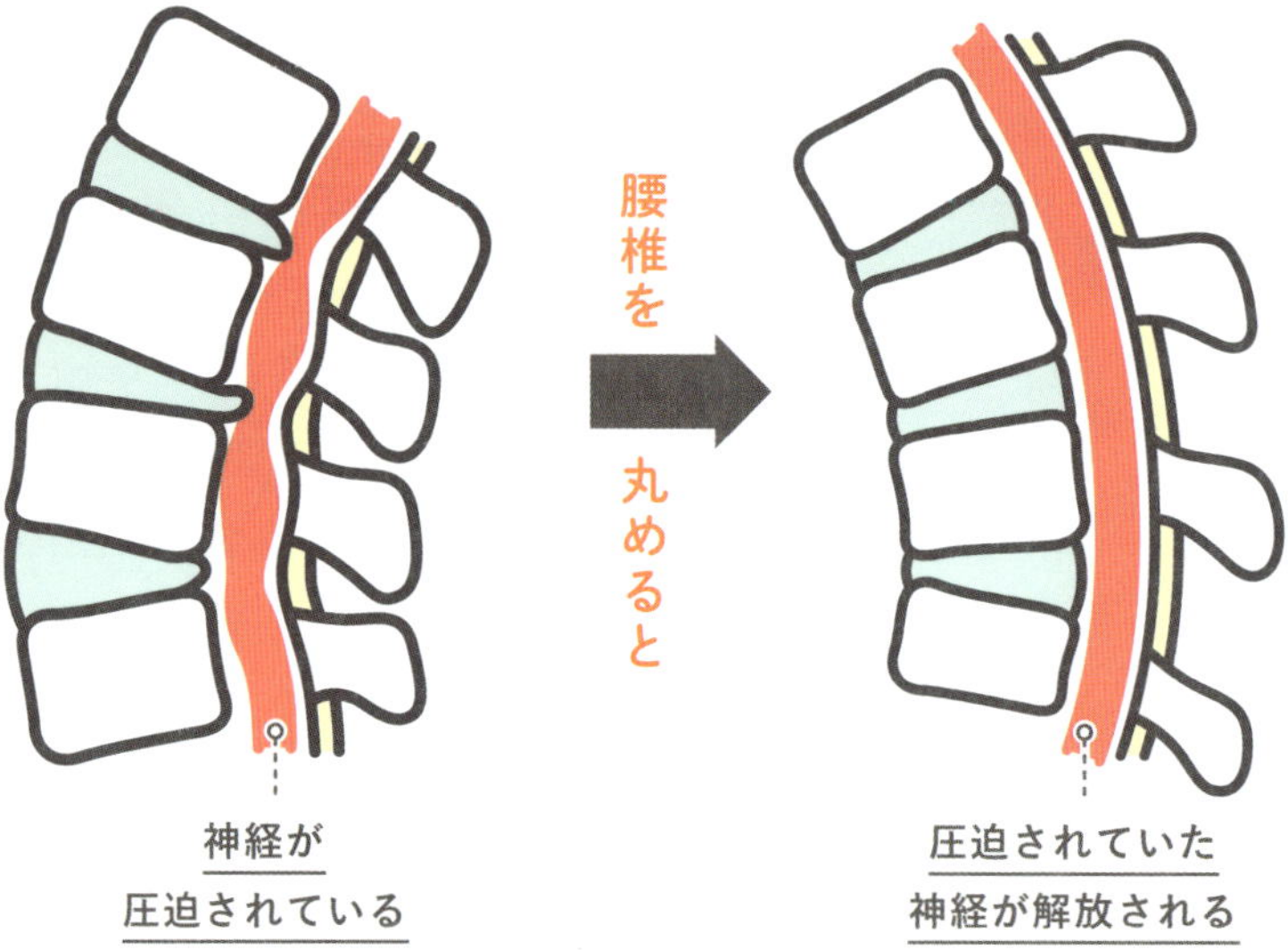
腰椎を
丸めると
神経が
圧迫されている
圧迫されていた
神経が解放される

脊柱管狭窄症は、反り腰姿勢で変形した背骨の組織が神経を圧迫することで症状が出る。四つんばい正座で腰を丸めると神経の圧迫が緩み、症状が改善される。

腰を丸めることで神経の圧迫は緩められる

四つんばい正座は、椎間関節タイプ、なかでも脊柱管狭窄症の人に特におすすめです。

脊柱管狭窄症は、背骨の脊柱管の神経が圧迫されることで痛みが起こる病気です（128ページ）。この圧迫は腰が反っている状態で起こりますが、**反対に腰を丸めると脊柱管が広がって圧迫が緩む**のです（上のイラスト参照）。

即効性があるうえ、脊柱管狭窄症の人に多い反り腰姿勢を矯正するのにもよい体操です。

CASE

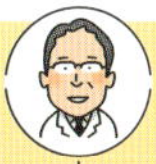

手術直前の脊柱管狭窄症が四つんばい正座で治った！

81歳男性の場合

医師から脊柱管狭窄症の診断を受けていたという81歳のCさん。複数の整形外科を回っても症状が改善されず、薬をのんでも痛みがおさまらなくなっていたために**「もう手術しかない」と覚悟をしていました。**そんなときにメディアで脊柱管狭窄症対策として私が紹介した「四つんばい正座」を見て、試しにやってみたそうです。1日3～5回を続けたところ、**3日目には痛みから杖に頼っていた脚がラクになり、奥さんからも「階段も普通に上がれたんじゃない？」と驚かれたそう。**体操を続けて1週間後にはほぼ症状がない状態に。今は同世代の脊柱管狭窄症に悩む友人にも、ぜひ四つんばい正座をやるようにとすすめているそうです。

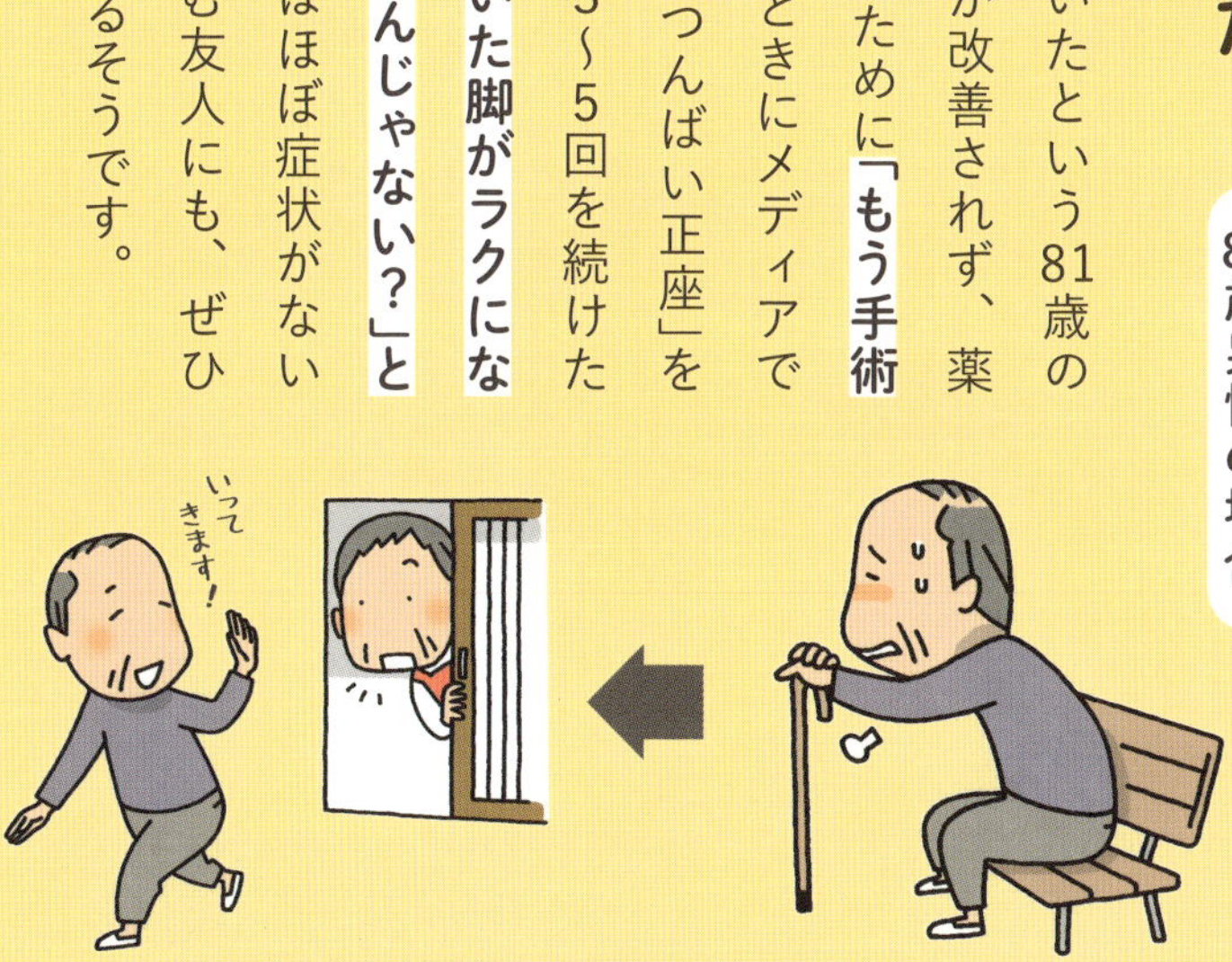

EXERCISE

+α の体操 - ④

アップドッグ

第２章で紹介したスフィンクス（90ページ）の進化版で、違いはひじを伸ばすこと。
上体をより大きく起こして、胸椎の動きをさらによくすることを目指します。

こんな人に特におすすめ

- □スフィンクスが簡単にできる人
- □筋・筋膜タイプの人

STEP 1 うつ伏せになる

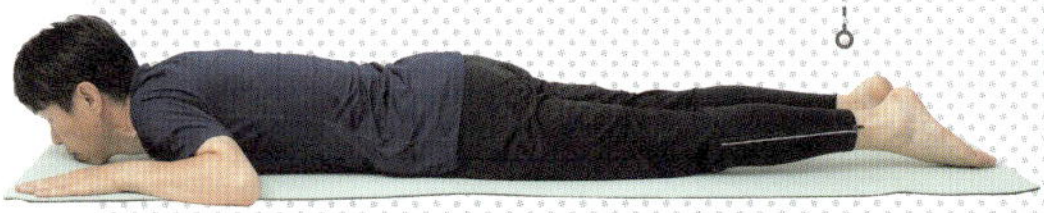

足は肩幅に
手は顔の横に

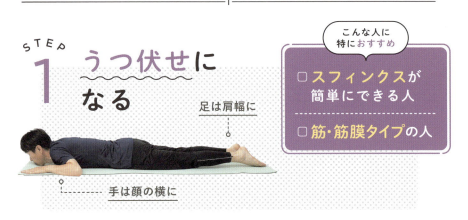

STEP 2 頭から胸にかけてゆっくりと上体を起こしていく

まず頭を持ち上げ、首から胸にかけての背骨を１つずつ順番に持ち上げるイメージで上体を起こしていく。

ポイント
背骨の骨を１つずつ持ち上げる

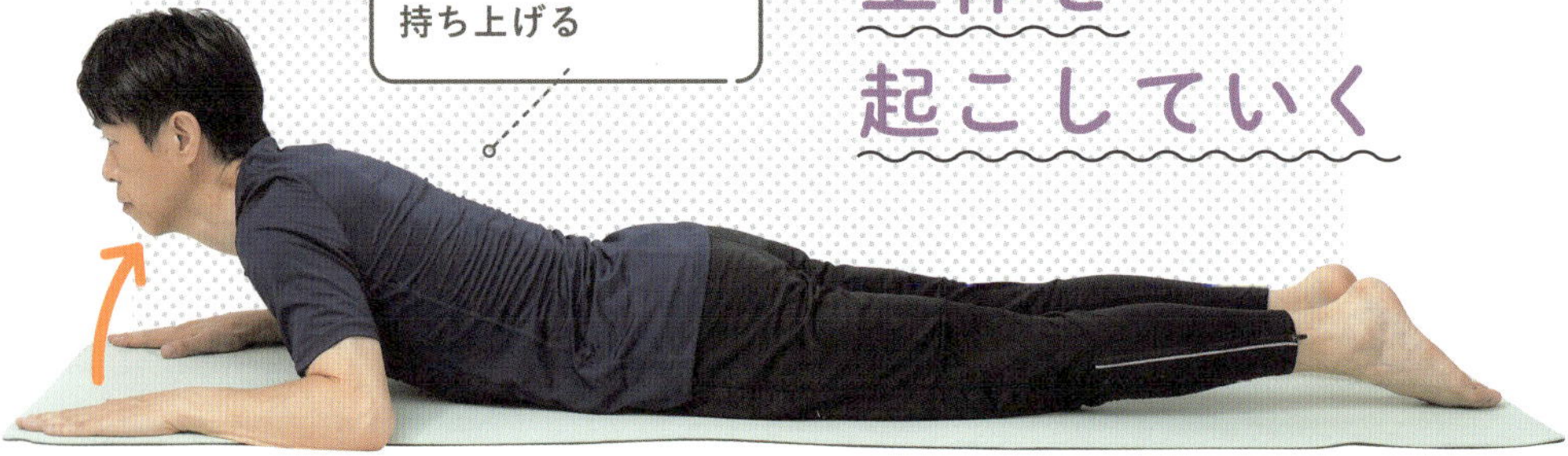

このときひじはついたまま

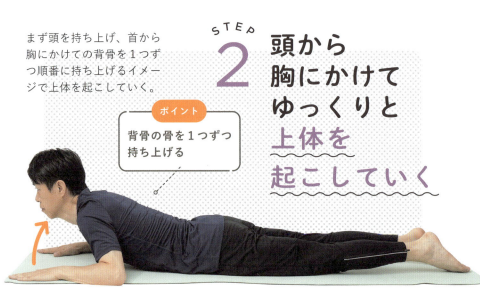

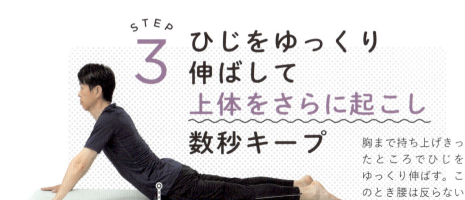

STEP 3 ひじをゆっくり伸ばして上体をさらに起こし数秒キープ

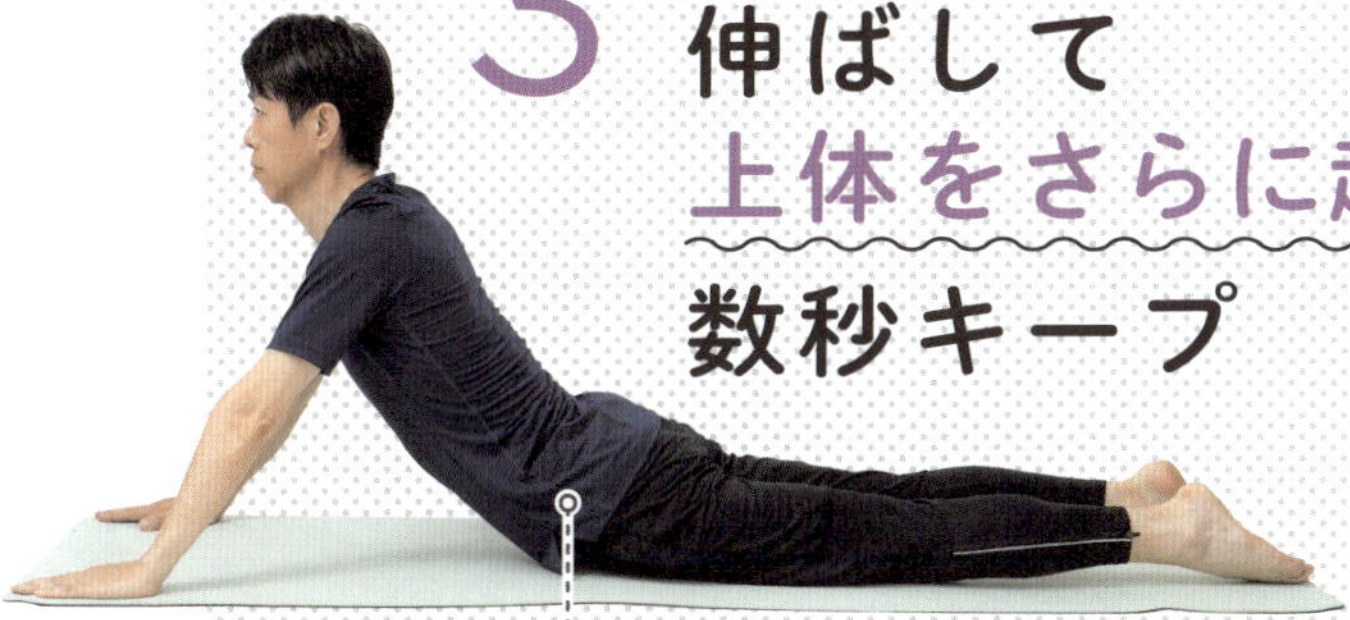

胸まで持ち上げきったところでひじをゆっくり伸ばす。このとき腰は反らないように注意すること。

ポイント
腰は反らさないようにする

STEP 4 ゆっくり1の姿勢に戻る

ゆっくりひじを床に戻し、骨1つずつを意識しながらSTEP 1の姿勢に戻る。

応用編 もっとできる人は

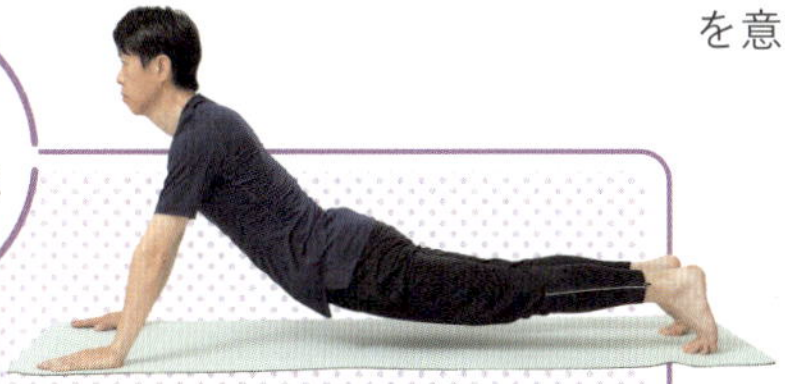

STEP 3のあとに

下半身を浮かせる体操に挑戦！

余裕のある人は、STEP 3のあとに、つま先を立てて体を支え、腰を浮かせた状態を数秒キープする。

胸椎の動きをよくすることで上体を反らせるときに腰への負担を減らすことができます（92ページ参照）。**上体を起こすときには、インナーマッスルの腹横筋と多裂筋をしっかりと意識する**ことも大切です。

EXERCISE

＋α の体操 - 5

プランク

体幹の筋肉を鍛えるトレーニングとして広く知られるプランク。
主に背中やお腹のアウターマッスルを鍛える、運動強度の高い体操です。

こんな人に
特におすすめ

- □ 第2章の体操が十分にできるようになった人
- □ 筋力を高めたい人

STEP 1 うつ伏せになり両ひじで上体を支える

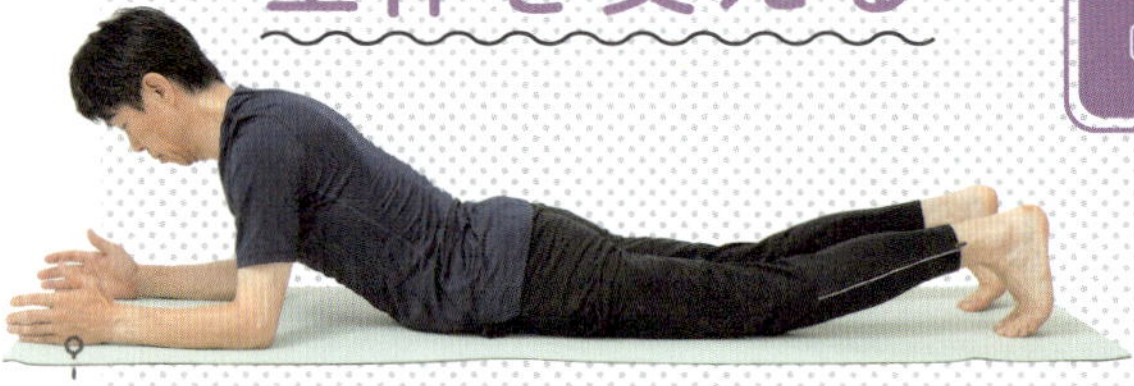

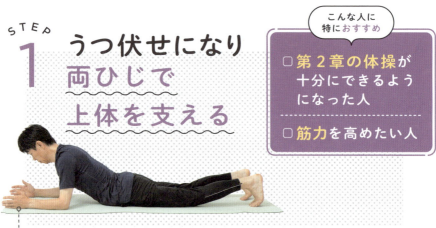

手のひらは内側に向けて

アウターマッスルを鍛えるのに最適な体操

プランクは、腹横筋や多裂筋などのインナーマッスルも使いますが、**腹直筋や外腹斜筋、内腹斜筋といったアウターマッスルを鍛える要素が強いエクササイズ**です。第2章の体操が十分にできてインナーマッスルが使えるようになった次の段階として、「もっと筋力をつけたい」という人におすすめです。

ギネスで「プランクをした最長時間」として9時間半超えの世界記録もありますが、何秒できるかぜひ挑戦してみてください。

STEP 2 つま先を立てて体を床から浮かせる

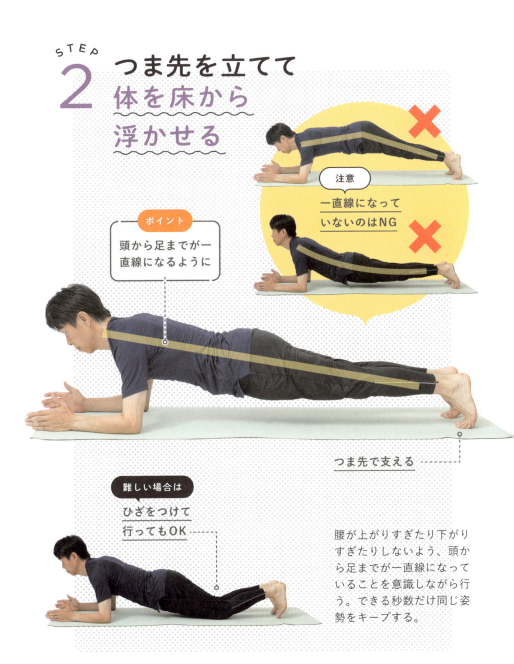

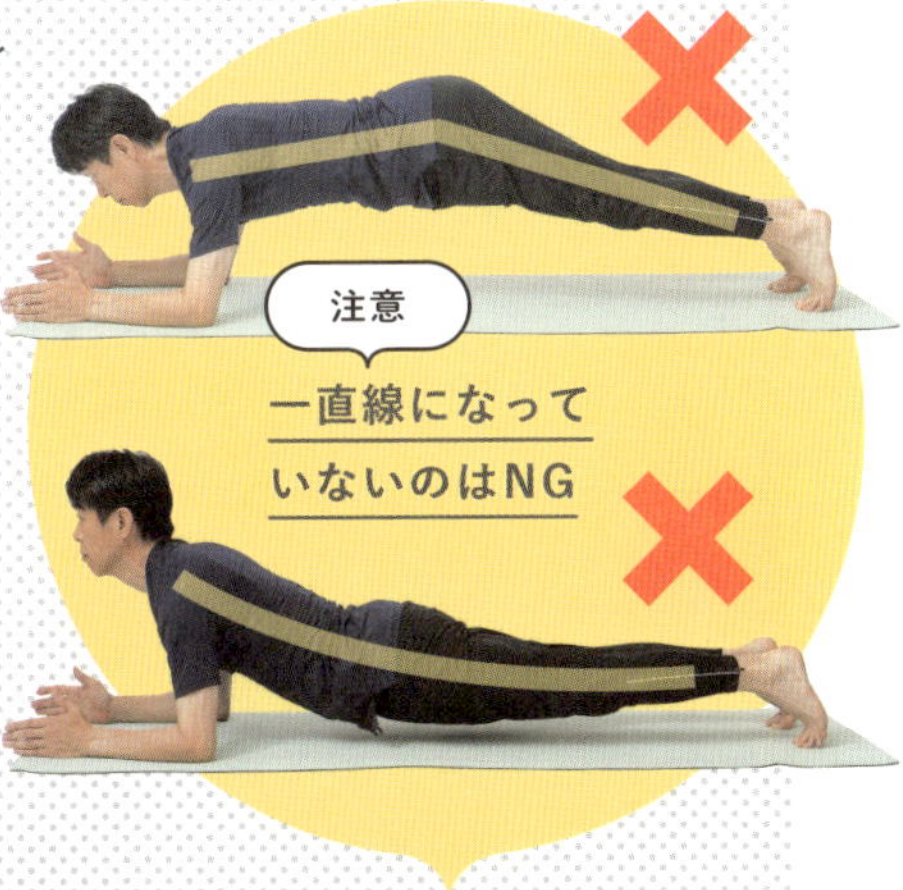

ポイント
頭から足までが一直線になるように

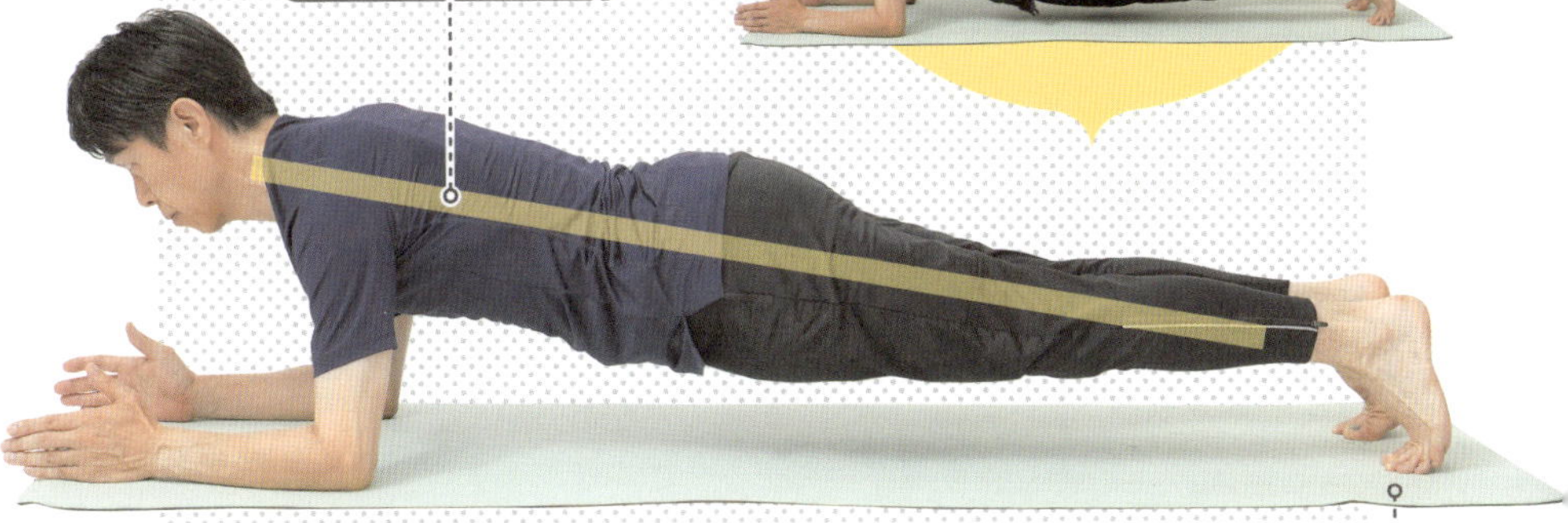

つま先で支える

難しい場合は
ひざをつけて行ってもOK

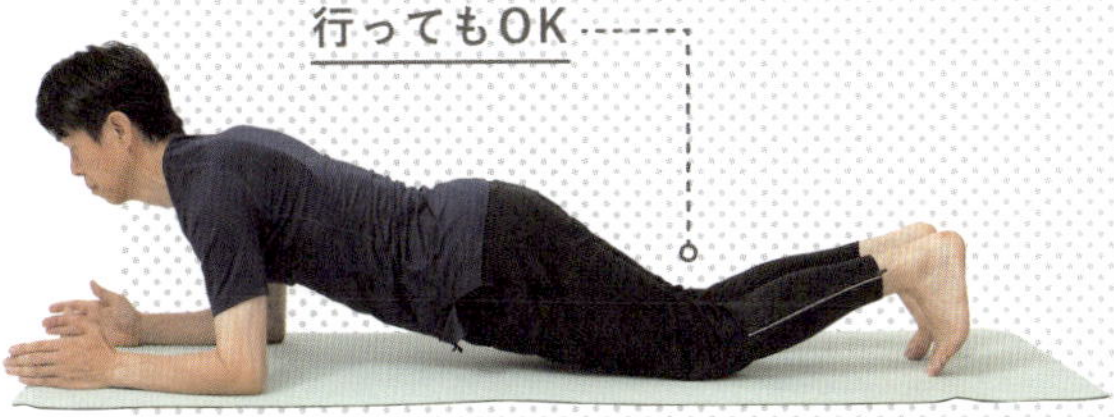

腰が上がりすぎたり下がりすぎたりしないよう、頭から足までが一直線になっていることを意識しながら行う。できる秒数だけ同じ姿勢をキープする。

EXERCISE

+α の体操 - 6

片足立ちバランス

片足でバランスを保つ体操です。モーターコントロールができるようになっていれば、難なくできるはず。高齢者の転倒予防のためのエクササイズとしてもおすすめです。

STEP 1 まっすぐ立つ

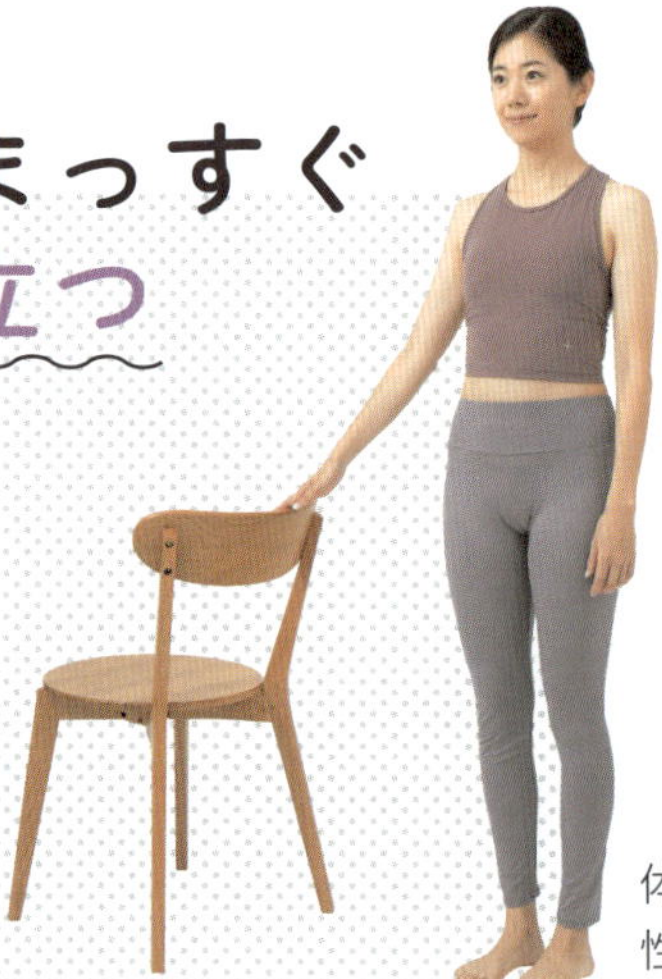

いすなど支えのある場所で行う

こんな人に特におすすめ

- □ モーターコントロールをチェックしたい人
- □ 歩行時の転倒防止対策をしたい人

体勢によって体がぐらつく可能性があるので、転ばないように支えのある場所で行うこと。

STEP 2 片方の足を浮かせ、床についている足に体重をかけて数秒キープ

足は少し浮かせるだけでもよい。体がぐらつかないよう無理のない範囲で片足でバランスをとる。

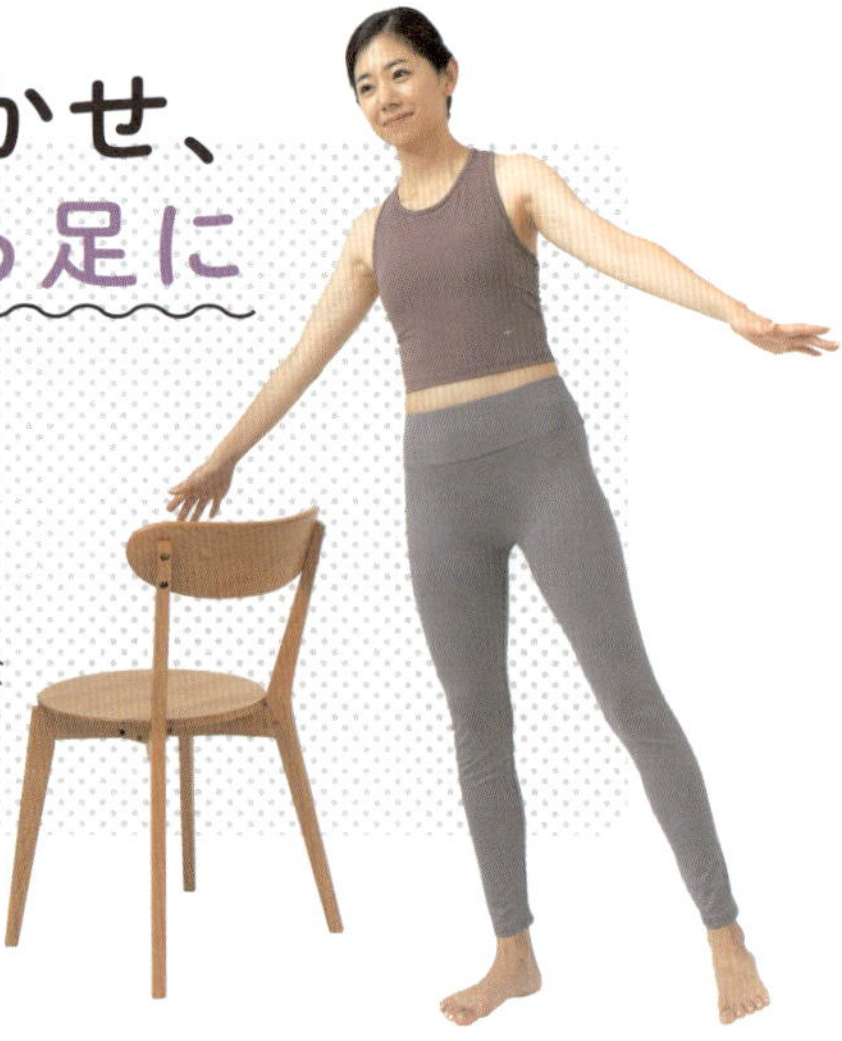

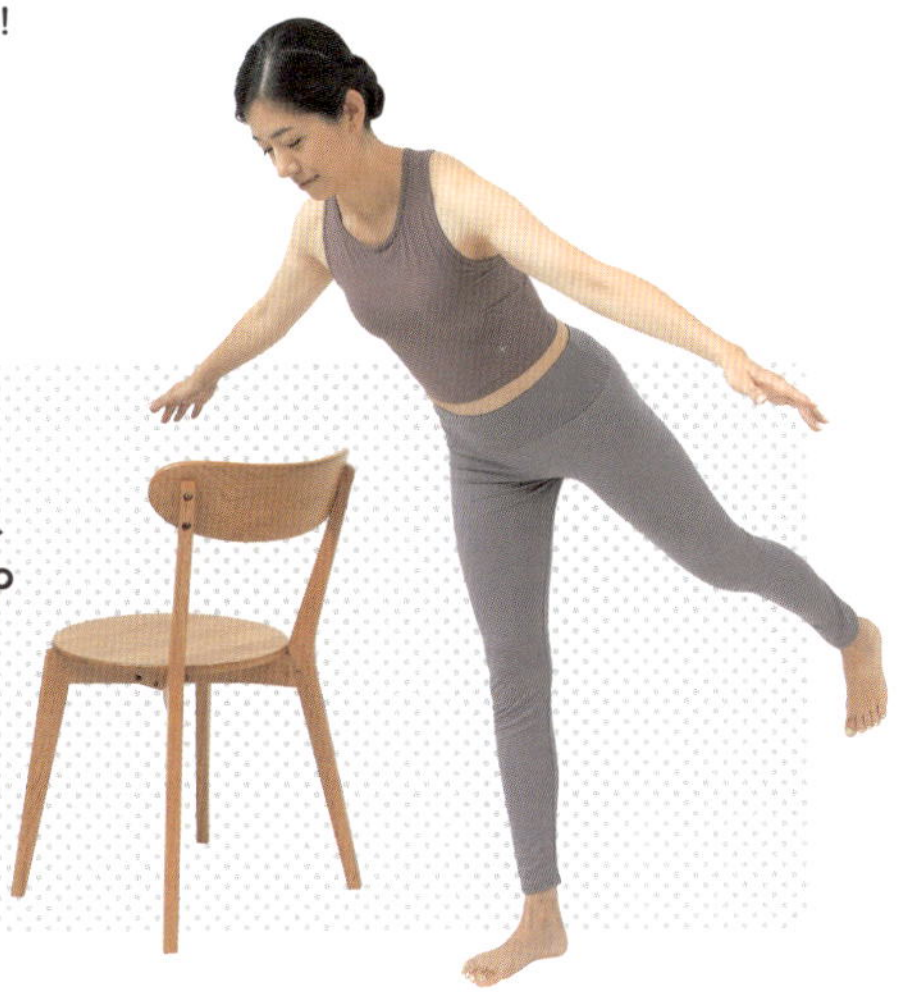

STEP 3 重心を前に移して数秒キープ

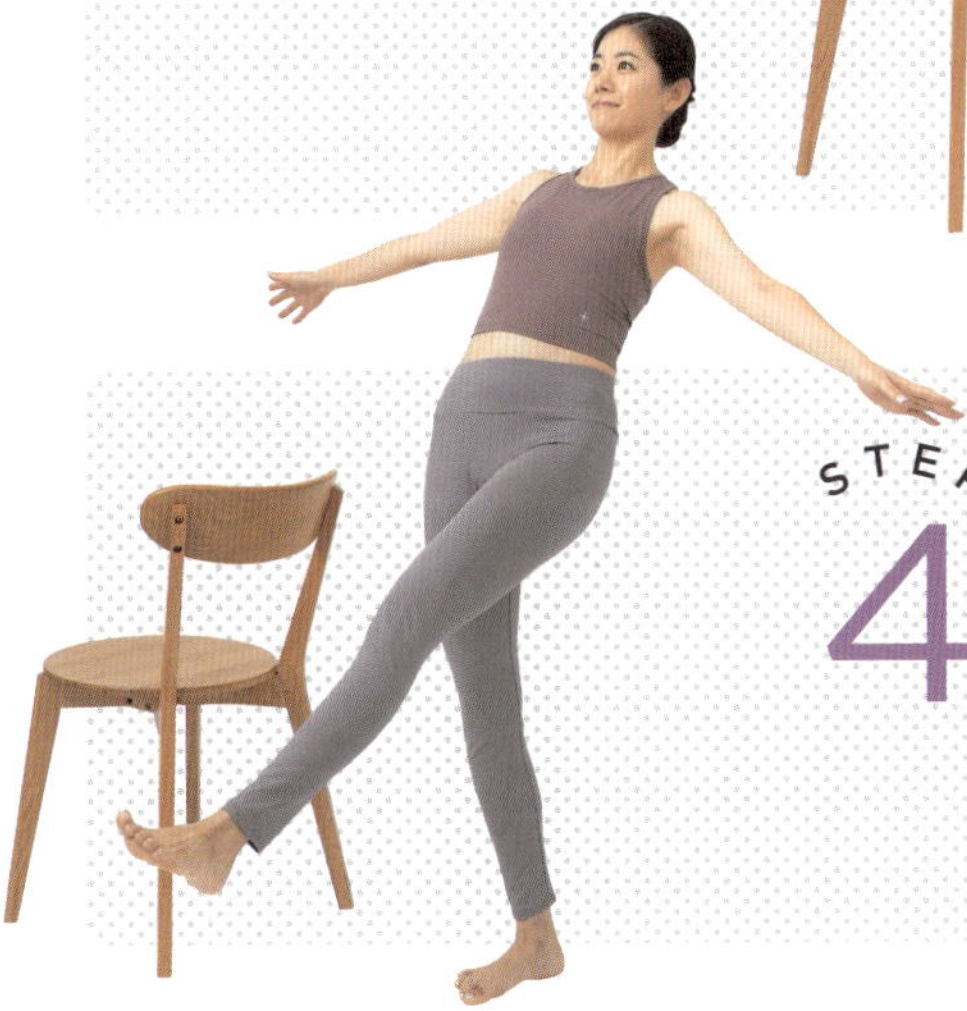

STEP 4 重心を後ろに移して数秒キープ

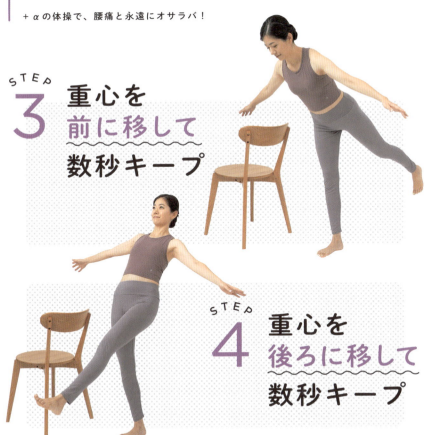

STEP 5 反対側の脚でも同様に行う

いったんSTEP 1の姿勢に戻り、もう片方の足を浮かせて同じように横、前、後ろに重心を移しつつバランスをとる。

慣れてきたら足をより大きく浮かせるようにしたり、浮かせている時間を長くしたりしてみてください。同じ姿勢で何秒浮かせていられるか測ってみるのもいいでしょう。**続けるうちに秒数が伸びれば体操の効果を実感して、よりやる気が出ると思います。**

EXERCISE

+α の体操 - 7

動画をチェック

いすのポーズ

腹横筋を使って骨盤を正しい位置にキープしながら、下半身を強化する体操です。

日常のなかでいすに座るとき、トイレの便座に座るときにもぜひ取り入れてみてください。

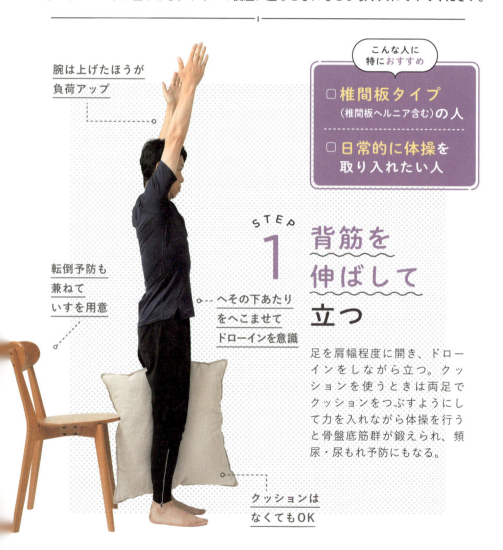

こんな人に特におすすめ

□ 椎間板タイプ（椎間板ヘルニア含む）の人

□ 日常的に体操を取り入れたい人

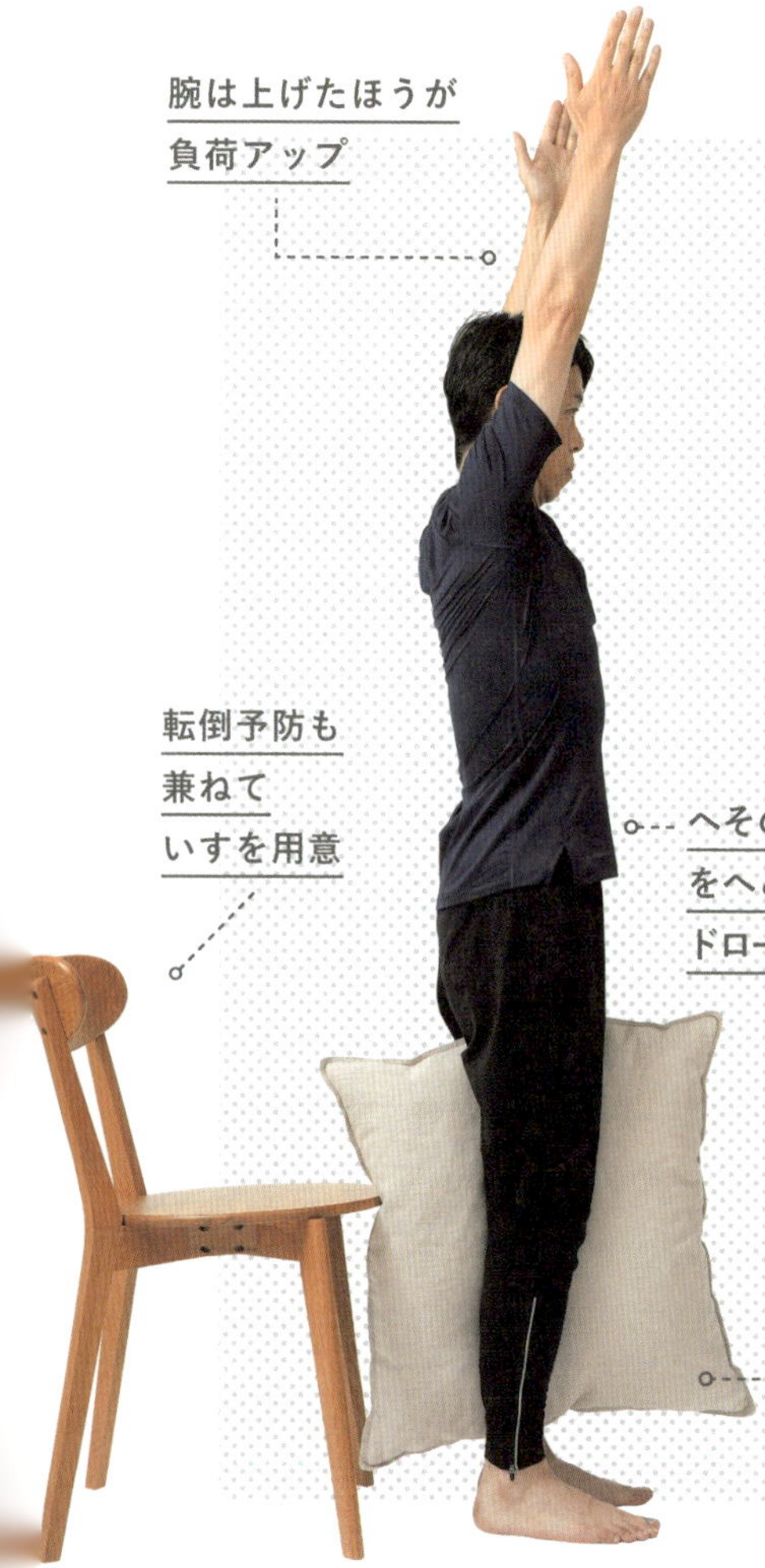

腕は上げたほうが負荷アップ

転倒予防も兼ねていすを用意

へその下あたりをへこませてドローインを意識

クッションはなくてもOK

STEP 1 背筋を伸ばして立つ

足を肩幅程度に開き、ドローインをしながら立つ。クッションを使うときは両足でクッションをつぶすようにして力を入れながら体操を行うと骨盤底筋群が鍛えられ、頻尿・尿もれ予防にもなる。

STEP 2
ゆっくり腰を下ろしていき途中で数秒キープ

胸椎を反らせて、お尻を突き出すようにしながら腰を下ろしていき、いすの手前で止まって数秒キープする。

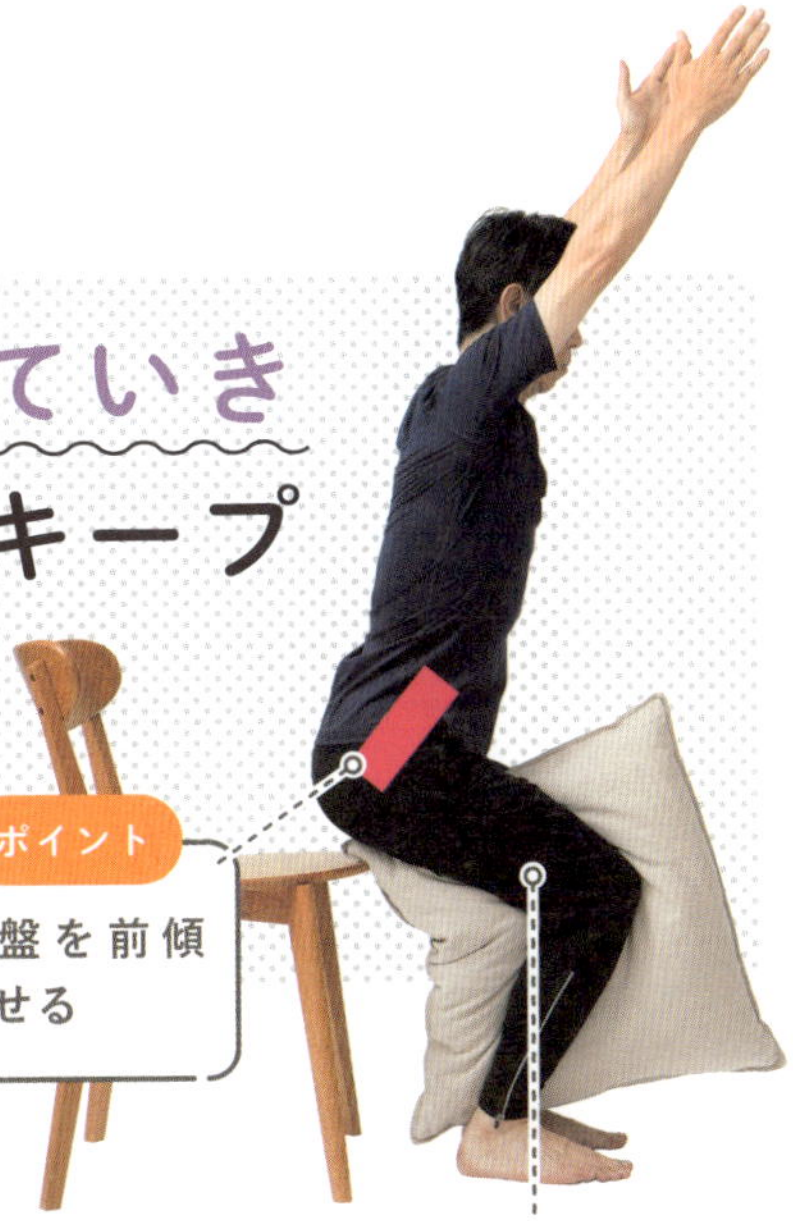
ポイント
骨盤を前傾させる
ポイント
もも裏の筋肉を意識して

STEP 3
ゆっくり1の姿勢に戻す

ひざをゆっくり伸ばして元の姿勢に戻す。日常のなかでいすに座るときにやるならそのまま座ってしまってもOK。

1日5回、トイレで行うのを習慣にして！

みなさんご存じのスクワットの一種です。スクワットといえば下半身の筋トレというイメージが強いかもしれませんが、実は骨盤を正しく前傾させ、胸椎を伸ばした姿勢をキープするという、モーターコントロールエクササイズの要素を多く含んでいます。

日常に取り入れやすい体操ですが、**特におすすめしたいのがトイレで便座に座るときに取り入れる方法。**1日に5回トイレに入るとして、そのたびに習慣として行うと、いい運動になるはずです。

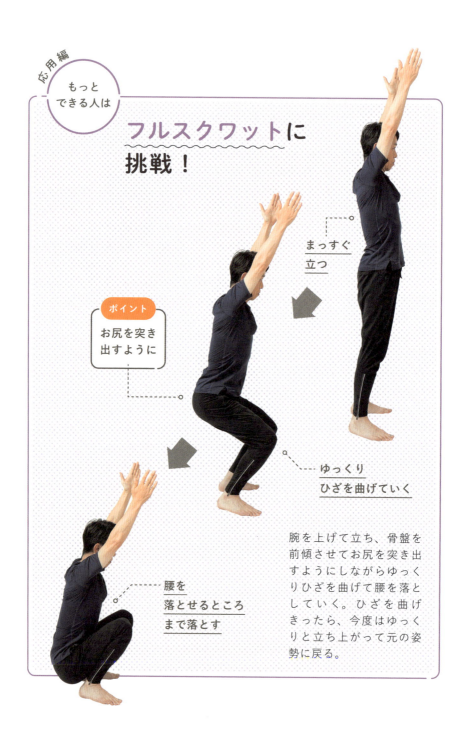

応用編

もっと
できる人は

フルスクワットに挑戦！

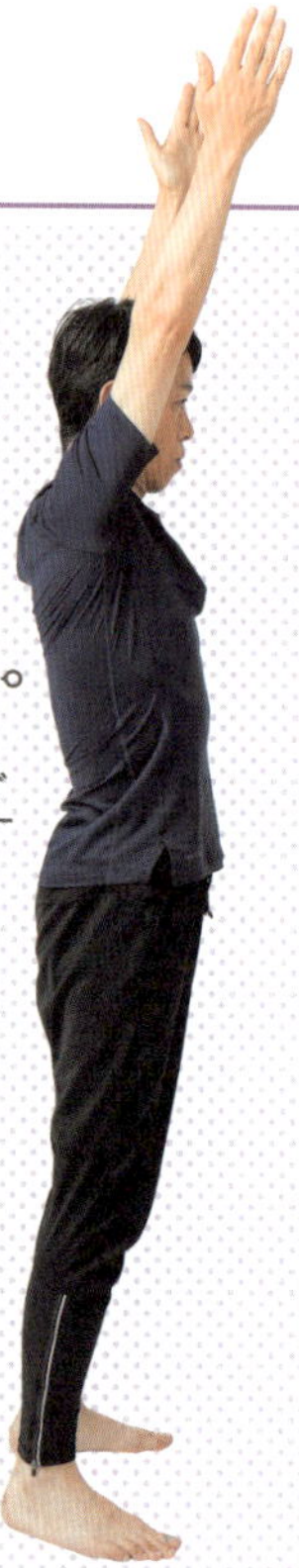
まっすぐ
立つ

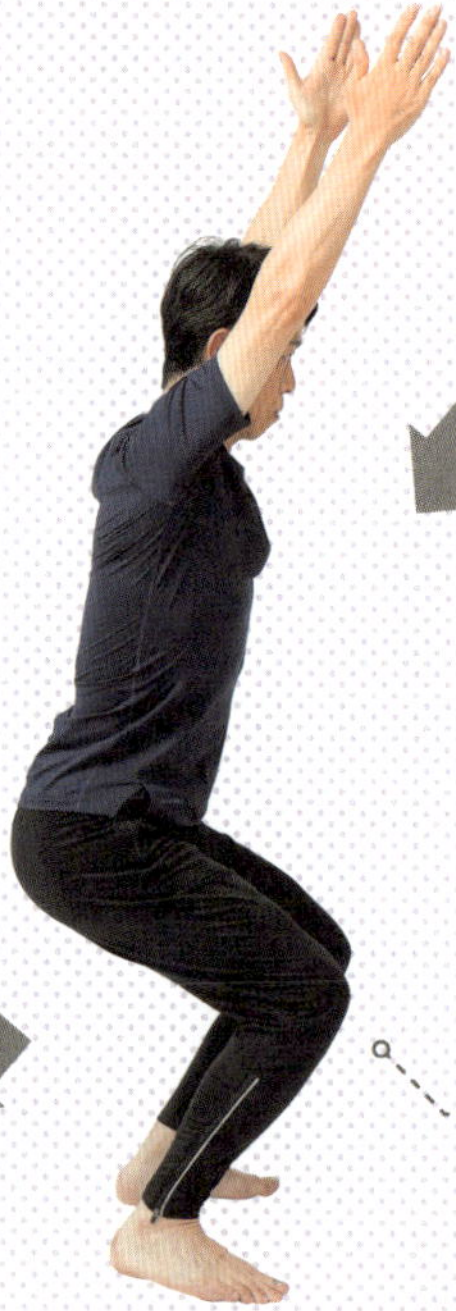
ポイント
お尻を突き
出すように
ゆっくり
ひざを曲げていく

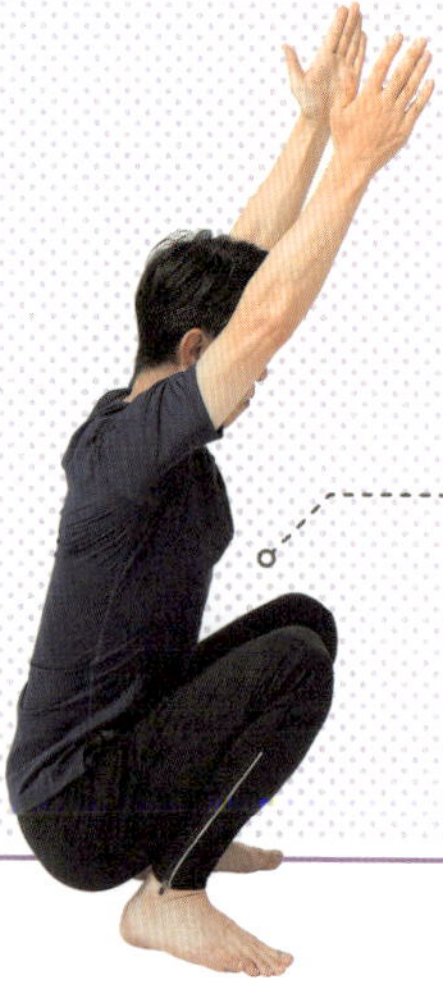
腰を
落とせるところ
まで落とす

腕を上げて立ち、骨盤を前傾させてお尻を突き出すようにしながらゆっくりひざを曲げて腰を落としていく。ひざを曲げきったら、今度はゆっくりと立ち上がって元の姿勢に戻る。

ADVICE

体操とあわせてやりたいウォーキング

モーターコントロールエクササイズに加え、筋トレ、ストレッチの要素を含む体操を紹介してきましたが、**できればもう一つ取り組んでいただきたいのが有酸素運動**です。**その目的は、持久力を高めること**。たとえば、腰痛が改善したら自分の足で1時間歩きたいと思っている方がいるとします。体操でズボラ筋がうまく使えるようになって腰痛が改善していざ歩こうと思っても、持久力がなければ筋肉の疲労で30分程度しか歩けないということがありえます。そういった意味で有酸素運動も必要なのです。

有酸素運動で取り入れやすいのはやはりウォーキング。**歩くときにはぜひドローインを意識してみてください**。歩くこと自体がズボラ筋を活性化する体操にもなります。

陸上でのウォーキングが難しい方は、関節への負担が軽い水中ウォーキングや水泳を試してみるのも手です。実は、90代の私の母も水泳に取り組んでいます。歩くのはなかなか大変でもプールに行くと５００メートルも泳ぐんです。有酸素運動に限らないことですが、「歳をとっているから」を理由にせず、できる方法を見つけて取り組んでください。

腰痛改善のためにウォーキングをするときのポイント

骨盤を立ててドローインをしながら歩くこと。しっかりと腕を振ると、その反動で速く歩きやすくなる。踏み出す足をしっかり上げて、歩幅広めも意識するとよい。

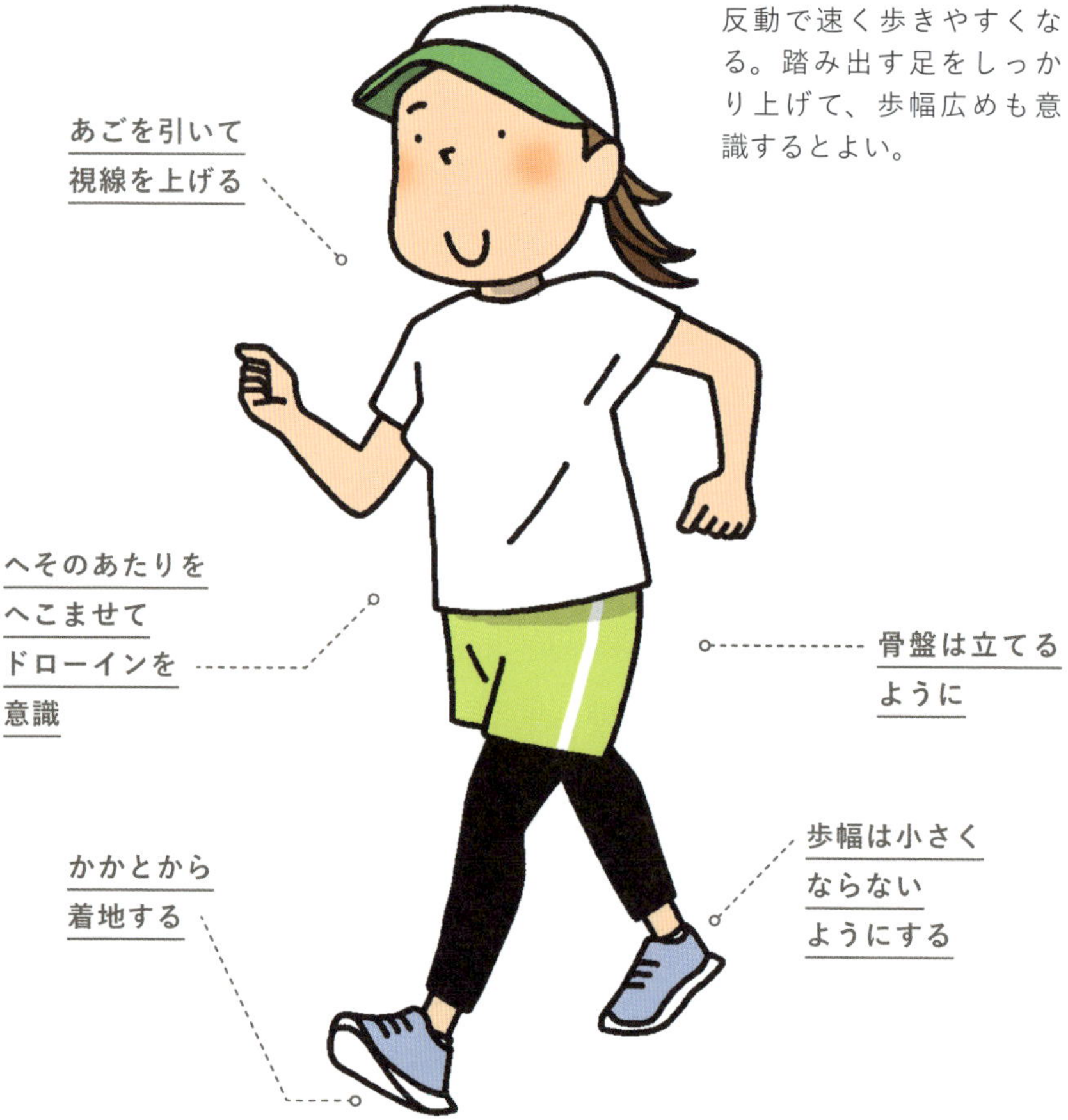

あごを引いて
視線を上げる
へそのあたりを
へこませて
ドローインを
意識
骨盤は立てる
ように
歩幅は小さく
ならない
ようにする
かかとから
着地する

第4章

薬やマッサージの効果は？
腰に負担のない暮らし方は？

知っておきたい
腰痛のあれこれ

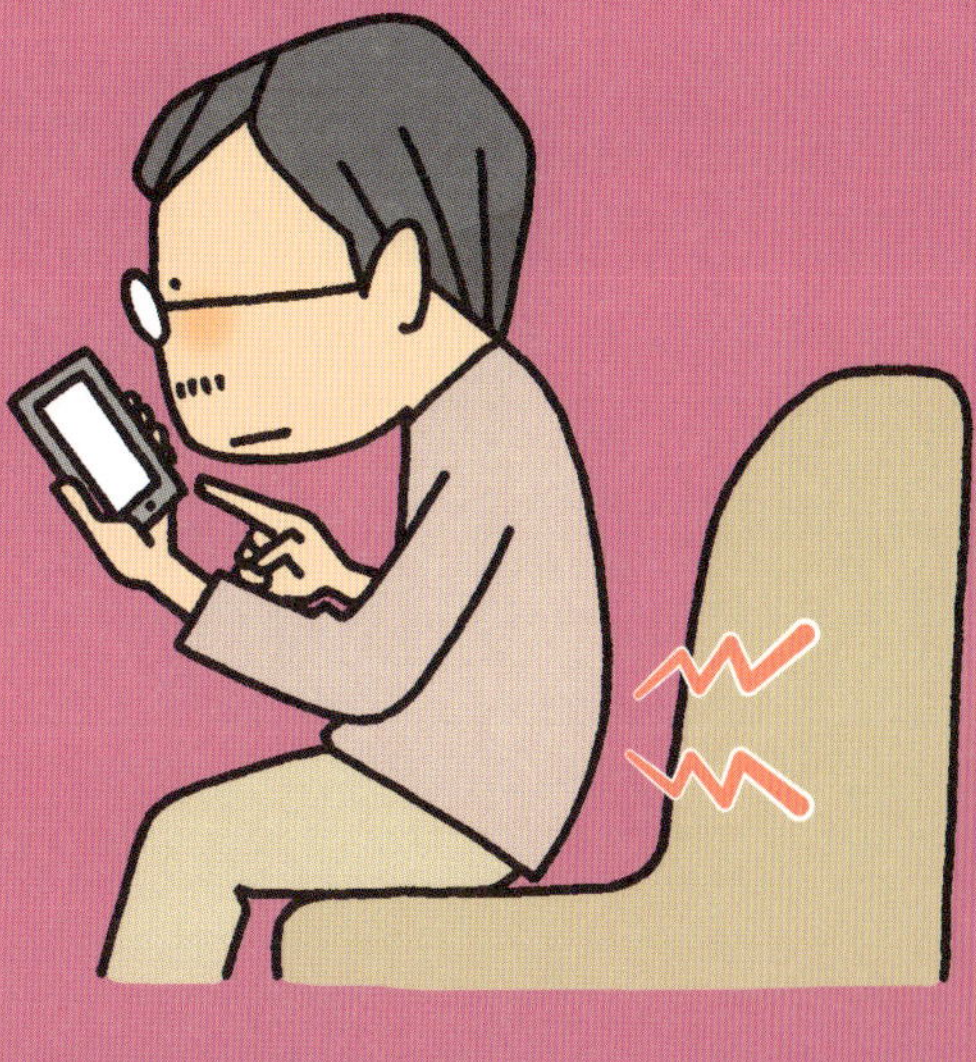

Q1 腰痛がある場合に可能性のある病気って？

A 腰椎の障害のほか、内臓の病気の場合もあります

まず椎骨や椎間板などの腰椎の障害が画像検査で確認できる場合には、次のページから解説する**「椎間板ヘルニア」「脊柱管狭窄症」「変形性腰椎症」「腰椎すべり症」「腰椎圧迫骨折」**などと診断されます。いわゆる「見える腰痛」（16ページ）です。

そのほか、**がんや内臓の病気が原因で腰痛が起こることも**あります。その場合には、腰椎の障害から起きる腰痛と違い、**姿勢を変えても痛みが軽くならないのが特徴です。**

たとえば**睡眠中に目が覚めるほどの強い痛みがある場合や、腰の痛みとともに発熱がある場合は、化膿性脊椎炎やがんの背骨への転移など重い病気が隠れているかもしれません。**

また、腹部の大動脈が損傷し腰痛と感じる場合もあります。そのほか、慢性すい炎などの膵臓《すいぞう》の病気や子宮筋腫などの婦人科系の病気、関節リウマチなども考えられます。

腰痛は自分で治すもの、とここまでお伝えしてきましたが、重大な病気でないかを確認するためにも、腰痛が起こったら一度、整形外科を受診することには意味があります。

腰椎の障害による病気①

椎間板ヘルニア

背骨の椎体と椎体の間にある椎間板は、外側の「線維輪《せんいりん》」と内側の「髄核」から成っています。髄核はゼリー状でぷにぷにとした組織ですが、**これが本来あるべき場所から飛び出してしまうのが「椎間板ヘルニア」**です。

スポーツや重労働、前かがみの姿勢などによって椎間板に過度の圧力がかかり続けると、耐えきれず線維輪が破れて髄核が後方へ移動してしまったり、髄核が線維輪の外へ飛び出してしまうことがあるのです。このとき移動したり飛び出したりした髄核が背骨の後ろを通る神経を圧迫すると、**腰痛や脚のしびれなどの症状が起こります。**

飛び出した髄核は数か月で消えて自然に治ることも少なくありません。ただ、神経が強く圧迫されて日常生活が困難になるほどの症状が出ている場合には手術が検討されます。

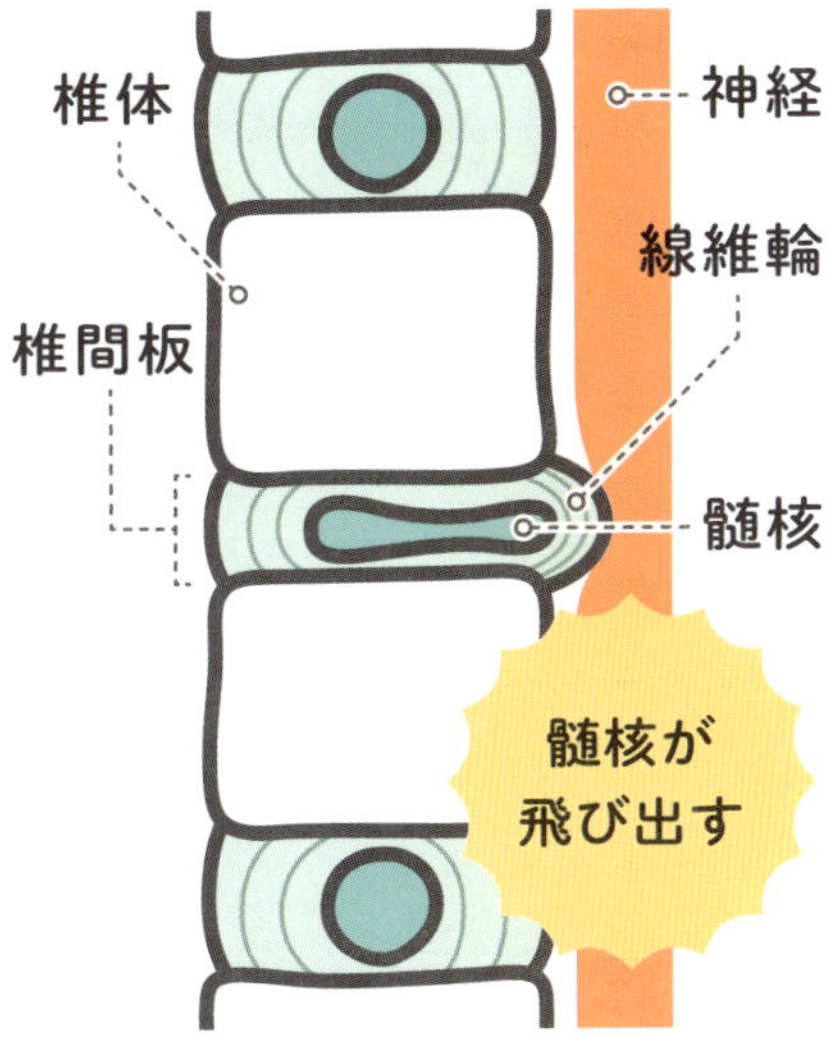

腰椎の障害による病気②

脊柱管狭窄症

「脊柱管狭窄症」は、その名のとおり、背骨の椎体と椎弓の間にある**「脊柱管」というトンネル状の空間が、狭くなってしまう病気**です。

脊柱管は、加齢などによって回りにある椎間関節が変形したり黄色靭帯《おうしょくじんたい》がぶ厚くなったりすることで狭くなります。すると**脊柱管の中を通る神経の束が圧迫されて、腰痛や、お尻から脚にかけてしびれや痛みが起こります。**

特徴的な症状として、**間欠性跛行**《かんけつせいはこう》と呼ばれるものがあります。歩いているうちに痛みやしびれが起こり、座ったりして少し休むと症状が緩和します。そしてまた歩くことができるのですが、しばらく歩くとまた痛みやしびれが起こります。

背筋を伸ばすと痛みが出て、前かがみになると痛みが和らぐのも特徴です。

脚の麻痺や排尿・排便障害などがある場合には、手術が検討されます。

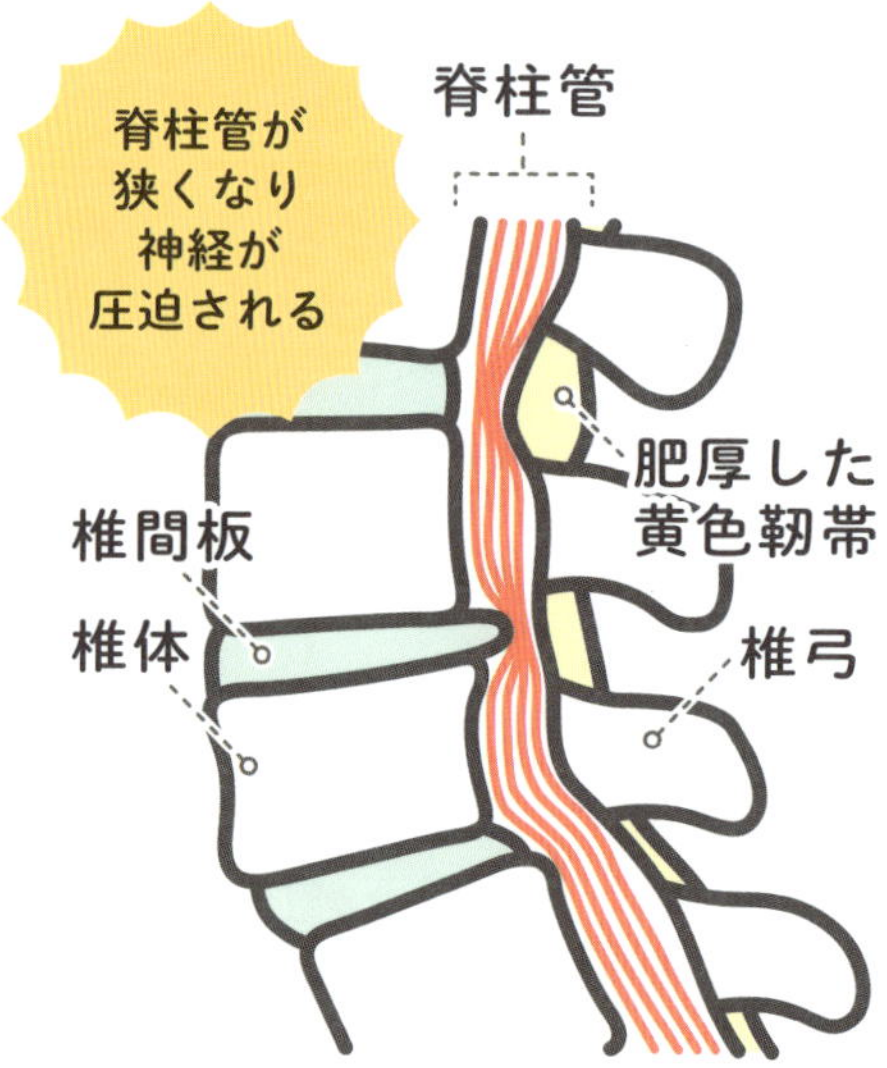

脊柱管が
狭くなり
神経が
圧迫される
脊柱管
肥厚した
黄色靭帯
椎間板
椎体
椎弓

腰椎の障害による病気③

変形性腰椎症

「変形性腰椎症」は、腰椎の椎体が変形している状態のことをいいます。

加齢や長年負担がかかり続けたことによって、腰椎のなかでクッションの役割を持つ椎間板がつぶれて弾力性を失い、そのために椎体に大きな負荷がかかるようになります。すると、体が骨を強くしようとして骨細胞の働きが活発に。結果、骨が変形するのです。**なかでも多いのが、「骨棘《こつきょく》」と呼ばれるとげのようなものができる変形です**。

骨棘が小さいうちはさほど問題はありませんが、**大きくなってくると脊柱管の中の神経を圧迫する「脊柱管狭窄症」に進行します**。

一度変形した骨は元に戻りませんが、放っておくと悪化するだけです。体操などの運動療法を取り入れて、腰椎に負担がかからない体の使い方を身につけることが大切です。

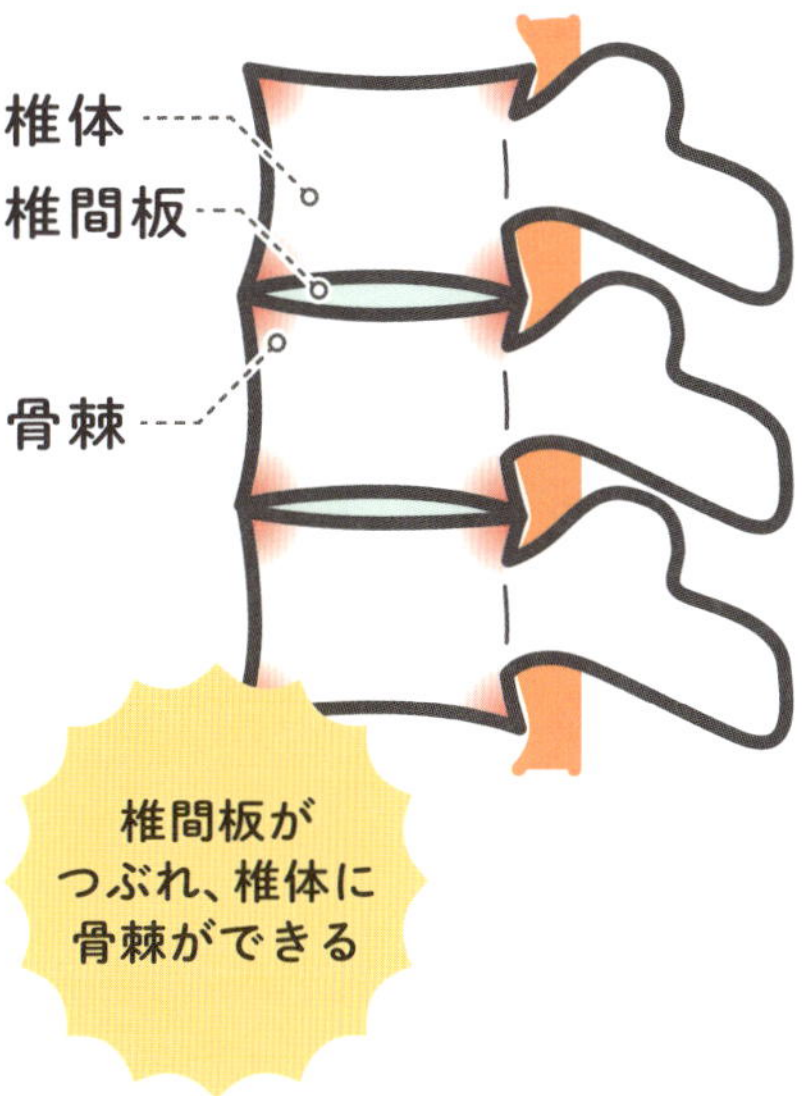

腰椎の障害による病気④

腰椎すべり症

腰椎の椎体が前後方向にずれてしまうのが、「腰椎すべり症」です。**加齢とともに椎間板の弾力性が失われてつぶれてくると、腰椎は不安定になります。それが原因で、椎体が徐々に滑るようにずれてしまう**のです。

ずれによって椎間板や椎間関節が刺激され、ぎっくり腰のような強い痛みが起こることもあります。また、ずれによって神経の束が通っている脊柱管を圧迫して脚の痛みやしびれ、**間欠性跛行といった「脊柱管狭窄症」の症状が起こることもあります**。

また、疲労骨折などによって椎体と椎弓が分離する「腰椎分離症」になったことがある人は、加齢に伴って「腰椎分離すべり症」が起こりやすくなります。

治療としては、神経の圧迫を取る手術や、ずれてしまった椎体を元に戻して固定する手術が行われます。

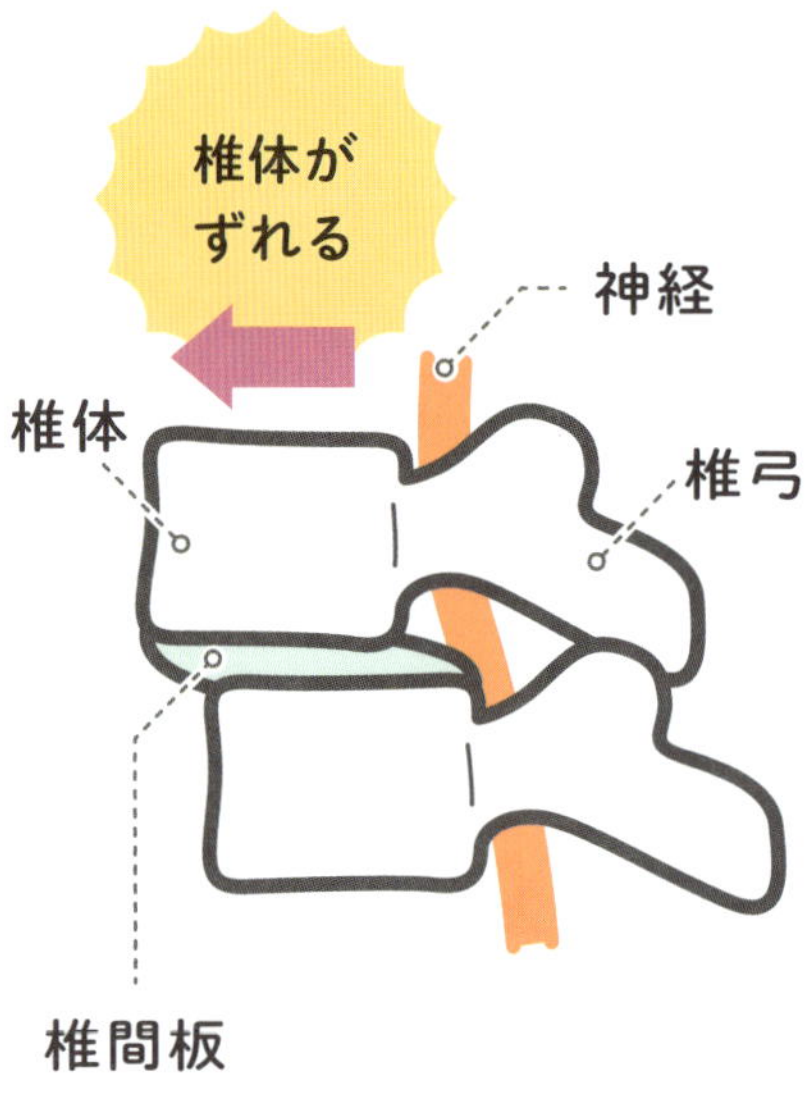

腰椎の障害による病気⑤

腰椎圧迫骨折

高齢になると身長が縮んだり腰が大きく曲がったりしますが、このような変化がある場合は「腰椎圧迫骨折」が起こっている可能性が高いです。寝返りを打つときや寝た状態から起き上がるときなどに強い痛みがあるのも特徴です。

原因は骨密度が低下する骨粗鬆症《こつそしょうしょう》で、骨がスカスカになってしまっているために腰椎が負荷に耐えられなくなって、椎体が徐々に押しつぶされたりヒビが入ったりしてしまいます。転んだりくしゃみをしたりすることがきっかけで圧迫骨折が起こることもあります。

閉経後の女性は骨粗鬆症を発症しやすいため、腰椎圧迫骨折も**70代以上の女性に多く見られます。**

薬をのむなどして骨粗鬆症の治療に取り組むほか、症状が改善されず日常生活に支障をきたす場合には手術が検討されることもあります。

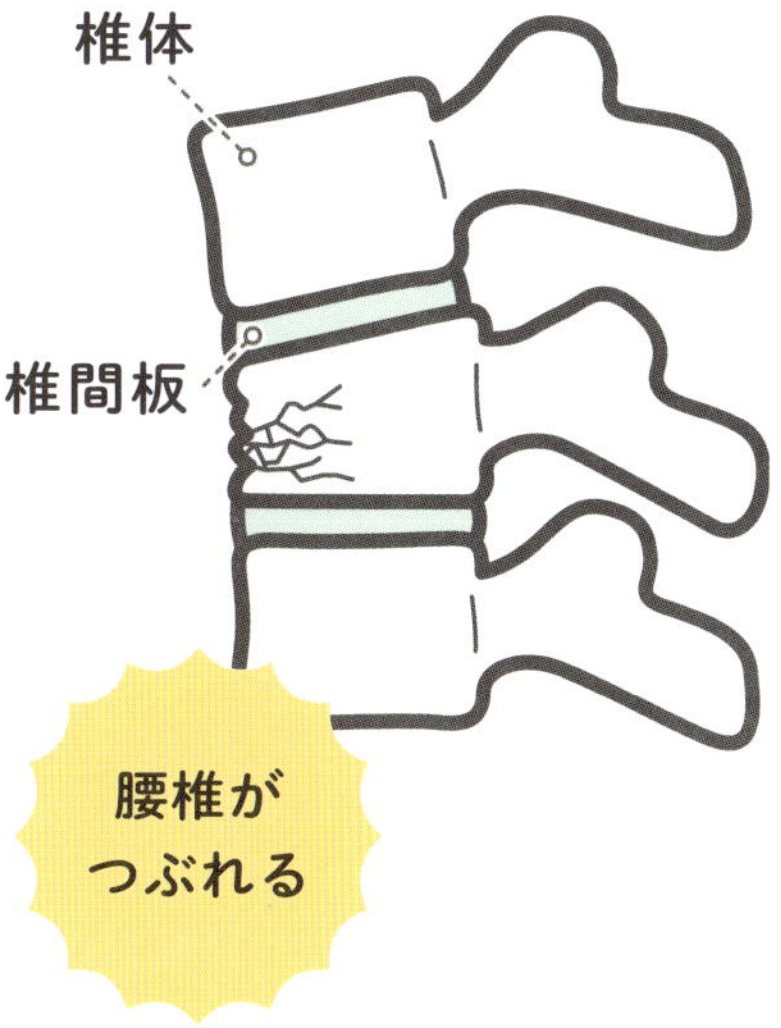

Q2 ぎっくり腰の正しい対処法が知りたい！

A 安静にしすぎると痛みが長引くかもしれません

ぎっくり腰は「急性腰痛」とも呼ばれ、急に発症した腰痛を指します。椎間板ヘルニアなどが原因の場合もありますが、**筋肉への過度な負担が原因で起こる**場合が多いです。「ぎっくり腰は絶対安静」と思っている人もいますが、**安静にしすぎると筋力の低下を招き、痛みが長引き、再発の可能性が高くなります**。できる範囲で体を動かし始めることが大切です。負担の少ないドローインから始めてみるのがよいでしょう。

発症当日から翌日まで

痛みが強いので安静に。患部は冷やすとよい

↓

翌日以降

痛みが和らいできたら多少痛くても動き始める

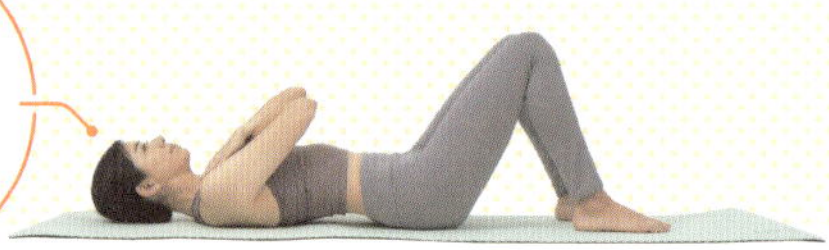

まずはドローイン（68ページ）から

Q3 薬はのまないほうがいい？ ブロック注射は？

A 根本解決にはなりませんが、それぞれ利点はあります

薬物療法やブロック注射は今ある痛みをとりあえず抑えるもので、腰痛の再発を防ぐものではありません。**再発防止のためには体操で腰への負担を減らすことが大切だということを理解したうえで、有効に活用しましょう。**

腰痛の薬物療法では主に消炎鎮痛薬、いわゆる痛み止めが使われますが、**痛みを止めることで日常生活や体操に前向きに取り組めるようになる方も多いでしょう。**

ブロック注射も効果は一時的。ただ、画像検査で複数の問題が見つかった場合などに、痛みの原因を突き止める目的で行うこともあります。**ブロック注射で痛みが軽減されればそこが痛みの原因だと判断**して、手術などの適切な治療を検討することができます。

そのほか整形外科での治療だけでなく、マッサージや鍼といった代替療法などさまざまな対処法がありますが、その多くは科学的な根拠が得られていないのが現状です。それぞれの治療について次のページにまとめているので参考にしてください。

実は悪化するものも!? よくやる「腰痛対処法」効果の実際

よくやる対処法 01

安静にするのは？

動くことのできないほどの強い痛みがある場合には安静が必要になるが、**動けるのであればできるだけ動くようにしたほうがよい**。いつまでも安静にしすぎることで、かえって身体機能が低下してその後、腰痛が慢性化してしまう可能性がある。

よくやる対処法 02

薬物療法は？

腰痛の場合に使われるのは主に消炎鎮痛薬で、今起きている炎症を抑えて痛みを取るいわゆる痛み止め。**痛みが強いときには我慢せずに使うとよい。ただ再発を防ぐ効果はない**ので体操など腰への負担を減らす対策を同時に行うことが大切。

よくやる対処法 03

温熱療法は？

患部を温める温熱療法は、**短期的にはアウターマッスルの緊張をほぐし、痛みを和らげる効果があると考えられるが、腰痛そのものを治す治療法ではない**。ただ、アウターマッスルがほぐれるとインナーマッスルが働きやすくなるという利点もある。

よくやる対処法 04

コルセットは？

痛みの強い時期に一時的にコルセットをつける程度であれば、腰の負担を軽くし痛みを軽減させる一定の効果はあるかもしれないが、**コルセットを使い続けると筋力が衰えるうえ、体をうまく使えなくなってしまう。長期間の使用は避けるべき**。

よくやる対処法 05

牽引療法は？

牽引療法は専用の機器を使用して腰を引っ張る治療法。だが、腰痛に対しては効果がないという研究結果もあり、**痛みを軽減する効果を含めそのメリットは少ないかほとんどないと考えられる**。なかには症状が悪化したという報告もあるため、推奨できる対処法ではない。

よくやる対処法 06

ブロック注射は？

痛みを発する神経の近くに局所麻酔薬を注射して、痛みの信号を遮断して脳に伝わらないようにする治療法。**即効性があるため痛みで日常生活に大きな支障をきたす場合には選択肢としてありえるが、症状を軽減するだけで根本治療にはならない**ため、中長期的に行うことはおすすめできない。

よくやる対処法 07

鍼治療は？

鍼治療は、**筋肉の緊張をほぐすことで痛みを軽減させる効果がある**と見られる。筋・筋膜タイプの腰痛には一時的な効果があるという研究報告があるが、持続性についてははっきりしていない。

よくやる対処法 08

マッサージは？

マッサージの腰痛への効果についてははっきりしていないところが大きいが、**筋肉の緊張を和らげる効果があるため、筋・筋膜タイプにはある程度有効**と考えられる。

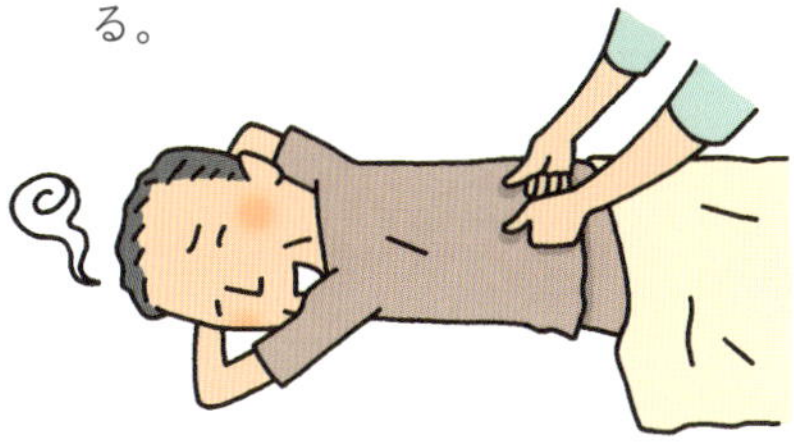

Q4 ストレスも腰痛に関係あるってホント？

A 心の問題で痛みが強く感じられることがあります

腰痛に不安やストレスが関係することはあります。たとえば、**ストレスによって筋肉が過度の緊張状態になることや、前向きな気持ちになれず活動を控えがちになったことで、インナーマッスルがズボラ筋になって腰痛が起こりやすくなります。**

また、腰痛持ちで「また痛くなったらどうしよう」と不安になっている人がいるとします。**不安感が強いとそれだけで痛みの感度が高まり、1の痛みを10に感じてしまう**ことがあるのです。また、痛みを怖がって動くのを制限してしまうことで、**身体機能が低下し、さらに腰痛が起こりやすくなってしまう**、という悪循環も生まれがちです。腰痛が慢性化すると、うつ状態になるケースもあります。

腰痛に伴って、気分が落ち込む、寝つきが悪いなどの症状がある場合には抗うつ薬が処方されることもありますが、対処法として体操もおすすめです。体操に取り組むうちに「動いても大丈夫」という自信がつき、心の面にもよい影響が出てくるためです。

Q5 くしゃみが腰に響くのはどうして？

A ときには肋骨を骨折するほど負荷がかかるからです

「くしゃみをしたらぎっくり腰になった」「くしゃみをするたびに腰が痛む」という方は少なくありません。実はくしゃみをする瞬間、上半身には大きな負荷がかかっています。**負荷の程度は人それぞれですが、くしゃみで肋骨にヒビが入った、という人もいるのです。**

くしゃみは一瞬のことでコントロールが難しいものではありますが、下記の腰への負担を減らす構えを頭に入れておくとよいでしょう。

くしゃみのときに腰への負担を軽くする方法

壁に手をついたりひざを軽く曲げたりすることでくしゃみの負荷が腰に集中せずに分散される。

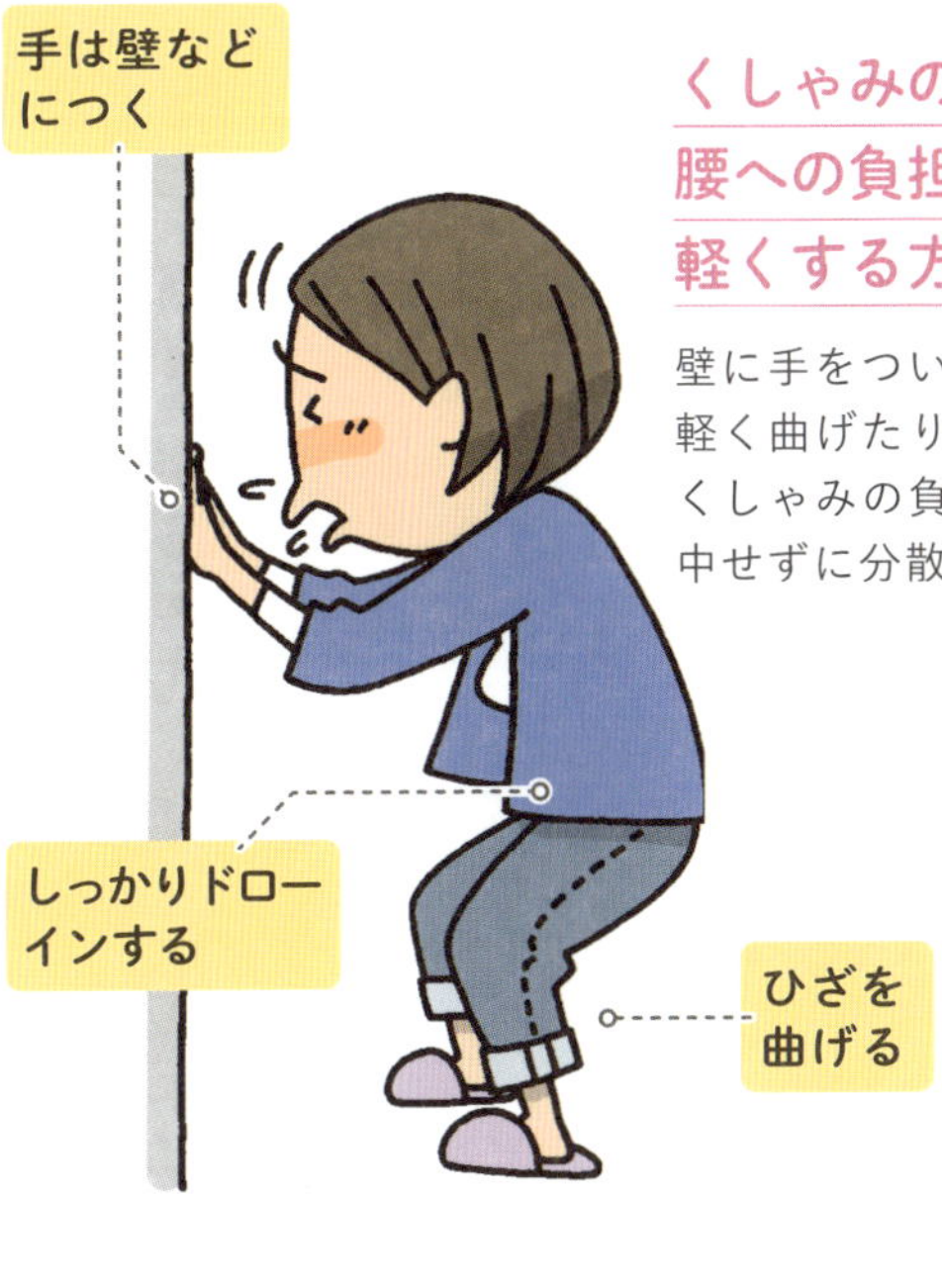
手は壁などにつく
しっかりドローインする
ひざを曲げる

Q6 腰に負担をかけない、いい姿勢って？

A 「ニュートラルゾーン」と呼ばれる姿勢です

腰痛の軽減や再発予防のために普段の姿勢はとても大切です。背中を丸めた姿勢は椎間板に大きな負担がかかり、逆に腰を反らせすぎると椎間関節に大きな負担をかけます。**そこで意識してほしいのが腰への負担が最も少ない背骨の位置「ニュートラルゾーン」**。背骨が緩やかなカーブを描き、お腹と背中の両方から腰椎を支えられている状態です。

まず、**頭にフックがついていて天井から糸で吊るされているような姿勢をイメージしてください**。さらに骨盤の傾きがポイントです。**骨盤をゆっくり前後に傾けてみて、傾きが中間になる位置がニュートラルゾーンです**。ただし椎間板が痛みの震源地になっている人は少しだけ腰の反りを強くし、椎間関節から痛みがきている人は少しだけ腰の反りを弱くしたほうがよいでしょう。痛みのなくなる傾きを探ってみてください。

よくいう「背筋を伸ばす」ことをしようとすると腰を反りすぎてしまう人も少なくありません。骨盤の傾きに意識を向けるほうが腰にいい姿勢になるでしょう。

天井から糸で吊るされている
ような姿勢を目指して！

背骨が自然なカーブを描く姿勢が、腰への負担が少ない。体に一本芯が通っていて天井から糸で吊るされているイメージを持つ。

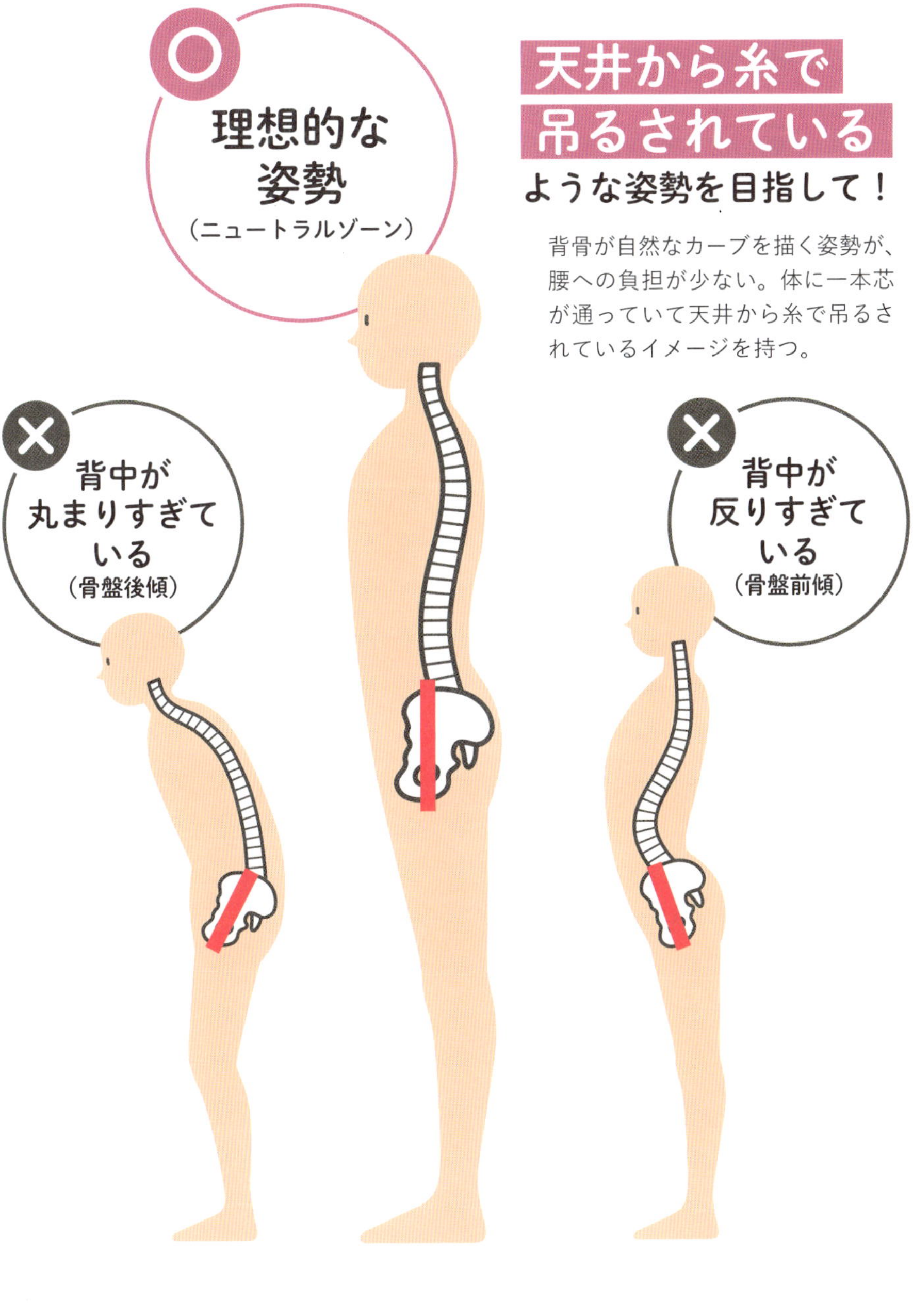

Q7

いすに座っている時間が長く、腰がつらい……

A 30分に一度は「骨盤立て」を思い出して！

いすに座っているときは、立っているときよりも椎間板に大きな負担がかかっています。座った状態で前かがみになるとなおさら。作業などに集中していすに座り続けていると、気づかぬうちに骨盤が後傾して背中が丸まっていき、椎間板への負担は増していきがちです。**いすに座るときは骨盤を前傾させるように意識**しましょう。定期的に姿勢を見直し、気づいたら姿勢を正すといった習慣が大切です。

✕ 骨盤が後傾してしまっている

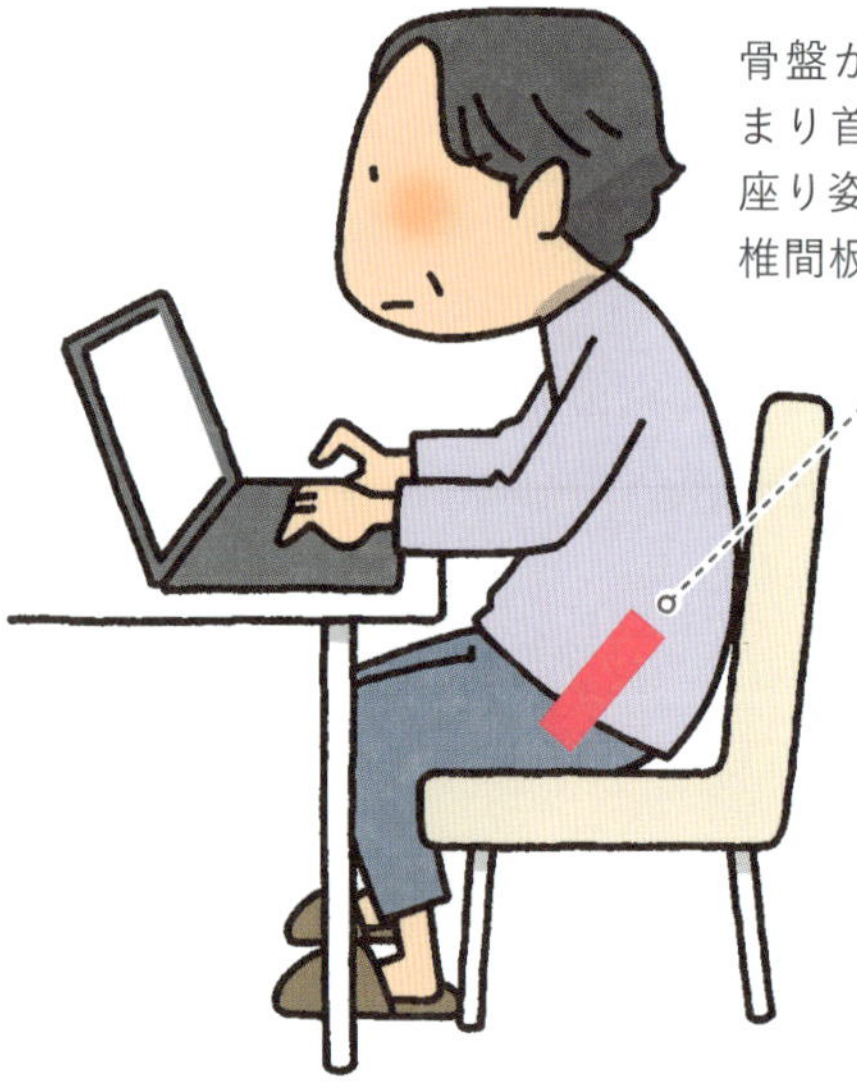

骨盤が後傾して背中が丸まり首を前に突き出した座り姿勢を続けていると、椎間板に負担がかかる。

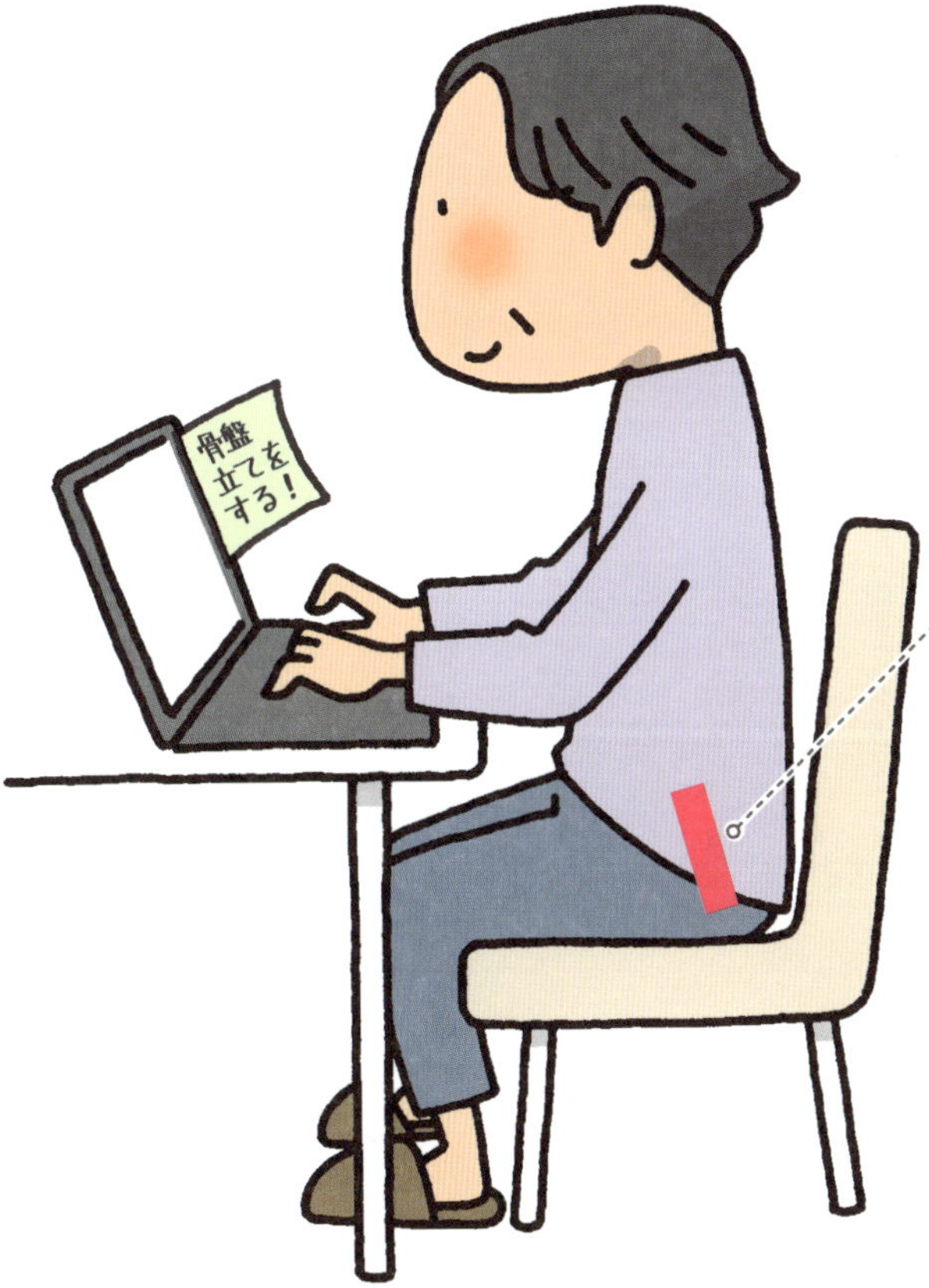

○ 骨盤は前傾気味を意識して

骨盤後傾防止のために、いすに深く腰掛け背もたれは使わないようにするとよい。机の高さを調整するのも◎。

長時間座っているときは

定期的に立つなど姿勢を変える

長時間の同じ姿勢は、同じ場所に負担がかかり続けることで腰痛の原因に。定期的に立ち上がるなど工夫して。

「骨盤立て」で骨盤の位置を正す

後傾が続いていた骨盤を「骨盤立て」で一度前傾に。それからまっすぐに立てることを習慣づけるとよい。

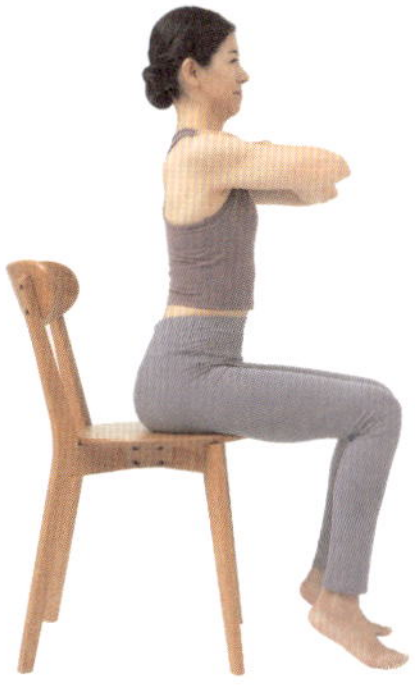

Q8

腰痛のタイプ別で日常生活で気をつけることは？

A

筋・筋膜タイプ以外は痛みを感じやすい動作があります

セルフチェック（44〜50ページ参照）で推測された4つのタイプのうち、**筋・筋膜タイプの場合は何か特定の動作で痛みが起こるというものではありません**が、**ほかの3つのタイプには痛みが起こりやすい動作がそれぞれあります**（下図、左図参照）。

144ページからは日常生活のなかで注意が必要な動作と腰の負担を軽くする方法を紹介しているので、併せて参考にしてください。

仙腸関節タイプの要注意動作

- しゃがんで作業する
- 階段を上る
- 大股で歩く
- 床に直接座る

など

仙腸関節タイプは片脚に体重を預ける動作などで痛みが出やすい。スポーツなどで横方向の動きやジャンプ動作を繰り返すときも要注意。女性は生理時に腰痛が起こることも。

椎間板タイプの要注意動作

- 前かがみで作業する
- 重たい物を持ち上げる
- 長時間のデスクワーク
- くしゃみやせきをする　など

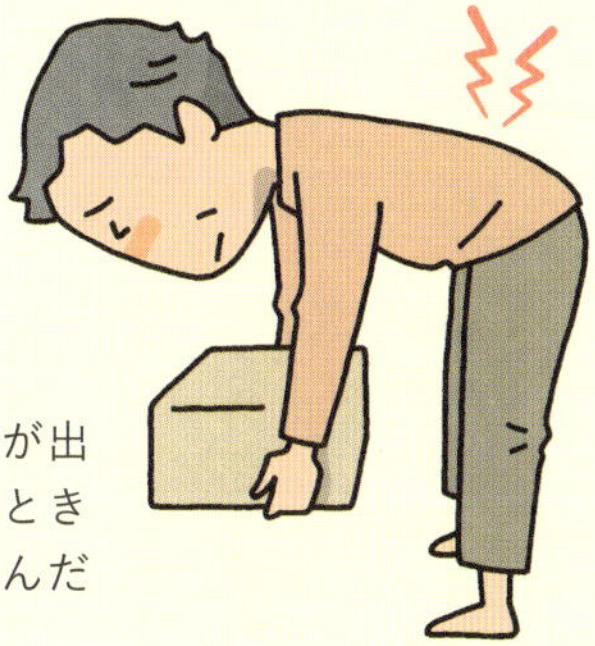

椎間板タイプは前かがみになるときに痛みが出やすい。車を運転しているときや靴を履くときも要注意。ソファに深く腰かけてお尻が沈んだ状態のときも背中が丸まるのでよくない。

椎間関節タイプの要注意動作

- 上体を反らして作業する
- 長時間立ち続ける
- 下り坂を歩く
- バッグを片方の肩にかける　など

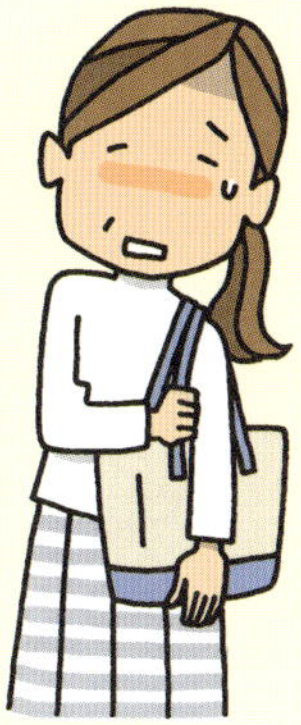

椎間関節タイプは腰を反らしたときや腰をひねる動作のときに痛みが出やすい。背筋を伸ばしたいい姿勢でいるつもりが、やりすぎて腰が反り、逆に腰に負担をかけているという場合も。

Q9

毎日のちょっとした動きでも腰痛が心配です

A 腰に負担がかかりにくい方法を覚えましょう

腰を曲げたり、反ったり。日常生活のなかには腰に負担をかけるさまざまな動作が潜んでいますが、ちょっとした工夫でその負担を軽くすることができます。たとえば**「前かがみになるようなときはひざを曲げる」「長時間同じ姿勢でいない」「ドローインをできるだけ意識する」**といったことです。腰の負担を軽くすることは痛みを起こさないようにするだけでなく、腰痛の慢性化を防ぎ、再発を予防することにもつながります。

顔を洗うときはひざを曲げる

顔を洗うときは前かがみになりがち。洗面台の高さに合わせ、ひざを曲げて姿勢を低くすれば過度に腰をかがめずにすむ。

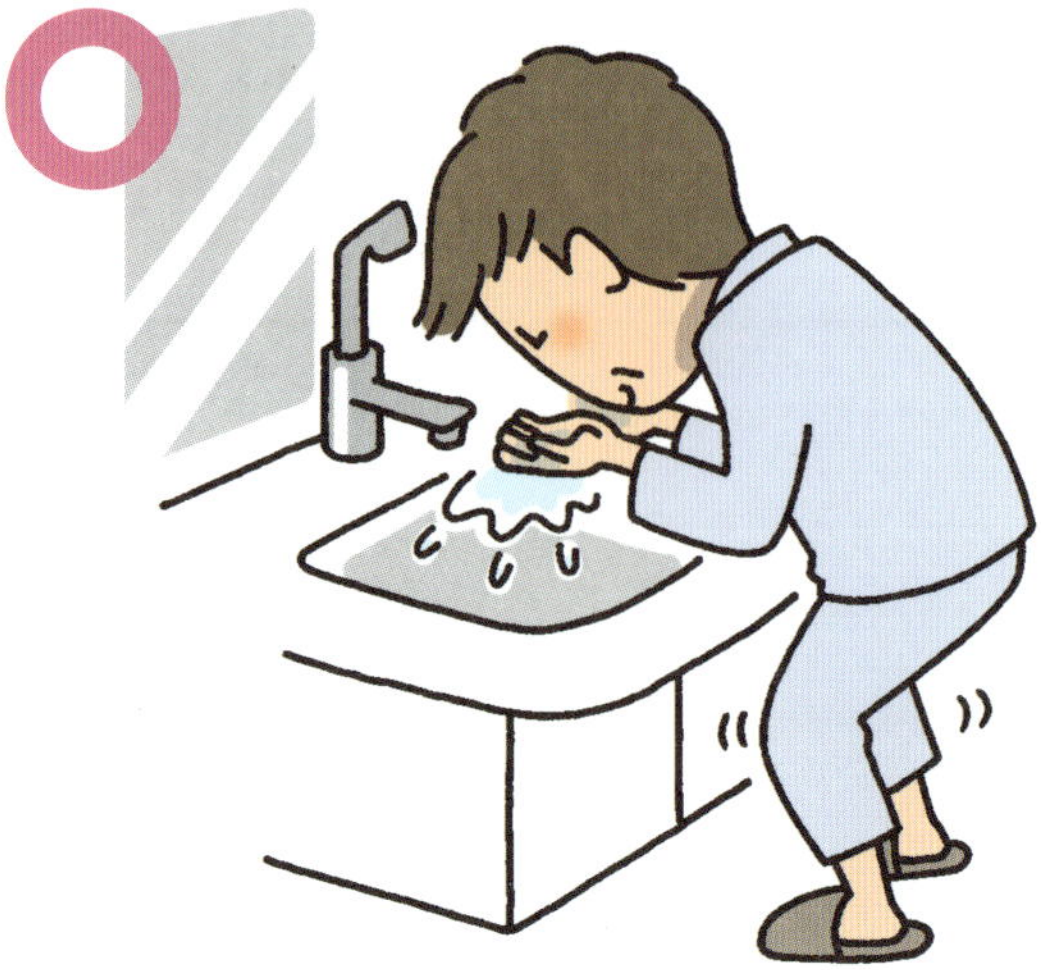

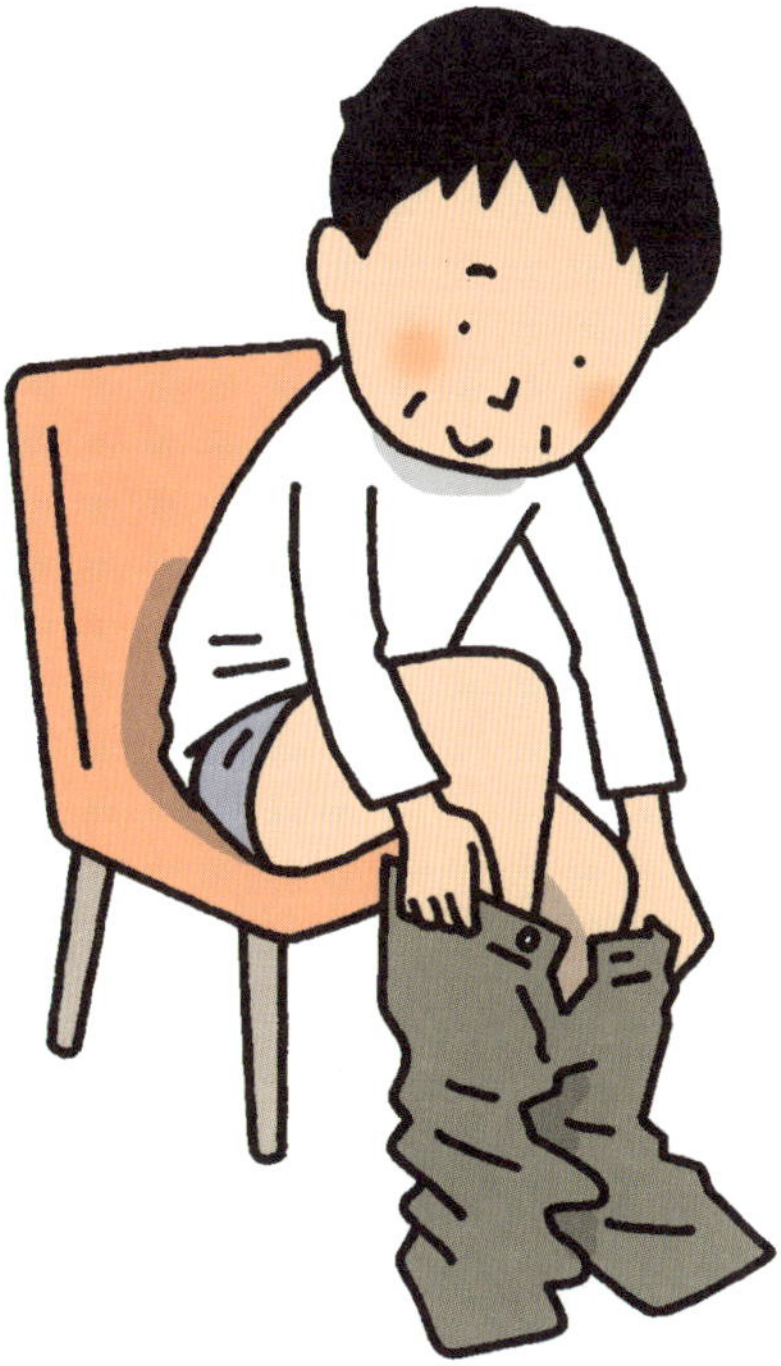

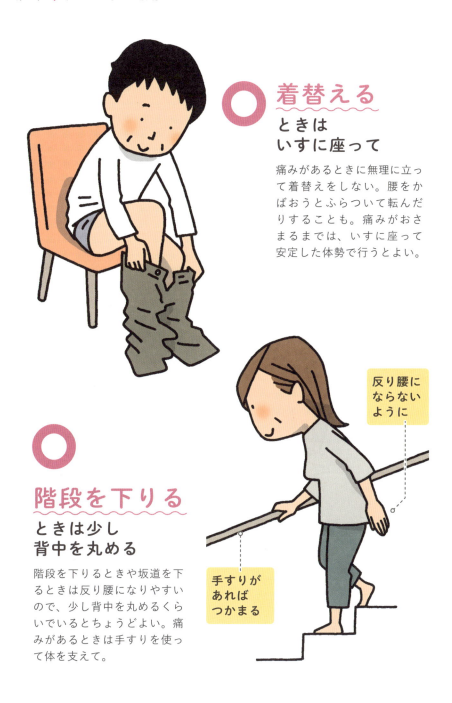

○着替える
ときは いすに座って

痛みがあるときに無理に立って着替えをしない。腰をかばおうとふらついて転んだりすることも。痛みがおさまるまでは、いすに座って安定した体勢で行うとよい。

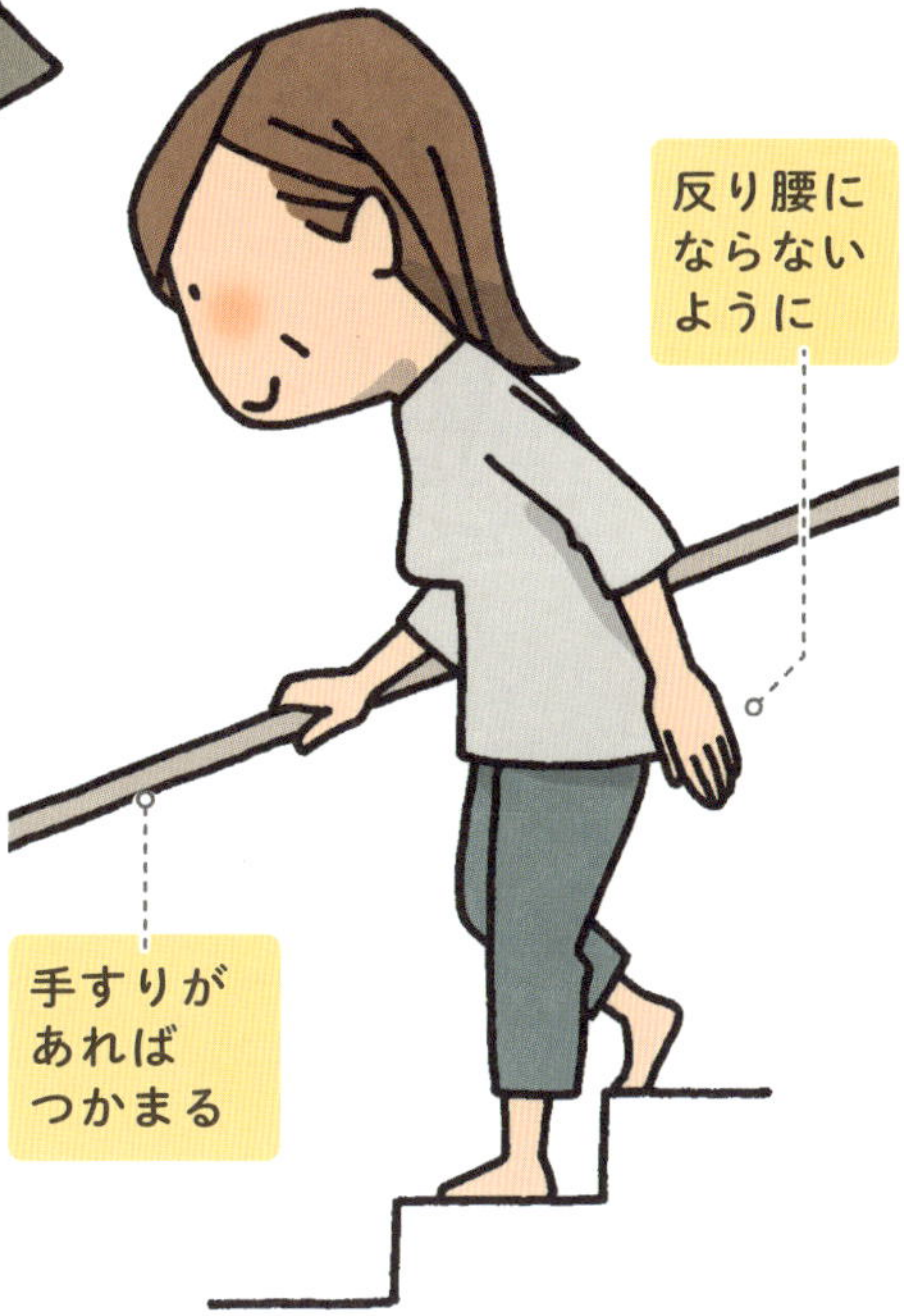
反り腰にならないように
手すりがあればつかまる

○階段を下りる
ときは少し 背中を丸める

階段を下りるときや坂道を下るときは反り腰になりやすいので、少し背中を丸めるくらいでいるとちょうどよい。痛みがあるときは手すりを使って体を支えて。

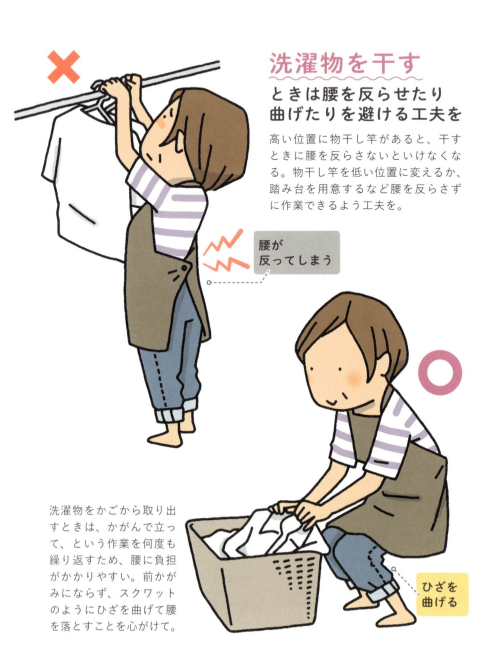

洗濯物を干す

ときは腰を反らせたり曲げたりを避ける工夫を

高い位置に物干し竿があると、干すときに腰を反らさないといけなくなる。物干し竿を低い位置に変えるか、踏み台を用意するなど腰を反らさずに作業できるよう工夫を。

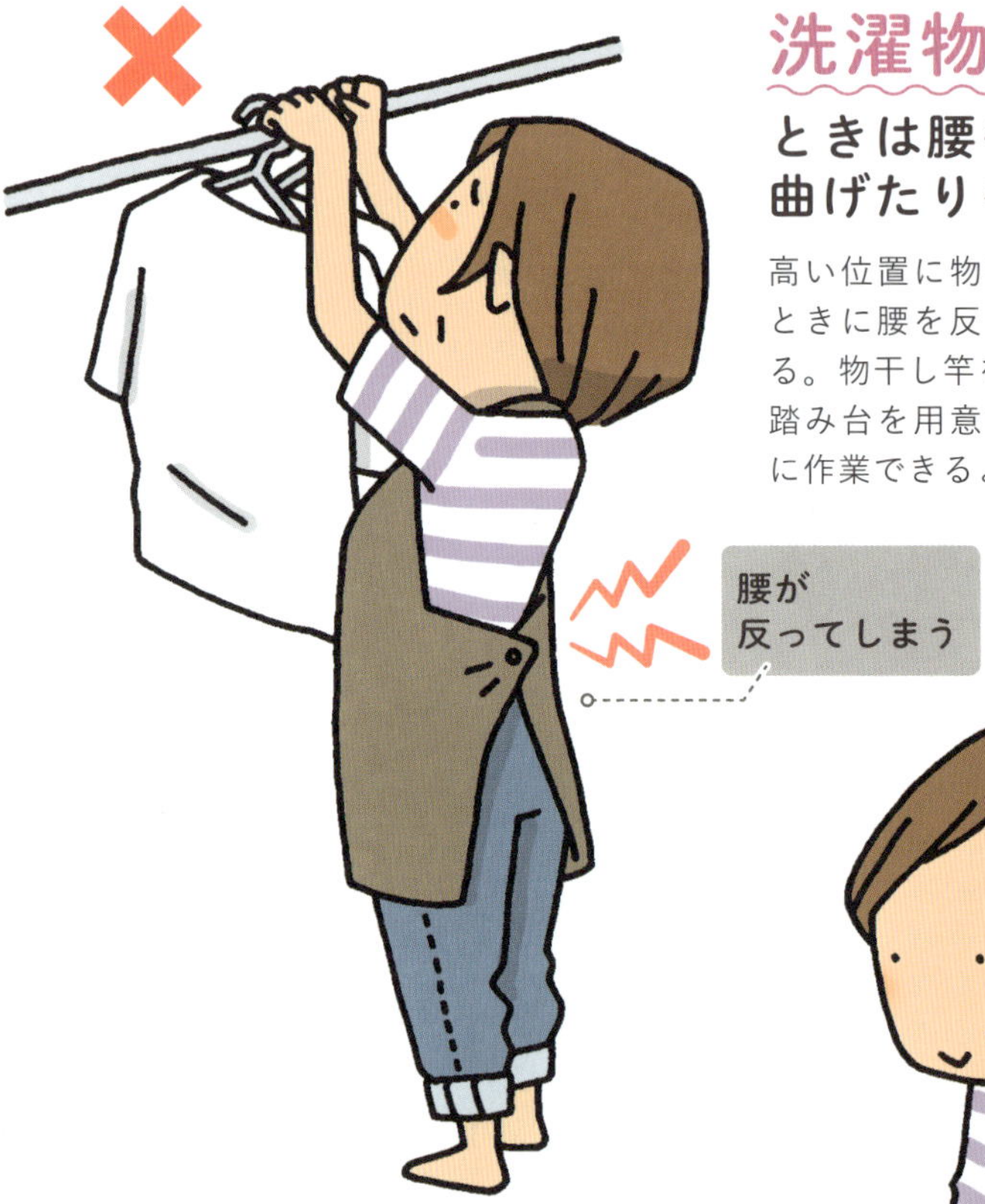

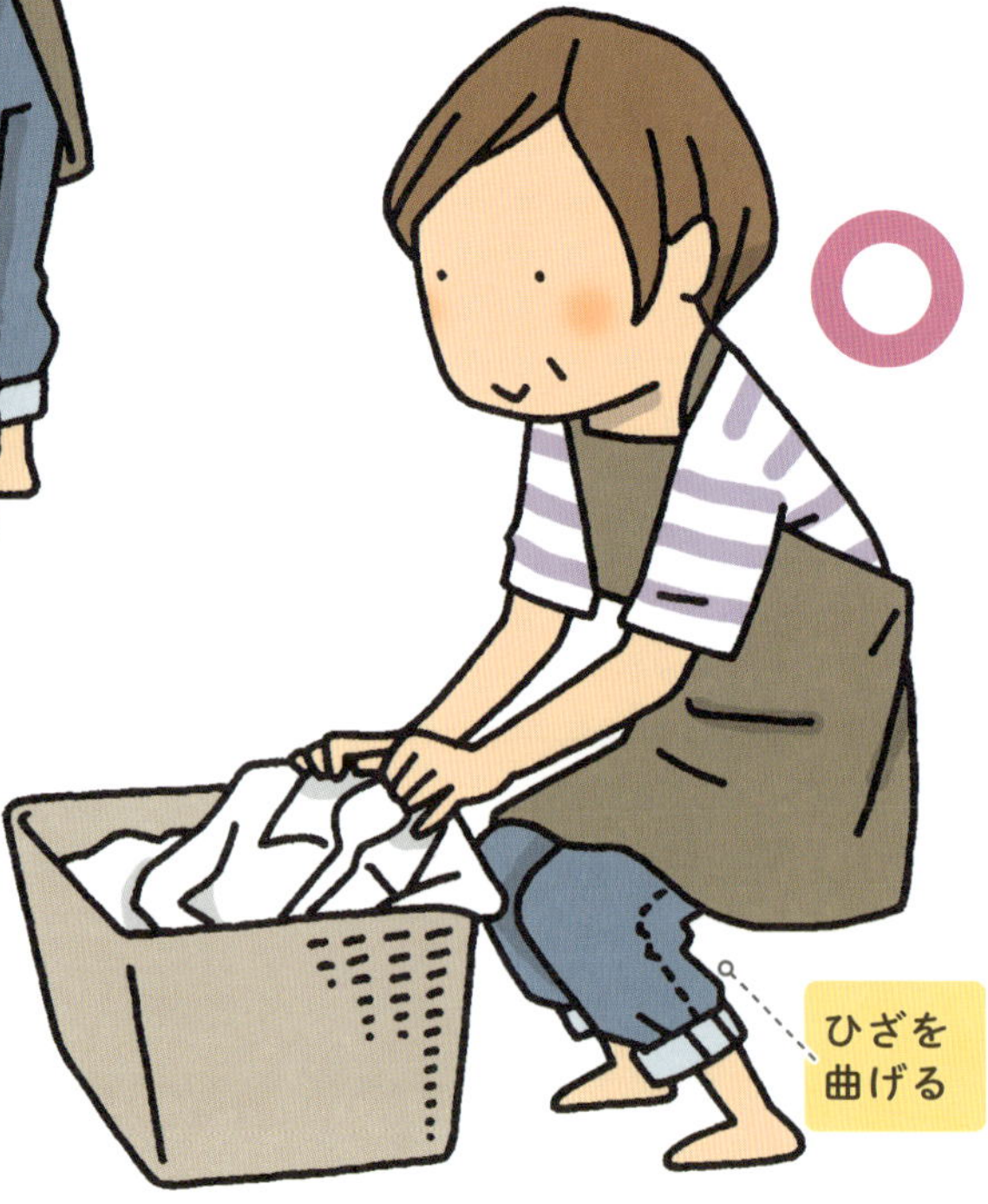

洗濯物をかごから取り出すときは、かがんで立って、という作業を何度も繰り返すため、腰に負担がかかりやすい。前かがみにならず、スクワットのようにひざを曲げて腰を落とすことを心がけて。

掃除機をかける
ときはパイプを長く持つ

パイプが短いと掃除機をかけている間、腰をかがめ続けなければならなくなる。パイプを長くしてできるだけ骨盤を立てた状態で掃除をするとよい。

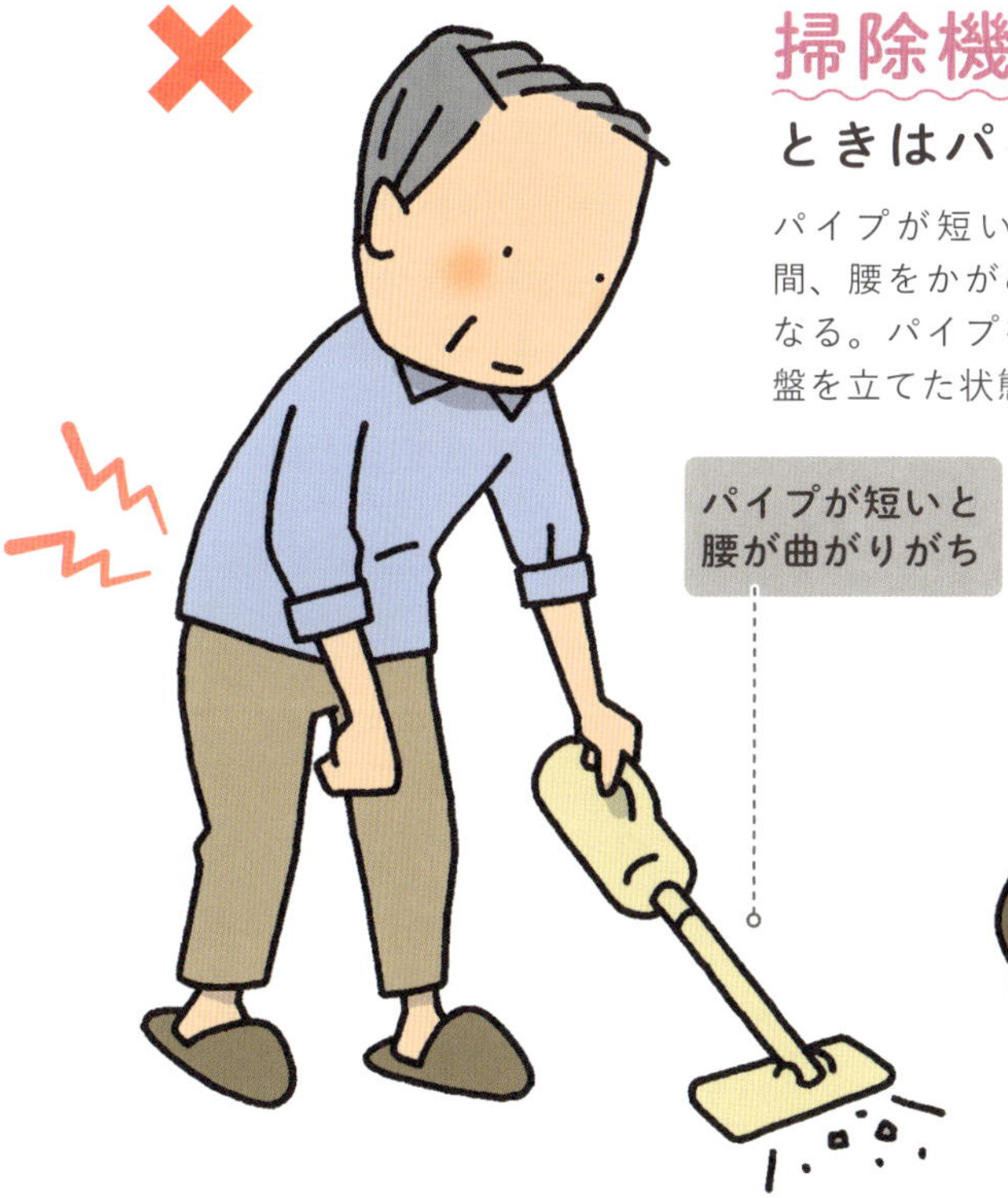

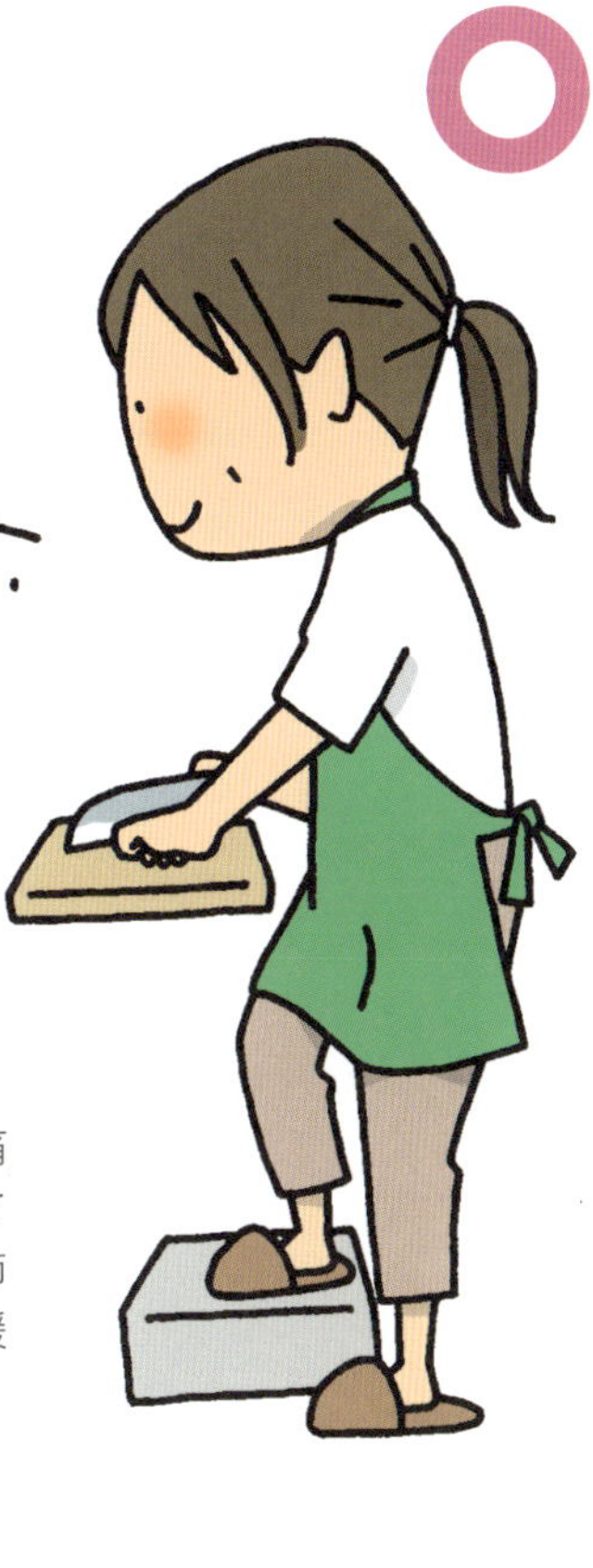

台所に立つ
ときは片方の足を乗せる台を用意して

台所仕事など長時間立ち続けることで腰痛が起こるという人は、小さな台を用意して片足をそこに乗せて作業を。ひざと股関節が曲がることで骨盤が後傾し、反り腰が緩和され腰痛が起こりにくくなる。

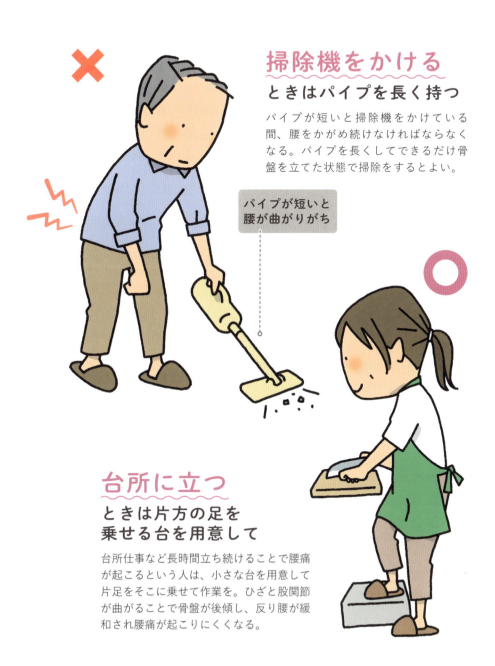

重い物を持ち上げるときは体をしっかり近づける

ひざを伸ばしたまま前かがみになると荷物の重みがすべて腰にかかってしまう。ひざと股関節を曲げて腰を落とし、荷物に近づいてから持ち上げること。このとき「よっこいしょ」などと声を出すと腹横筋が働きやすくなるのでおすすめ。

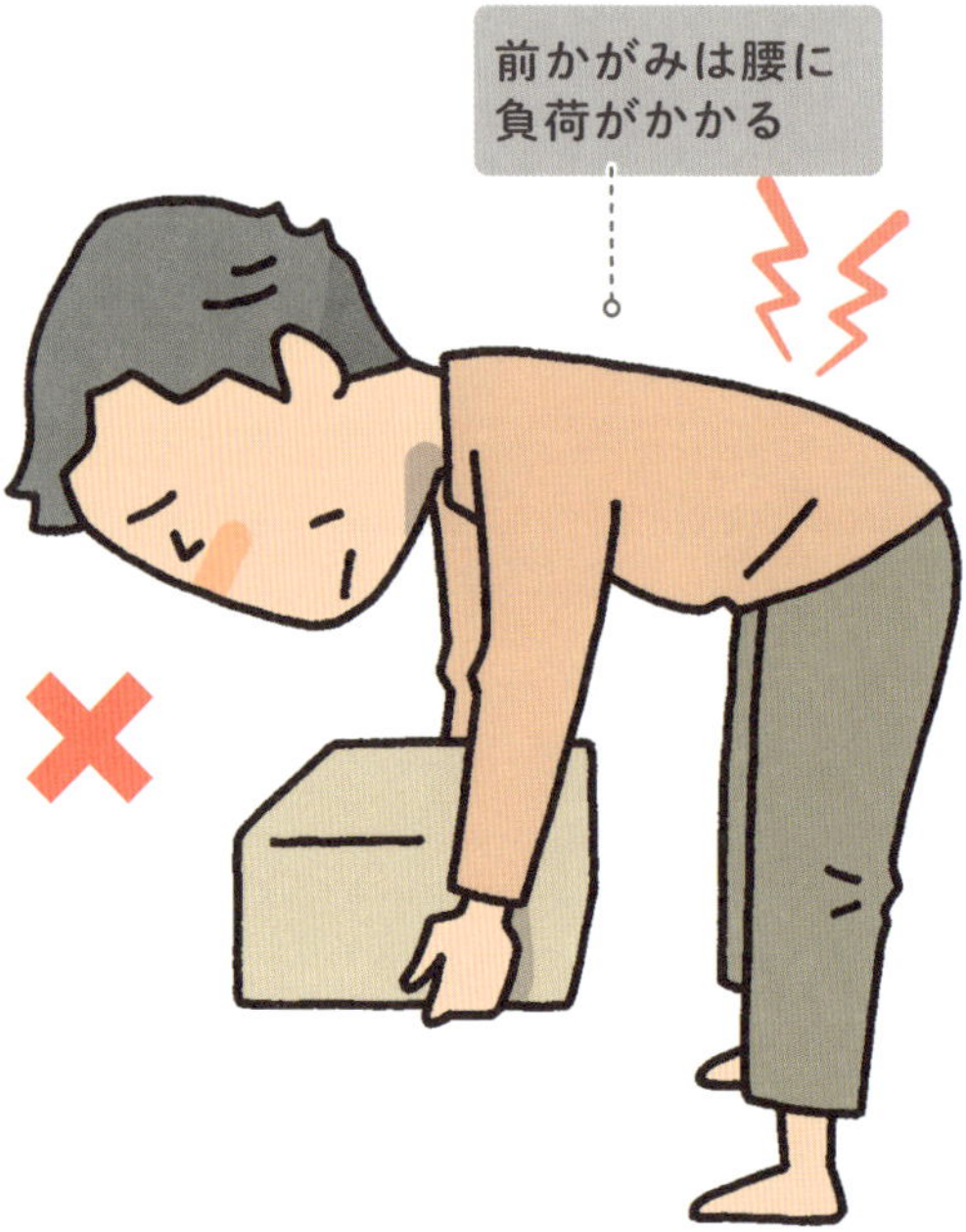
前かがみは腰に負荷がかかる

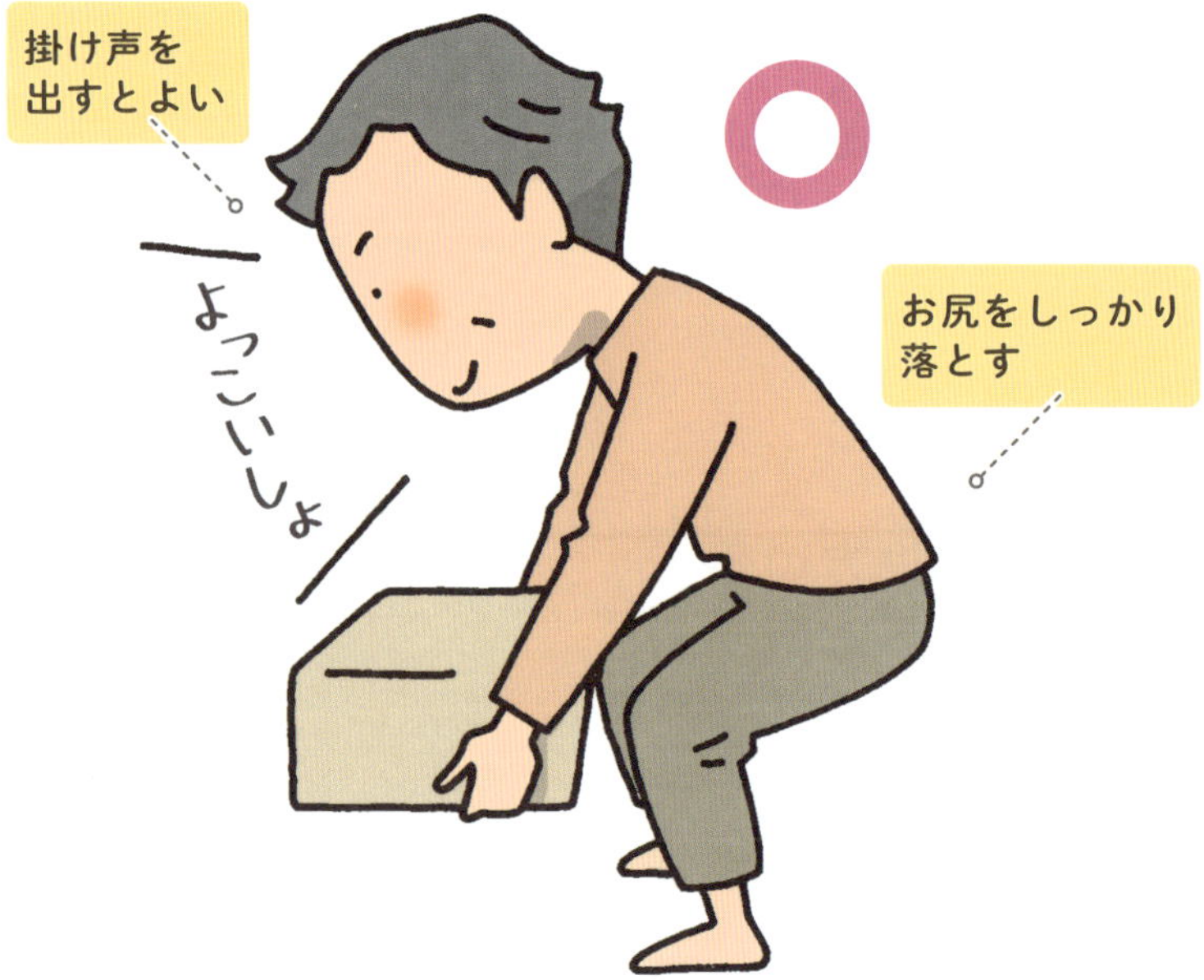
掛け声を出すとよい
よっこいしょ
お尻をしっかり落とす

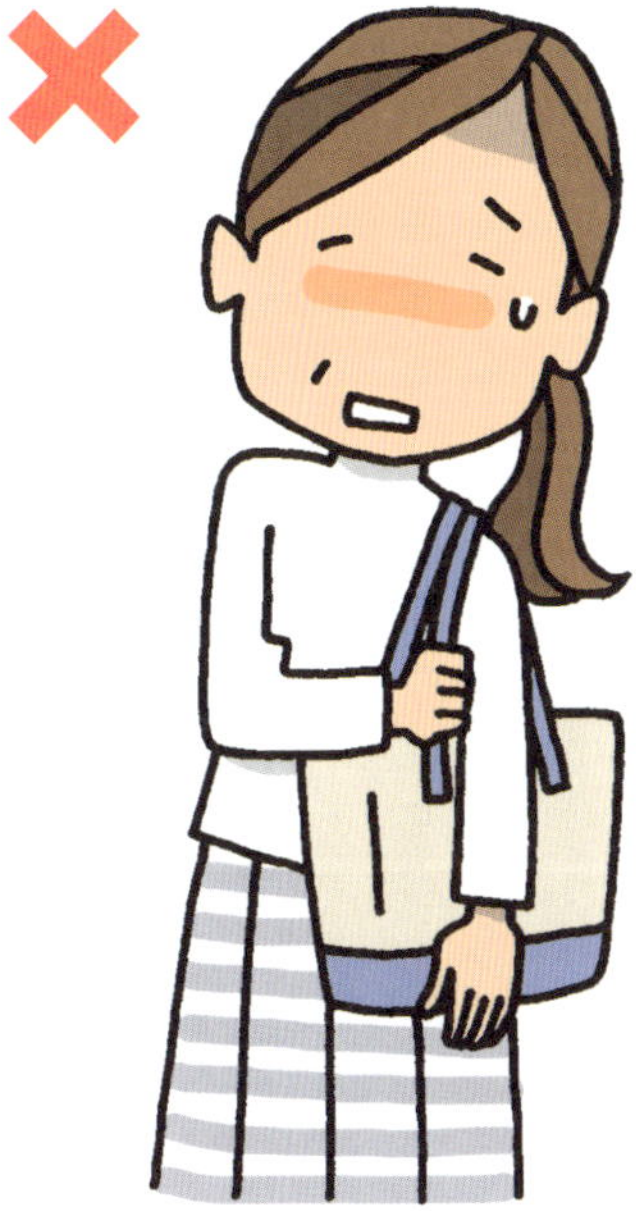

バッグを持つ

ときはこまめに左右に持ち替えて

バッグを持つときにいつも同じ側で持っていると、脊柱起立筋の片側ばかりに負担がかかる。「こまめに左右を持ち替える」「2つに分けられる場合は両側で持つ」「リュックサックに替える」などで負担を左右に分散させて。

スマホを見る

ときは画面を目の高さに

首や背中を丸めた猫背の状態で長時間スマホ操作をしている人は多いが、これも腰に負担がかかる姿勢。まずは、スマホを持つ手を目線の高さまで上げること。そして骨盤はまっすぐ立てて、できるだけよい姿勢を心がけよう。

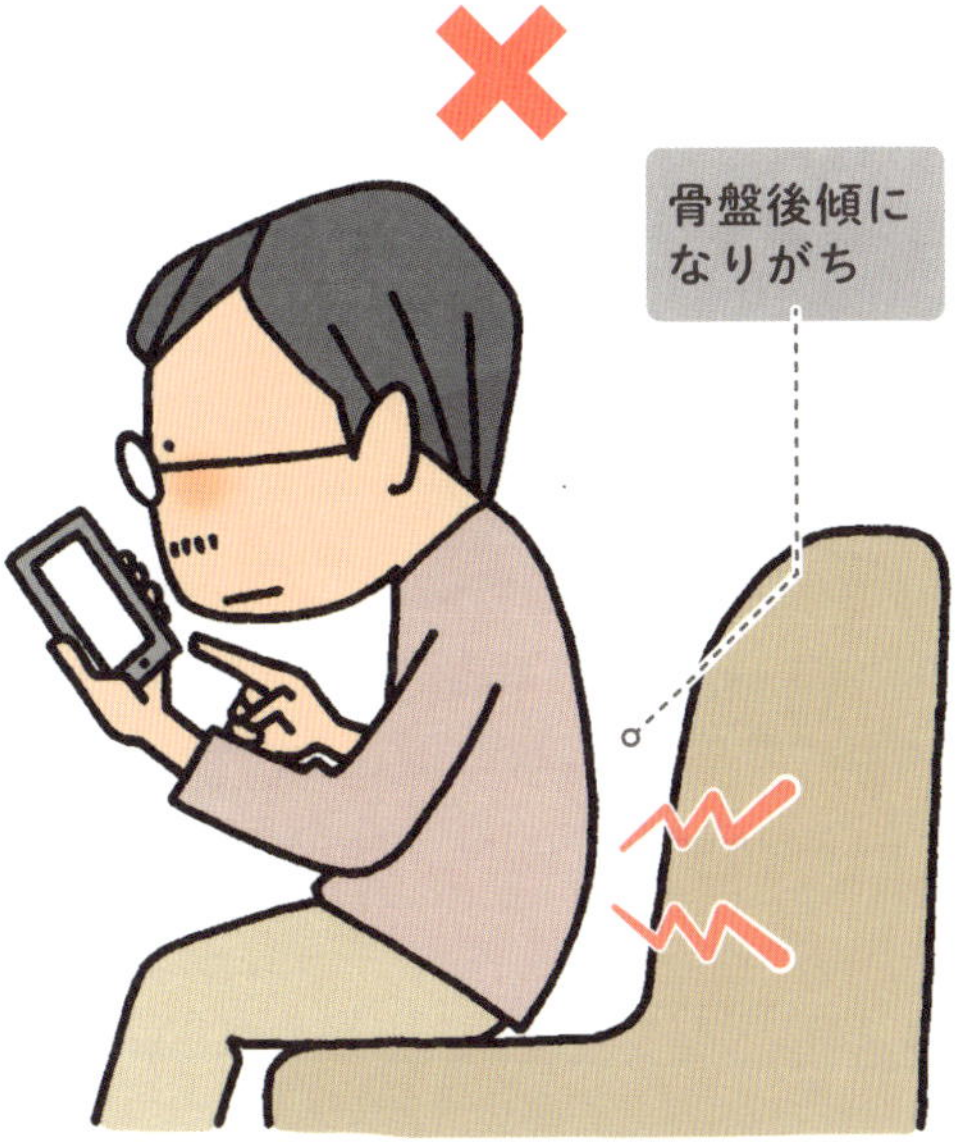

Q10

寝起きに腰が痛いのは寝方に問題がある？

A

実は朝に腰が痛くなる理由ははっきりわかっていません

「朝起きたときに腰が痛くなる」という方がいますが、実はこの原因はよくわかっていません。寝ているとき椎間板には圧力がかかりませんが、**起きて立ち上がると椎間板がつぶれるために起床時に痛みが出るのでは**、という説もあります。

ただ、反り腰で痛みが出るタイプの人は、**体が沈み込まず腰が反りにくい適度な硬さのマットレス**を選ぶとよいでしょう。横向きで寝るなど腰が反らない工夫をするのもよいでしょう。

寝る時に腰への負担を軽くする方法

あお向けでまっすぐ脚を伸ばすと腰が反りがち。ひざの下にクッションなどを入れてひざを曲げるようにするとよい。

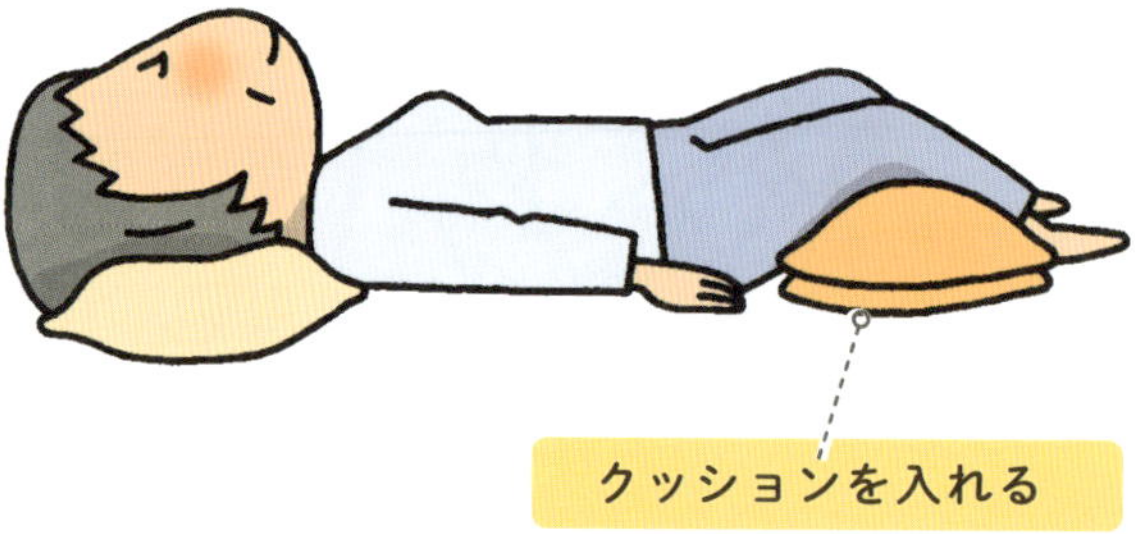

Q11 腰痛を悪化させる生活習慣ってある？

A たばこや肥満も腰に影響があります

がんや脳卒中、心筋梗塞《しんきんこうそく》など、さまざまな病気のリスクを高めることが知られている喫煙ですが、腰痛に対してもよくない影響があることがわかっています。**喫煙は血流を下げることで椎間板の老化を進めるため、喫煙者は非喫煙者よりも椎間板ヘルニアになりやすい**のです。また海外で行われた研究で、喫煙歴のある人や現在喫煙をしている人は、脊柱管狭窄症が悪化して手術に至る割合が高いことが報告されています。

また、**肥満も腰痛を悪化させる要因の一つ**。体重が重いということは腰にもそれだけ大きな負担がかかっているということです。

そのほかの生活習慣としては、座りすぎが腰痛によくないことは知られていますが、トラックのドライバーのように長時間振動にさらされるというのも腰によくない影響があるといわれています。

COLUMN

医師から「手術」を提案されたら

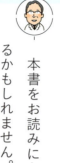

本書をお読みになっている方のなかには、手術を受けるかどうかで迷っている方がいるかもしれません。

まず、32ページでもお話ししたように、できる限り早く手術をすべきケースというのはあります。たとえば椎間板ヘルニアなどで排尿障害や排便障害がある場合には、症状が出てから48時間以内の手術が推奨されています。

そういった緊急性の高いケースがある一方で、「手術を検討したほうがいいかもしれない」「このままだと手術が必要かもしれない」といった具合に、緊急性は低いけれども医師から手術の話があったという方もいらっしゃるでしょう。

腰痛の場合にとられる主な手術の方法については１５５、１５６ページで紹介していますが、ほかにもさまざまな方法があり、**最近は内視鏡下でできて体への負担の軽い手術も増えています。** **自分の病状や手術の方法、手術後のことや合併症のリスクなどを、担当医にしっかりと確認したうえで納得して手術を受けることが大切**です。

そのうえで、**「このままだと手術が必要かもしれない」と言われていた患者さんが体操によって腰痛が改善し、手術が回避できた例がたくさんある**ということも知っておいていただきたいと思います。ほとんどの人には手術はいらない、というのが私の実感です。

私はCORETRIM STATIONという腰痛の運動療法をお教えする施設でセカンドオピニオン外来を担当していますが、ほかの病院で「治らないなら手術をしなければ」「脊柱管狭窄症だから手術をするかどうか検討しましょう」などと言われた方が多く訪れます。そのなかには私から見ても「これは手術をしなければダメ」という方も当然いますが、それはほんの少し。この施設で診察した**2年半の間に200人以上の方を見てきましたが、手術が必要になったのは、数人**でした。

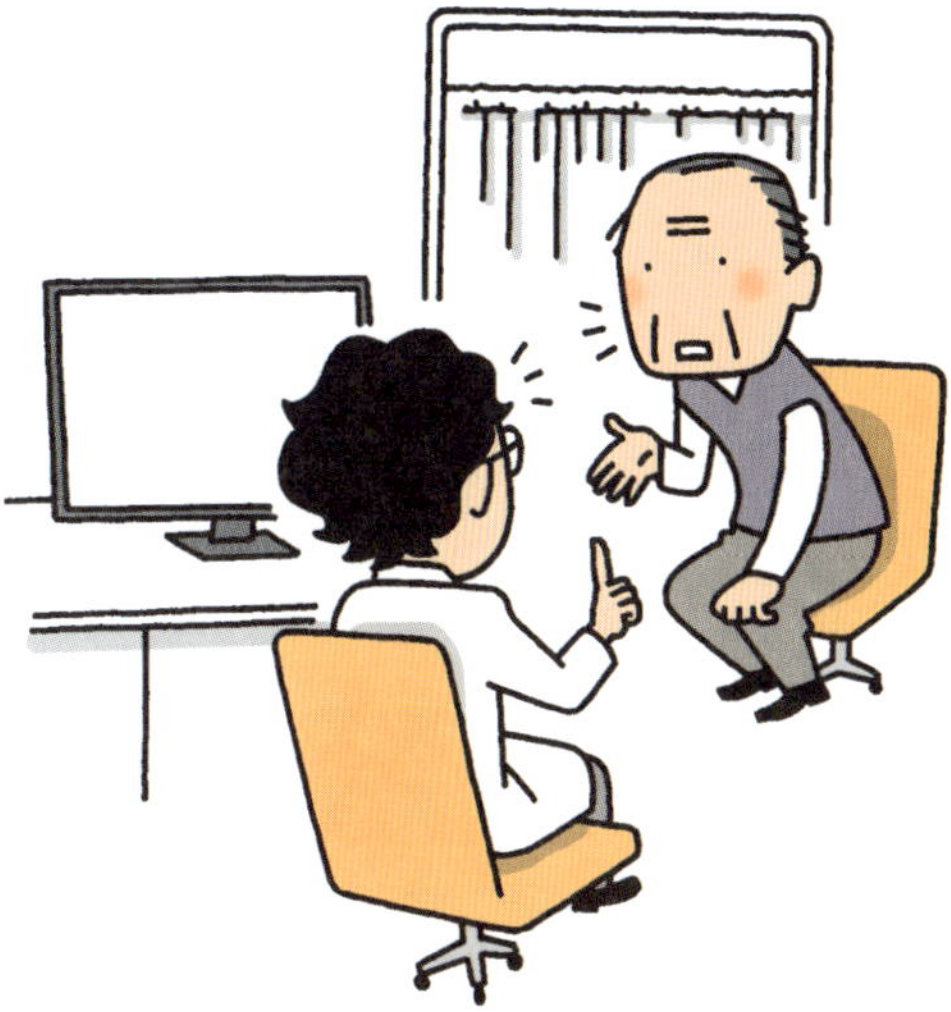
手術前に病状や手術の必要性、リスクなどを十分に確認することが大切。

つまり、多くの方はそこで指導した体操で症状が改善したのです。

ですから緊急を要する場合でなければ、手術を受ける前に本書の体操を試していただくのがいいのではないかと考えています。

セカンドオピニオンは検討するべきか

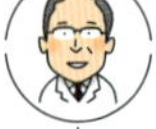

現在の担当医に「手術を検討したほうがいい」と言われているけれども、どうしようかと迷っていてセカンドオピニオンを受けたいと考えていらっしゃる方もいるかもしれません。手術は合併症などのリスクもあることですから、納得のいく選択をしていただきたいと思います。

セカンドオピニオンにいらっしゃる患者さんのお話をたくさん聞いてきた私の経験からお話しさせていただくと、**体にほとんど触りもせずに検査画像だけを見て簡単に「手術をしたほうがいい」と言われたら、「本当にそうなのかな」と疑ったほうがいいかもしれません。**本来は、丁寧な診察をしたうえで症状を減らすために手術という選択肢を考えるべき。しかし残念なことですが、前述のようにすぐに手術をすすめるような病院は案外少なくないと思います。

手術に急を要するような病状ではないようなら、まずは本書のズボラ筋を目覚めさせる体操を3か月続けて、それでもダメならセカンドオピニオンを検討してみるというのも一つの手だと思います。

主な手術①

椎間板切除術（ラブ法）

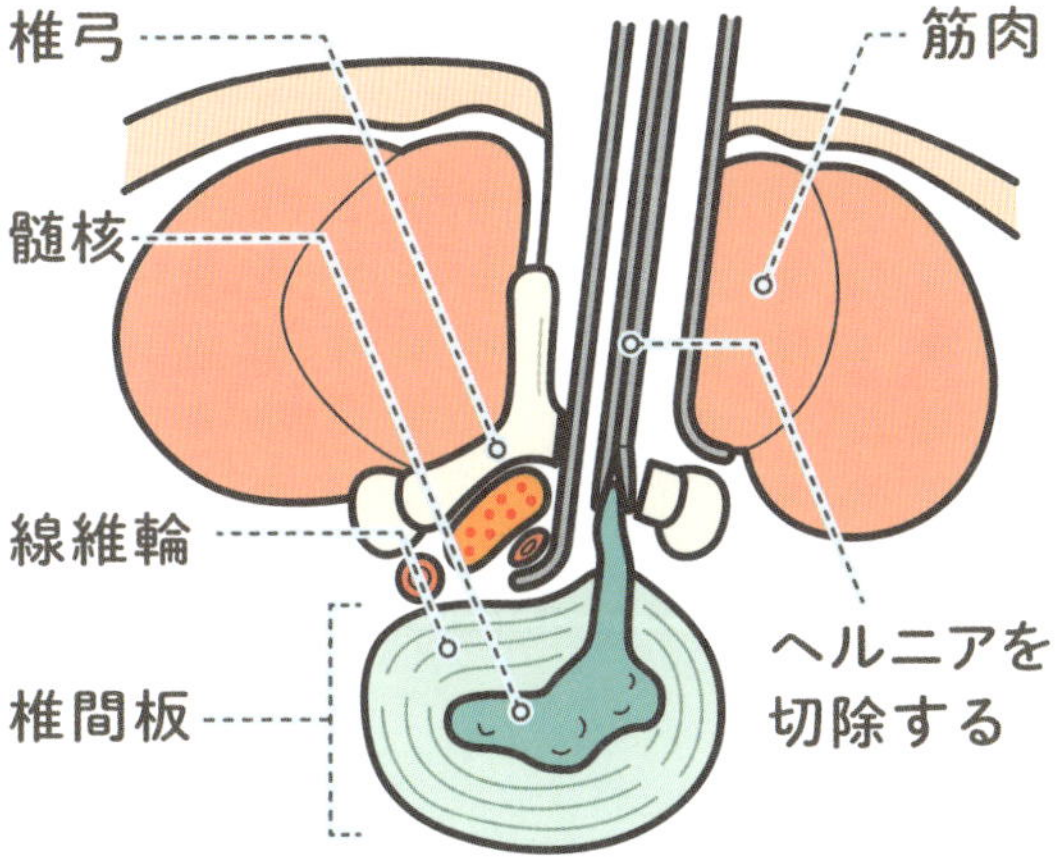

椎間板ヘルニアで手術が必要になった場合に、従来行われている方法。腰部を4～5センチほど切開し、腰椎の椎弓の一部を削って穴を開け、医師が目で直接確認しながらヘルニアを切除する。ただし、近年はラブ法のほか、内視鏡を使って医師がモニターを見ながら行う手術法もあり、その場合は切開口を小さくできるため体への負担が少ない。

主な手術②

除圧術

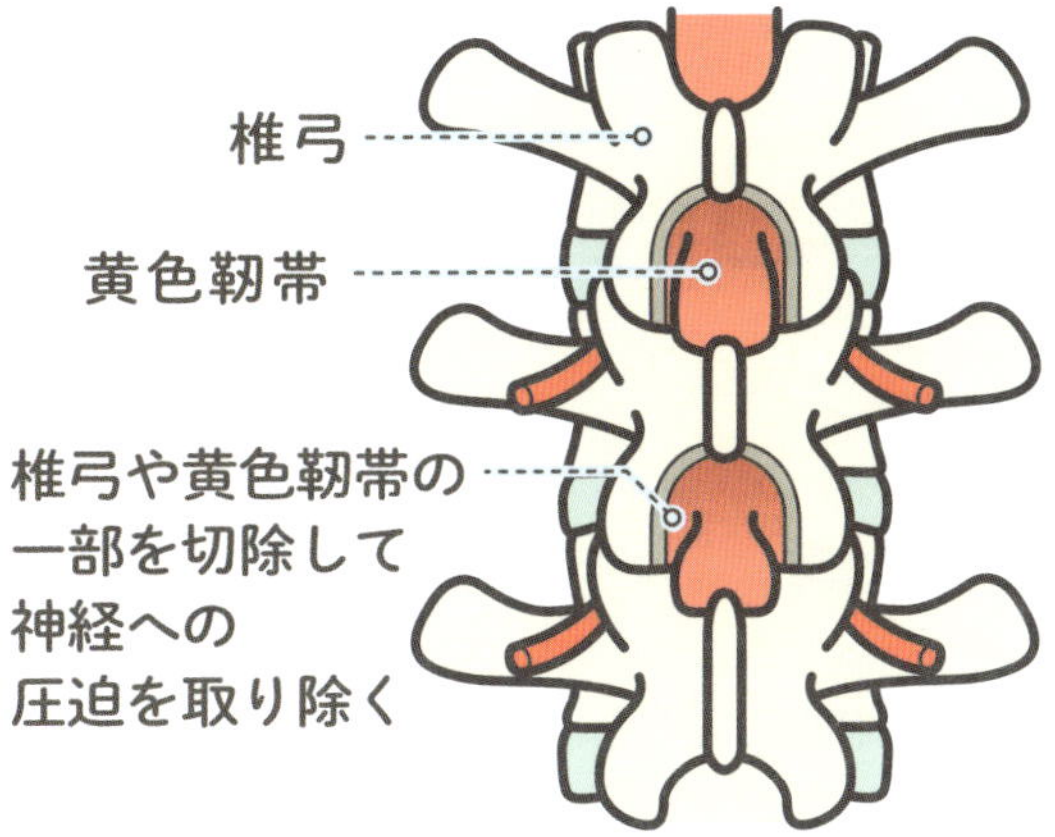

主に脊柱管狭窄症で手術が必要になった場合に行われる方法。腰部を切開し、脊柱管の神経を圧迫している椎弓や黄色靭帯の一部を切除して、神経の圧迫を取り除く。なお除圧術によって背骨の不安定性が増すことが心配されるケースでは、併せて「固定術」(156ページ)が行われることもある。

主な手術③

固定術

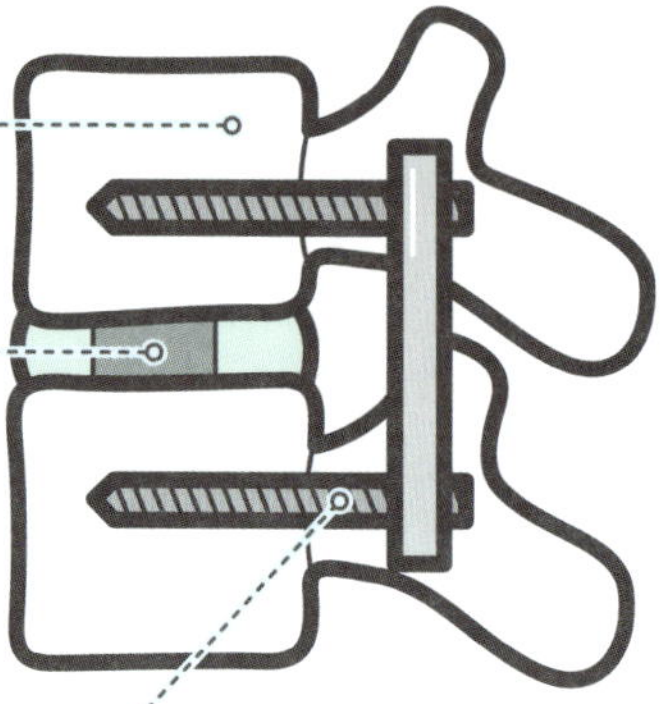
椎骨
移植した骨
金属製の
特殊なネジで
固定する

椎骨や椎間板が不安定であることによって痛みが起こっている場合に、痛みを軽減する目的で行われる。金属製の特殊なネジなどで上下の椎骨どうしを固定して安定させる方法。腰椎すべり症や脊柱管狭窄症などに対して、神経の圧迫を取り除く「除圧術」(155ページ)を行ってから固定術が行われることが多い。

主な手術④

BKP

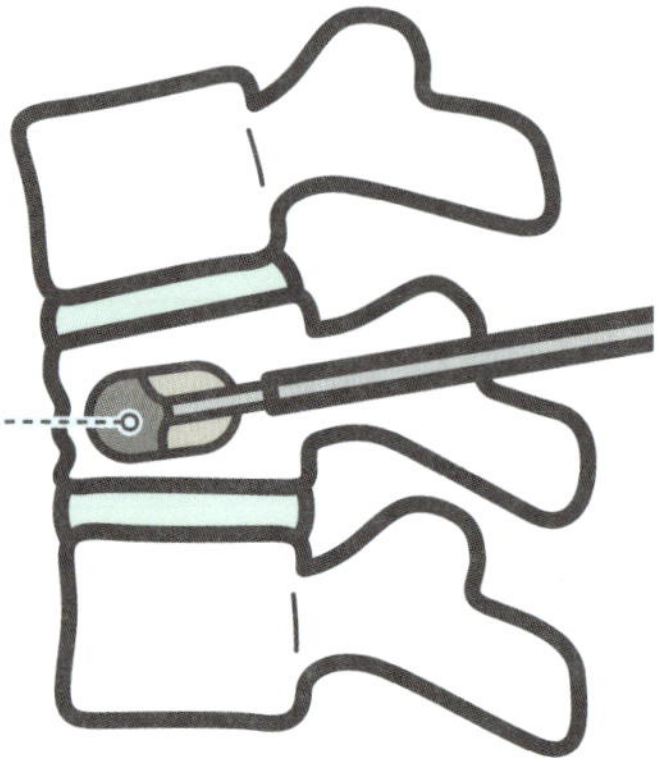
骨折した
椎骨に
骨セメントを
入れる

腰椎圧迫骨折の場合に行われることがある手術。骨折した椎体を小さなバルーンで膨らませてから、そのスペースに骨セメントを注入する。手術中に骨セメントが固まるため、手術直後から痛みが軽減する。圧迫骨折の場合には、このBKPのほか、背中を切開して骨折した骨を固定する手術法がとられることもある。

手術後もやはり体操が大切になってくる

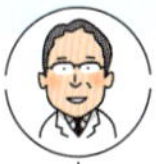

手術を受けた後の注意点もあります。

それは、**手術後にも手術前と変わらずに腰に負担をかけるような体の使い方を続けていると、再発する可能性がある**ということです。手術で組織の障害は取り除けても、その障害を起こした「体の使い方」という根本的な原因を解決できていないためです。手術後数年で再発して再手術することになった、というケースは実際にあります。

また、脊柱管狭窄症などがあって固定術（156ページ参照）の手術を受けた場合、手術後は固定した腰椎は動かなくなるために、そこと隣接する部分ばかりを動かしがちになって負担が集中します。すると、今度はそちらで脊柱管の狭窄が起こって腰の痛みが生じる、ということもあります。

いずれにしろ、**手術を受けた方もズボラ筋を目覚めさせる体操に取り組んで、腰に負担をかけない体の使い方を身につけてほしい**と思っています。

手術後の体操を始める時期についてですが、患者さんの状態や手術の種類などによって異なります。担当医に確認をしてから始めていただくのがよいでしょう。

「我々は皆、死ぬまで二足歩行できることを競うアスリート」

——ズボラ筋を目覚めさせることが腰痛改善、ひいては寝たきり予防につながる

腰痛は「病気」なのか——。

これまで1000件を超える脊椎手術を担当し、さらにその何十倍もの腰痛患者さんを診察してきた経験を顧みて、最近ふとそんなふうに考えることがあります。

腰痛に苦しんでいる人は非常に多く、厚生労働省の「2022（令和4）年 国民生活基礎調査」では男女ともに有訴者率1位となっています。また同じく厚生労働省の過去の調査では、腰痛持ちの人は推定で約2800万人にのぼるともされています。

そのなかで椎間板ヘルニアや脊柱管狭窄症のような、画像検査で原因が特定できる「見える腰痛」は確かに病気といえるでしょう。

しかし、腰痛全体の85％を占めるといわれるいわゆる「見えない腰痛」は果たして「病

気」といっていいものか――。腰痛を「病気」と捉えるから、「病院で治療してもらわなければ」と考えてしまう腰痛持ちの方が多いのではないかと思うのです。

本書で紹介してきたとおり、腰痛を根本的に解決する方法は、身体機能を高めて腰に負担がかからないようにすることの一択です。そのためには、ズボラ筋を目覚めさせる体操のような運動療法に自分で取り組むしかありません。病院頼りではいけないのです。また、ズボラ筋を目覚めさせる体操に取り組むことは、腰痛を治すだけでなく、将来寝たきりにならないためにも大切です。

「健康で元気に長く生きたい」「自分の足で歩き続けたい」とは多くの人が願うところ。「一生、二本足で歩く」ことを、体操に取り組むもう一つのモチベーションにしていただくとよいでしょう。

私はこれまで実際に研究や診療の現場で、ズボラ筋を目覚めさせる体操に取り組んだことで「腰痛が治った」と喜んでくださる患者さんを多く見てきました。

本書をお読みの皆さんも希望を持って、さっそく今日から体操に取り組んでいただきたいと思います。

早稲田大学スポーツ科学学術院教授　整形外科専門医　金岡恒治

監修

金岡恒治（かねおか・こうじ）

早稲田大学スポーツ科学学術院教授。整形外科専門医。1988年筑波大学医学専門学群卒業。筑波大学整形外科講師、早稲田大学スポーツ科学学術院准教授を経て、2012年より現職。シドニー、アテネ、北京五輪の水泳チームドクターを務め、ロンドン五輪ではJOC本部ドクターとして帯同。体幹深部筋研究の第一人者の視点から、アスリートや一般の人に向けて腰痛予防の啓発に努めている。

▶参考資料

金岡恒治監修『腰痛は、タイプ別ちょこっと運動で治す! 坐骨神経痛、繰り返すぎっくり腰、椎間板ヘルニア、脊柱管狭窄症、長引く腰痛でつらい人に』（NHK出版）

金岡恒治著『脊柱管狭窄症 どんどんよくなる! 劇的 1ポーズ大全』（文響社）

STAFF

写真・動画 殿村忠博
モデル 朝倉さとみ、仁科倫抽
ヘア&メーク 斉藤節子
撮影協力 CORETRIM STATION、AWABEES
本文イラスト 小野寺美恵
本文デザイン COUBO
校正 渡邉郁夫
編集協力 根橋明日美、オフィス201
編集担当 柳沢裕子（ナツメ出版企画株式会社）

本書に関するお問い合わせは、書名・発行日・該当ページを明記の上、下記のいずれかの方法にてお送りください。

電話でのお問い合わせはお受けしておりません。
・ナツメ社 Webサイトの問い合わせフォーム　https://www.natsume.co.jp/contact
・FAX（03-3291-1305）　・郵送（下記、ナツメ出版企画株式会社宛て）
なお、回答までに日にちをいただく場合があります。正誤のお問い合わせ以外の書籍内容に関する解説は、一切行っておりません。

あらかじめご了承ください。

ズボラ筋《きん》を目《め》覚《ざ》めさせて腰痛《ようつう》を治《なお》す!

2025年2月4日初版発行

監修者　金岡恒治《かねおかこうじ》
発行者　田村正隆
発行所　株式会社ナツメ社
東京都千代田区神田神保町 1-52 ナツメ社ビル 1F（〒101-0051）
電話　03-3291-1257（代表）　FAX　03-3291-5761
振替　00130-1-58661
制作　ナツメ出版企画株式会社
東京都千代田区神田神保町 1-52 ナツメ社ビル 3F（〒101-0051）
電話　03-3295-3921（代表）
印刷所　ラン印刷社

ISBN978-4-8163-7656-6

Printed in Japan

※定価はカバーに表示してあります
※乱丁・落丁本はお取り替えします